心血管精选病例及点评

主　编　刘伊丽

科学出版社

北　京

内 容 简 介

本书选载了主编刘伊丽教授近5年来在临床亲身经历的50个精彩病例。每个病例都包含图文并茂的简介、诊治过程的经验教训、相关的基础知识和临床进展，同时附有专家点评。根据病例特点分为不寻常的心血管病症、心肌病特殊病因的临床积累、乱象中求本质-鉴别诊断的灵魂、无冠脉阻塞的急性心肌梗死、急性心肌梗死的机械并发症、心血管急症、血液病相关的心血管病和癌症相关的心血管病等九个部分。

本书所选病例种类丰富，内容不乏奇特和惊险，能让医生增长见识；所总结的经验教训让人们不会忘记；在复杂病例诊治过程的思维方法凝聚了老一代医生的经验和心血。每个病例的讨论和点评都反映了当代的认识水平和综述的结果，值得临床医生认真阅读。

图书在版编目（CIP）数据

心血管精选病例及点评 / 刘伊丽主编 . —北京：科学出版社，2021.11
ISBN 978-7-03-070197-8

Ⅰ.①心… Ⅱ.①刘… Ⅲ.①心脏血管疾病－病案 Ⅳ.① R54

中国版本图书馆 CIP 数据核字（2021）第 215670 号

责任编辑：程晓红 / 责任校对：张　娟
责任印制：赵　博 / 封面设计：吴朝洪

科 学 出 版 社 出版
北京东黄城根北街 16 号
邮政编码：100717
http://www.sciencep.com

三河市春园印刷有限公司　印刷
科学出版社发行　各地新华书店经销
*

2021 年 11 月第　一　版　开本：787×1092　1/16
2021 年 11 月第一次印刷　印张：19 1/2
字数：462 000

定价：168.00 元
（如有印装质量问题，我社负责调换）

编著者名单

主　　编　刘伊丽

编　　者　（以姓氏汉语拼音为序）

　　　　　侯玉清　南方医科大学南方医院心内科
　　　　　黄晓波　南方医科大学南方医院心内科
　　　　　廖禹林　南方医科大学南方医院心内科
　　　　　林　韧　南方医科大学南方医院肿瘤科
　　　　　刘伊丽　南方医科大学南方医院心内科
　　　　　王月刚　南方医科大学南方医院心内科
　　　　　吴爵非　南方医科大学南方医院心内科
　　　　　吴平生　南方医科大学南方医院心内科
　　　　　叶洁瑜　南方医科大学南方医院血液科
　　　　　查道刚　南方医科大学南方医院全内科
　　　　　郑　华　南方医科大学南方医院心内科
　　　　　郑少忆　南方医科大学南方医院心外科
　　　　　周忠江　南方医科大学南方医院心内科

参 编 者　（以姓氏汉语拼音为序）

（南方医科大学南方医院心内科研究生团队）

　　　　　蔡倩云　陈国军　陈　露　陈妙娜　韩　渊
　　　　　李丹霞　李明珏　刘雅梦　沈梦嘉　孙一力
　　　　　唐　颖　王世飞　韦晓敏　吴光恺　朱颖琪

秘　　书　王世飞

前　　言

大概是4年前，我偶然萌生将临床特殊病例总结出来供大家分享的念头，于是启动了编写病例的经历。我认真收集一个个病例的原始资料，查阅有关文献，结合自己的经验来分析总结，做成PPT文件。文件发送到我们心内科和研究生的群网上，平均1个月完成一个文件。大家给我编了个栏目，叫"刘伊丽教授微课堂"，受到大家的点赞，我也感到充实和欣慰。

今年春节，大家在一起聚会的时候，吴平生教授突然提出建议，要在2022年为我预祝90大寿，并希望把这些病例编成一本书作为献礼。这个建议使我受到鼓舞并迅速开始行动。首先由放射影像科许乙凯教授介绍给我科学出版社程晓红编辑，经过沟通，出版意向得到肯定。但前期的病例整理、格式转换等工作对我来说有一定难度，正在不知所措时，王世飞博士帮我在心内科研究生网上招募志愿者，很快就有12位志愿者报名，帮我分担了这些工作。在此同时，还有多位心内科教授以及血液科刘启发教授和肿瘤科廖旺军教授帮忙写点评。这样，我们这本书就形成了。因此，本书凝聚了心内科全体医护人员的辛勤劳动、众多教授的智慧和研究生们的汗水，是我们心内科的一部集体创作。

本书的第一个特点是包括的病种广泛、奇特和惊险，让我们增长了见识。如冠心病患者，顺利做完PCI后为什么突然出现血胸、全身发绀及杵状指，但没有心肺疾病？十几年前的腹部外伤为什么形成门静脉高压和肺动脉高压？此外，如何与急性心脏压塞赛跑、如何战胜心室颤动风暴，以及如何成功抢救院外的心搏骤停患者等，都为本书增加了丰富的内容。

本书的第二个特点是包含大量的临床思维方法和经验教训。如急性胸痛患者，同时存在升主动脉瘤样扩张、主动脉壁溃疡和血栓以及阻塞性冠状动脉病变，患者到底是主动脉痛还是冠心病痛，什么是主要矛盾？为什么一个嗜铬细胞瘤患者，在心内科反复住院，直至第17次住院才确诊？为什么一名大循环淤血导致的多发浆膜腔积液患者，长期误诊为结核性多浆膜炎？这些病例的诊治过程给我们留下丰富的经验和深刻的教训，值得永远牢记。

本书的第三个特点是包含大量的前沿信息和基本知识。每个病例在介绍了病情经过后，大部分有病例讨论，指出一些重要的概念和有关进展。如第五章的MINOCA（无冠状动脉阻塞性病变的急性心肌梗死），是近年来人们对心肌梗死的新认识。本书多个病例患有血栓性微血管病及血栓性微血管性溶血性贫血，这也是比较新的概念。

　　本书的多位点评教授也是博士生导师，他们除了对本病例进行点评外，还提供该领域的综述性知识，增加了本书的看点。

　　最后，真心希望这本书能对心血管内科医生、大内科医生和在临床实习和轮转的医生有所帮助。再次感谢为本书做出贡献的全体师生！

南方医科大学南方医院心内科教授　　刘伊丽

2021年5月于广州

目　　录

第一章

不寻常的心血管病症

本章所包含的7个病例都是笔者从医60多年来第一次遇到的病例。病例1，肝肺综合征患者，10多年以来，因发绀辗转奔波于全国多家医院均未能确诊，或模糊诊断为"先天性心脏病"，直到2017年已属极高危晚期。这使我们认识到，在遇到不明原因的低氧血症时，不要忘记查肝病，不要轻易放过一个诊断不清楚的病例。病例2，冠心病经皮冠状动脉介入（percutaneous coronary intervention，PCI）后出现右侧血胸，令我们迷失方向，直到胸腔出现"白菜叶"才使我们幡然醒悟，原来是自发性食管破裂。病例3，由ADAMTS-13缺乏导致的血栓性血小板减少性紫癜（TTP），一条主线将零乱孤立的诊断融为一体。病例4，陈旧性右心室梗死合并右心室室壁瘤，非常罕见，心脏磁共振成像在鉴别冠心病和心肌病中起到了非常重要的作用。病例5，由于原发病和医源性病多重病因的交织，使临床表现复杂，实则为以痛风为源头涉及甲状腺功能亢进症（甲亢）、甲状腺功能减退症（甲减）、肾功能不全、心功能不全以及皮质醇功能不全等的综合实体。病例7，以感冒起病，迅速进展到水肿、休克、晕厥，最后我们认识到是特发性的毛细血管渗漏综合征。

病例1 肝肺综合征

【病例简介】

女性，36岁。因发绀辗转奔波于全国多家医院10余年均未能确诊，或模糊诊断为"先天性心脏病"。2010年曾来我院住院，未做详细诊断即出院。2017年随访入院检查。主要临床特点如下。

1. **低氧血症** 反复活动后气促17年余，加重伴发绀7年，在吸室内空气情况下：动脉血氧分压（partial pressure of oxygen，PO_2）4.70 kPa，动脉血氧饱和度（oxygen saturation，SO_2）67.40%。发绀伴杵状指（图1-1）。

2. **肺内血管均匀性极度增生和扩张** 胸部X线提示肺纹理增多，肺外带也能显示；胸部CT血管成像（CTA）提示肺血管增多和扩张，以及主、肺动脉明显扩张（图1-2）。

3. **存在肺内血管从右向左分流** 经周围静脉注入含气泡的生理盐水后，右心首先显影，约5个心动周期后左心出现微泡，说明此从右到左的分流是在肺内血管水平（图1-3）。

4. **存在慢性肝病（本例为慢性乙型肝炎和肝硬化）** 肝脏CT提示肝叶缩小，肝叶裂增宽，脾大（图1-4）。总胆红素35.3μmol/L，谷草转氨酶37U/L，白蛋白29.08g/L；乙肝表面抗原8522.000 COI（0.000～0.999），乙肝病毒定量（FQ-HBV）2.09E＋0.6IV/

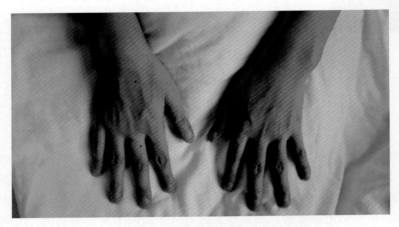

图1-1　双手杵状指及甲床发绀

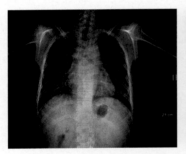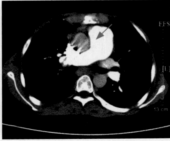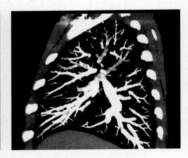

图1-2　由左至右分别显示胸片肺纹理增多，示主肺动脉增宽（箭头）和肺血管扩张

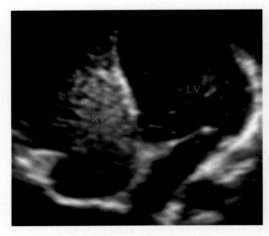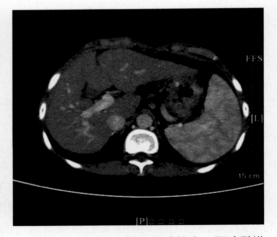

图1-3　超声心尖四腔心切面上见到注射盐水后5个心动周期，左心室微泡出现。LV.左心室（left ventricle）；RV.右心室（right ventricle）

图1-4　胸部CT提示肝叶缩小，肝叶裂增宽，脾大

ml；凝血象：凝血酶原时间17.6秒，国际标准化比值1.60，活化部分凝血活酶时间65.0秒，凝血酶原活动度37.6%。

对本例肝肺综合征（hepatopulomonary syndrome，HPS）严重性评估见表1-1，表1-2。

表1-1 肝肺综合征严重性评估

严重分级	肺泡动脉氧分压	动脉氧分压
轻度	≥15mmHg（≥2kPa）	≥80mmHg（≥10.7kPa）
中度	≥15mmHg（≥2kPa）	≥60mmHg，＜80mmHg（≥8kPa，＜10.7kPa）
重度	≥15mmHg（≥2kPa）	≥50mmHg，＜60mmHg（≥6.7kPa，＜8kPa）
极重度	≥15mmHg（≥2kPa）	＜50mmHg（＜6.7kPa）

肺泡氧压（A）和动脉氧压（a）之差（A-a），是判断肺换气功能正常与否的一个依据：

$$P（A-a）O_2 = PAO_2 - PaO_2$$
$$PAO_2 = PiO_2 - PaCO_2/R = FiO_2 \times （PB-47）- PaCO_2/R$$

式中，FiO_2为吸入氧浓度，PB为大气压，47为呼吸道饱和水蒸气压（mmHg），R为呼吸交换率，通常为0.8。

A-a gradient一般＜20，＞50则显著增高。

表1-2 肝硬化严重程度的Child-Pugh评分

参数	评分		
	1	2	3
腹水	无	轻度	中度
胆红素	＜2 mg/dl（＜34.2 mmol/L）	2～3 mg/dl（34.2～51.3 mmol/L）	＞3 mg/dl（＞51.3 mmol/L）
白蛋白	＞3.5 g/dl（35 g/L）	2.8～3.5 g/dl（28～35 g/L）	＜2.8 g/dl（＜28 g/L）
凝血酶原时间			
秒（超过对照）	＜4	4～6	＞6
INR	＜1.7	1.7～2.3	＞2.3
脑病	无	1～2级	3～4级

说明：本分类法根据腹水、胆红素、白蛋白、前凝血酶时间、脑病等参数。总分5～6为A级（代偿好），总分7～9为B级（功能显著受损），总分10～15为C级（失代偿期）。1～2年存活率：A级为100%～85%；B级为80%～60%；C级为45%～35%。

【最后诊断】

1.肝肺综合征　A-a阶差为77.7mmHg，属非常严重期。

2.慢性乙型肝炎和肝硬化　B级，积分7分，属明显功能损害期；7年前积分为5分，属A级，为代偿阶段。

【病例讨论】

对肝肺综合征（HPS）发病机制的最新认识（引自2017 UpToDate）如下。

1. HPS病理生理：建立胆总管结扎肝硬化模型（CBDL），通过各种途径导致肺血管扩张和血管新生，引起肺毛细血管增生和动静脉分流（shunt），形成通气弥散功能不匹配、右至左反流和弥散受限、气体交换障碍和动脉血低氧，建成HPS。

2. HPS时动脉血低氧的机制：当肺泡毛细血管极度扩张时，肺泡氧分压不能使扩张毛细血管中心的红细胞充分氧合，造成弥散-灌注受损。加大氧分压可使氧合改善（图1-5，图1-6）。

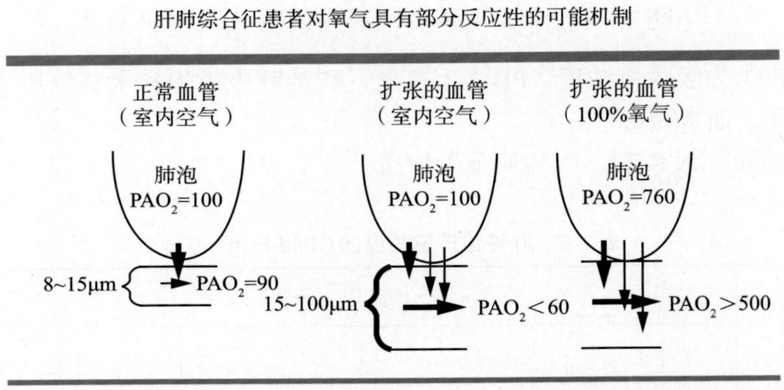

肝肺综合征患者对氧气具有部分反应性的可能机制

图1-5　肝肺综合征仅有部分氧合的可能机制：肺泡PAO$_2$＝100mmHg时，正常口径的肺动脉PAO$_2$可达90mmHg（左图），扩张的肺动脉则＜60mmHg（中图）；提高肺泡PAO$_2$至760mmHg后，扩张肺动脉的PAO$_2$可＞500mmHg

3. HPS是一种进展性疾病，取决于原发性肝硬化的恶化情况，自然好转是不可能的。患者死亡的原因不是低氧性呼吸衰竭，而是肝脏病的并发症：肝衰竭，败血症所致的多器官衰竭，肝癌，出血。

4.对HPS，仅有的明确治疗是肝移植，但只限于严重的和非常严重的HPS患者，除长期补充氧治疗外，没有有效的药物治疗。

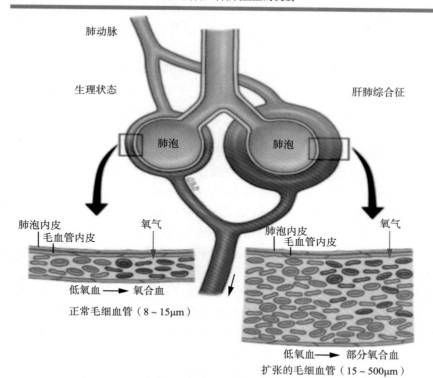

肝肺综合征时低氧血症的机制

肺动脉

生理状态　　　　　　　　　　　　　　　肝肺综合征

肺泡　　　肺泡

肺泡内皮　　　　氧气　　　　　　　　肺泡内皮　　　　氧气
毛血管内皮　　　　　　　　　　　　毛血管内皮

低氧血 —— 氧合血　　　　　　低氧血 —— 部分氧合血

正常毛细血管（8～15μm）　　　　扩张的毛细血管（15～500μm）

图1-6　HPS时动脉血低氧的机制：当肺泡毛细血管极度扩张时，肺泡氧分压不能使扩张毛细血管中心的红细胞充分氧合，造成弥散－灌注受损

【总结】

1. 2010年初诊时，除外引起发绀的心、肺疾病，当时HPS的评估为轻、中度，肝功能评估为A级（代偿期），2017年，HPS的评估已达极高危，肝功能转为B级，即明显的肝功能受损，说明HPS属于进展性疾病。

2. 进展的原因除本病的自然病程外，与医务人员对此病的认识不足以及随访不够也有关系；如果及早嘱咐患者要加强吸氧和对乙肝的积极抗病毒治疗也可能对控制进展有利。

3. 本次随访时对患者进行了肝移植的详细说明和评估，希望患者不要失去挽救生命的最后机会。

4. 在遇到不明原因的低氧血症时，不要忘记查肝病！不要轻易放过一个诊断不清楚的病例！

【吴平生专家点评】

肝肺综合征是肝病合并肺部并发症的一种常见疾病，以肺内血管扩张导致动脉氧合受损为特征。由于诊断标准不同，其在肝硬化患者中的发生率从4%到47%不等。1884年Fluckiger首次描述这种综合征，1977年Kennedy和Knudson提出"肝肺综合征"这个诊断名称。修订后的肝肺综合征诊断标准包括下列三联征：①存在肝病和（或）门静脉高压症；②呼吸环境空气时氧分压＜80mmHg或肺泡-动脉氧梯度［P（A-a）O$_2$梯度］≥15 mmHg（65岁以上患者＞20 mmHg）；③超声造影或放射性白蛋白肺灌注扫描证实肺内血管扩张。肝肺综合征中的肝病，除慢性肝病外，还可包括急、慢性肝炎，无肝病的门静脉高压，α$_1$抗胰蛋白酶缺乏症等。

动脉PaO$_2$测定对该综合征分类至关重要。根据动脉血气分析，轻度（PaO$_2$≥80 mmHg），中度（60mmHg≤PaO$_2$＜80 mmHg），严重（50mmHg≤PaO$_2$＜60 mmHg），非常严重（PaO$_2$＜50mmHg）。现有数据表明，肝肺综合征的严重程度与肝脏疾病的严重程度并不相关。

肺内毛细血管扩张是肝肺综合征的主要解剖异常，可能与一氧化氮（肺毛细血管强烈扩张剂）过量生成及血管新生有关，通气灌注不匹配导致动脉氧合受损。正常毛细血管通常为8～15μm，扩张的血管直径可为15～100μm，有时达到500μm。毛细血管扩张导致肺血管张力降低或缺失，肺血流量增加，促进高动力循环；红细胞在肺部的交换时间减少，其结果是没有完成气体交换的过多血液通过肺循环，导致氧分压降低及低氧血症。氧必须在更短的时间内穿越更长的距离到达红细胞，肺毛细血管壁厚度增加，肺内动静脉分流，这些因素加重低氧血症。

肺内毛细血管扩张可以通过多种方法评估，但超声造影是诊断肺内血管扩张的"金标准"。经胸超声造影，摇动生理盐水产生微泡直径＞10μm，外周静脉注射，正常情况下微泡无法通过肺循环而被肺泡毛细血管吸收。然而，在扩张的血管床和（或）动静脉分流时，肺部不能捕获微泡，微泡则可到达心脏左侧，右心房充盈后第四至第六次心搏后左心房显影表明有肺内血管扩张，右心房充盈后少于三个心动周期左心房显影不能诊断肺内血管扩张。

进行性呼吸困难是最常见的症状，其他临床表现包括发绀、疲劳、蜘蛛痣等。唯一有效的治疗方法是肝脏移植，6～12个月后可改善动脉低氧血症。

该病例有慢性乙型肝炎和肝硬化，氧分压4.70 kPa（35mmHg）为非常严重，超声造影右心房充盈后第五次心搏后左心房显影，具备肝肺综合征的三联征。

病例2　食管破裂

【病例简介】

男性，73岁。因反复胸闷3月余，加重2周，于2017年11月20日入住我院。有高血压和脑梗死病史；1个月前因频发室性期前收缩行射频消融术，未能成功。心脏听诊有频发期前收缩，三大常规、肝肾功能、凝血、电解质、感染指标、肌钙蛋白、N端前体脑利尿钠肽（NT-proBNP）等均未见异常。心电图提示为窦性心律，频发间位室性期前收缩，不完全性右束支传导阻滞（图1-7）。X线胸片正常（图1-8）。心脏超声提示左心房稍增大（34mm），室间隔增厚（12mm），左心室舒张功能减退；左心室射血分数（LVEF）56%。

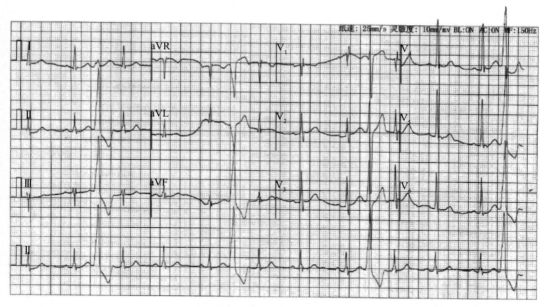

图1-7　患者入院心电图：窦性心律，频发间位室性期前收缩，不完全性右束支传导阻滞

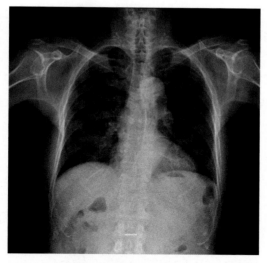

图1-8　患者入院胸片：主动脉型心脏，双肺及胸膜正常

【诊治过程】

11月21日冠状动脉造影提示：左前降支冠状动脉（LAD）全程弥漫病变，最窄处约75%；左回旋支冠状动脉（LCX）全程弥漫病变，远段最狭窄处80%；右冠状动脉（RCA）正常。结合患者症状体征以及检验结果，初步诊断为不稳定型心绞痛，于LAD、第一对角支冠状动脉（D1）、LCX共置入支架4枚。

10：55 PCI手术结束，安返病房。12：00突发剧烈恶心呕吐，呕出少量胃内容物5～10ml，继之剧烈右侧胸痛，呈"压迫感"，持续不能缓解。床边监护提示：血压119/70mmHg，脉搏60～70次/分，脉氧饱和度97%～99%。急查血生化：白细胞20.77×10^9/L，中性粒细胞百分比83.3%，血红蛋白143g/L，C反应蛋白（CRP）11.81mg/L，降钙素原（PCT）0.907ng/ml，肌钙蛋白I（cTnI）0.012ng/ml，前体脑利尿钠肽（NT-proBNP）105.9 pg/ml。

急诊床边心电图与术前无明显改变（图1-9），急诊超声心动图少量心包积液，急诊胸片提示右侧大量胸腔积液（图1-10），即行右侧胸腔穿刺，引流出大量血性胸腔积液（图1-11）。急诊行升主动脉、锁骨下动脉和支气管动脉造影，均未见异常，排除了PCI手术相关的出血。

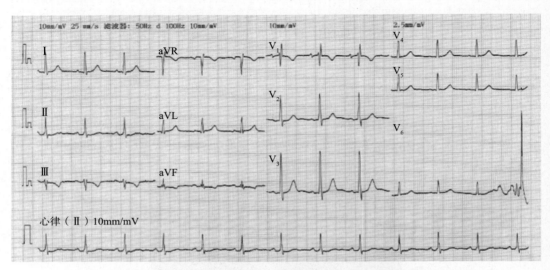

图1-9　术后急查心电图提示：①窦性心律；②不完全性右束支传导阻滞

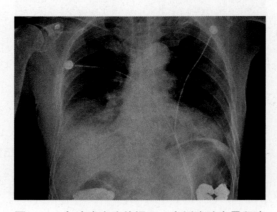

图1-10　急诊床旁胸片提示：右侧胸腔大量积液

胸腔引流液性状不断变化，由血性转为乳糜样（图1-12），最后转为脓性。在一次查房时，给患者拍背，并嘱患者侧卧位和咳嗽，在此过程中突然从胸腔引流液中发现一片绿色菜叶（图1-13），原来胸腔引流的液体均为胃内容物，急行床边胃镜提示：①食管-胸腔瘘；②贲门炎。至此自发性食管破裂诊断成立（图1-14）。

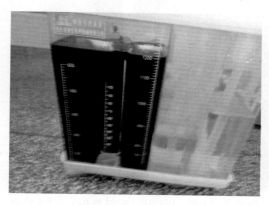

图1-11　右侧胸腔引流出暗红色血性胸腔积液

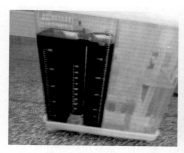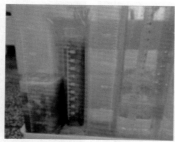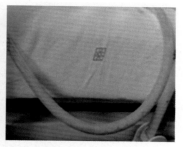

图1-12　右胸腔引流液由血性（左）转为乳糜状（中）及脓性（右）

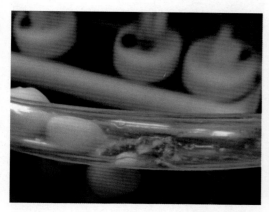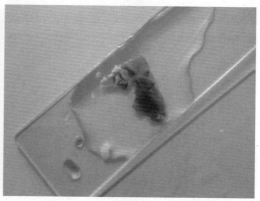

图1-13　在患者的胸腔引流管内发现一片绿色菜叶

【治疗策略及转归】

经与胸外科和消化科会诊后确定治疗方案，食管-胸腔瘘应外科手术关闭食管裂口，但患者PCI术后，持续双抗，手术出血风险极高，故选用内镜下破裂口夹闭，术后无食管-胸腔瘘（图1-14～图1-16），必要时手术修补，辅助胃肠减压、空肠营养管置入，肠内营养支持；持续胸腔闭式引流，持续胸腔灌洗，积极抗感染治疗。

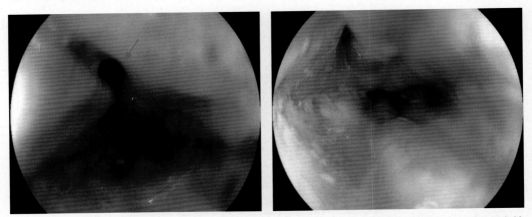

图1-14　床边胃镜提示：①食管-胸腔瘘（左图箭头）；②贲门炎（右图箭头）。因此自发性食管破裂诊断成立

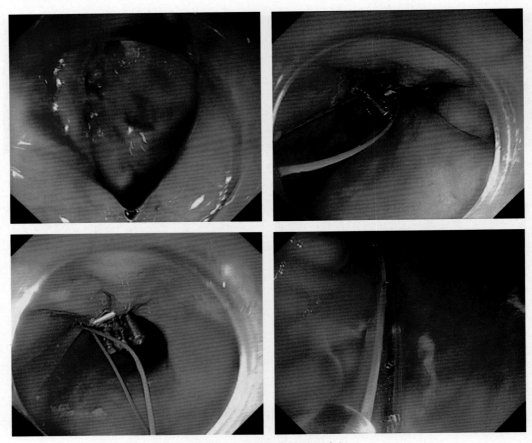

图1-15　内镜下食管破口夹闭

　　术后第1～28天的胸片提示胸腔积液逐渐减少（图1-17），胸部增强CT提示右侧胸腔少量积液，胸腔引流液逐渐减少，感染指标逐渐恢复（图1-18）。入院第28天拔除胃肠管，全流饮食，日进食约2000ml；第32天停止胸腔灌洗，拔出胸腔引流管，于术后第35天康复出院。

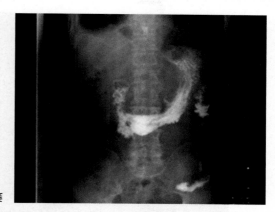

图1-16　食管造影，无食管－胸腔瘘

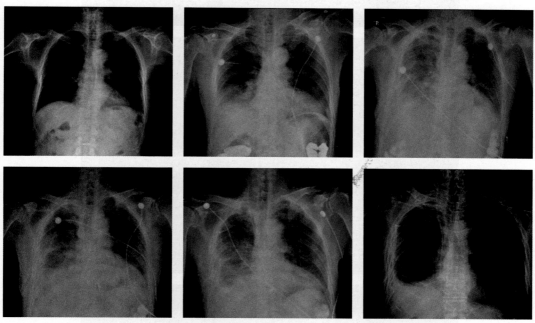

图1-17　系列X线胸片，由上到下、由左到右提示胸腔积液逐渐吸收

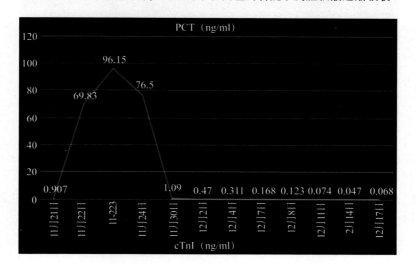

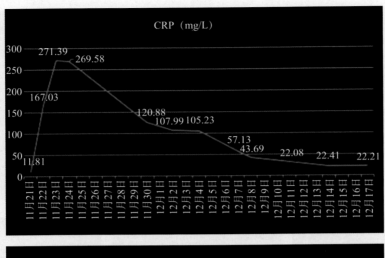

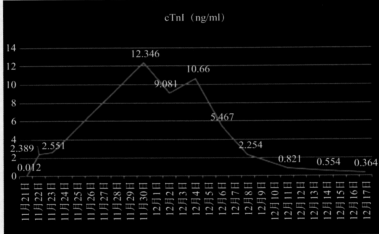

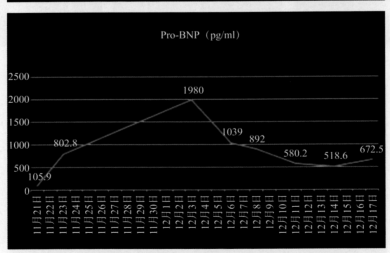

图1-18　患者住院中，降钙素原（PCT）、C反应蛋白（CRP）、肌钙蛋白（cTnI）及前体脑利尿钠肽（NT-proBNP）等化验指标逐渐恢复

【最后诊断】

1. 高血压2级，轻度左心室肥厚。
2. 频发室性期前收缩，射频消融术后。
3. 慢性冠状动脉综合征，多支冠状动脉病变，PCI术后。
4. 自发性食管破裂，食管-右侧胸腔瘘，右侧脓胸。
5. 食管破口经内镜夹闭术后。

【病例讨论】

1. 自发性食管破裂（Boerhaave syndrome）是胃肠道最致命的疾病，死亡率高达40%，症状多样，诊断受到挑战；由于评估食管的难度，以及特殊的血液供应，导致其有很高的并发症；未经治疗的患者，存活仅为数日。处理依赖快速的认识和介入，当缺乏治疗性介入时会导致死亡。

2. 呕吐是最常见的诱因，其他如举重、排便、癫痫发作、腹部外伤、压缩空气损伤和分娩等状态都会增加食管内压力而导致自发性食管破裂。多数患者基础食管是正常的，也有一些患者存在食管炎、食管溃疡等情况。

3. 自发性食管破裂为突然增加食管内压力导致食管全层撕裂，并发症取决于破裂部位和身体的毗邻关系。中部食管紧挨着右侧胸膜，较低部位的食管紧贴左胸膜。破裂常发生在食管远段1/3的后侧壁，一直延伸到左侧胸腔，胸内食管穿孔由于胃内容物渗入可导致纵隔炎症、气肿和坏死。食管中部穿孔可引起右侧胸腔积液或液气胸，本例患者即属于此类。

4. 有3个常见的治疗途径可选择，即非手术治疗、内镜治疗和外科治疗。外科治疗是发病第一个24小时内治疗的"金标准"。24小时后晚期穿孔的治疗存在争议，由于创口边缘通常水肿和僵硬，面临修补术处易碎的危险；考虑到这些问题，晚期穿孔常通过胸腔和纵隔清创、食管切除和胃造瘘。食管替代常于6周后进行，如需要长期禁食，营养补充非常重要。本病例采取的治疗方案证明是成功的。

【总结】

本例临床表现实属罕见，令我们迷失方向，直到胸腔出现"白菜叶"才使我们幡然醒悟。今后当遇到患者突然出现胸腔积液时，除考虑胸膜本身的病变和循环障碍外，还应注意是否有邻近组织的侵入。

病例的救治成功，倾注了大量医护精力，反映了我院的综合实力：成功应用了食管破口钳夹术，成功保证了肠内外营养支持，预防了纵隔感染和成功治愈了急性脓胸。

【吴平生专家点评】

Boerhaave综合征也称自发性食管破裂或用力性食管破裂。呕吐是其最常见的原因，其他原因包括举重、排便、癫痫发作、腹部创伤、压缩空气损伤和分娩，所有这些都会增加食管内压力，导致气压性食管破裂。大多数病例发生在食管正常的患者，也有一部分出现在食管炎或溃疡患者。其他危险因素包括酗酒和过度沉溺于食物。

Boerhaave综合征是最致命的胃肠道疾病之一，死亡率高达40%。Boerhaave 1724年首次在"一种从未描述过的严重疾病"的书中，讨论了一位荷兰海军上将在宴会后开始呕吐，不久左胸疼痛，24小时后死亡的病例。该综合征约占所有食管破裂病例的15%，估计发病率为每年3.1/1 000 000。存活时间依赖于快速识别和干预，否则可能是致命的。

Boerhaave综合征临床表现不一，可有典型的麦克尔三联征：呕吐，胸痛，皮下气肿。诊断越早，结局越好。自发性食管破裂是由于食管内压突然升高，导致食管撕裂。并发症取决于破裂的位置，食管中部靠近右胸膜，食管下部与左胸膜相邻。破裂最常见于食管远端1/3的左后外侧壁，并延伸至左胸膜腔。破裂也可能发生在颈部或上胸部，上胸椎或食管中段穿孔容易产生胸腔积液或右侧积液。胸内食管穿孔可导致纵隔炎症、肺气肿，或由于胃内容物进入该部位导致坏死。

通常患者会在穿孔部位出现疼痛，穿孔部位包括颈部、胸部或上腹部。颈部穿孔可表现为颈痛、吞咽困难、发音困难；胸内穿孔可表现为胸痛；腹内穿孔可表现为上腹部疼痛，并向肩部或背部放射。体格检查可能有异常的生命体征（心动过速、呼吸急促、发热）、穿孔侧呼吸音降低、纵隔气肿和左侧卧位的哈曼征（伴随每次心跳的纵隔"噼啪"声）。

实验室检查对诊断帮助不大，但可排除心肌梗死和胰腺炎。影像学检查对Boerhaave综合征的诊断具有重要意义。约15%的病例胸片正常，因此不能用胸片来排除诊断。胸部X线其他表现包括皮下或纵隔气肿、纵隔增宽、胸腔积液，20%的病例出现"V"征（心后筋膜可见到被空气分离的条纹）。对比食管造影使用水溶性造影剂，如泛影葡胺，可显示穿孔处造影剂外渗。尽管钡剂在显示小穿孔方面有优势，但不建议使用，因为钡剂外渗可导致纵隔炎合并随后的纤维化。CT扫描具有更高的灵敏度，可代替食管造影。内镜检查应谨慎使用，因为有进一步食管穿孔的风险。如果有胸腔积液，可以使用亚甲蓝染色口服试验，12～24小时胸腔积液变蓝。

治疗通常根据患者的表现、破裂类型、程度、诊断时间和食管壁的存活能力而定。12～24小时诊断出来的早期穿孔，结局最好。24小时内确诊并手术者预后良好，生存率为75%。

3种常见的治疗方法包括非手术治疗、内镜治疗或外科治疗。外科治疗包括开胸手术和胸腔镜下食管修复，这是24小时内的"金标准"。内镜下放置支架以用来防止瘘管形成或密封食管漏。非手术治疗通常是小的破裂。当诊断为晚期穿孔（24小时后诊断为穿孔）时，伤口边缘通常水肿、僵硬或易碎，导致修复有风险。考虑到这一点，许多人通过胸膜腔和纵隔清创术、食管造口术来治疗晚期穿孔。食管置换术通常在6周后进行。

本病例突发剧烈恶心呕吐，继之剧烈右侧胸痛，持续不能缓解。之后右侧胸腔大量积液，引流出暗红色血性胸腔积液，当时PCI后考虑心脏创伤后综合征不无道理。在持续胸腔引流下，引流液的性状不断变化：血性→乳糜样→脓性。直到引流液中发现一片绿色菜叶才恍然大悟，Boerhaave综合征诊断成立。急查床边胃镜确诊食管-胸腔瘘伴贲门炎，选用内镜下食管破口钳夹术、肠内外营养支持、预防纵隔感染和治疗急性脓胸，使本例得到成功康复。

【侯玉清、陈国军专家点评】

自发性食管破裂合并食管-胸腔瘘，为罕见疾病。据文献报道，发生率仅3.1/1 000 000，临床症状不典型，早期误诊率高达75%，致死率可高达89%～100%。本病例经艰难曲折、迷雾重重与柳暗花明，在疾病的发生及发展过程中，密切观察病情微细变化，不断修正完善诊治方案，及时明确诊断和有效的救治，患者最终转危为安，康复出院。其中的经验及教训如下。

1. 遵循危重症医疗常规是基础　患者PCI术后突发胸痛及血性胸腔积液，从PCI操作过程考虑，首先排除介入相关性血管损伤，急诊施行冠状动脉经血管、升主动脉、右锁骨下动脉、支气管动脉、胸壁动脉等血管造影，并组织包括心内科、介入科、心胸外科及超声影像等多学科紧急会诊，在充分排除介入并发症之后，紧急进行外科胸腔闭式引流术，使患者得到即刻症状缓解，为进一步临床成功救治奠定了坚实基础。

2.过硬的临床基本功是关键　细致问诊及体格检查是本病例得到快速诊断的关键。在一系列辅助检查结果鉴别诊断困难之时，主诊医师查房，让患者患侧卧位咳嗽并拍背，观察胸腔积液性质变化，惊悉发现胸腔引流管"绿色菜叶"，分析推测食管-胸腔瘘的可能，即刻床旁胃镜检查也验证了我们的判断；可为层层迷雾之时，柳暗花明之始。

3.群策群力，多学科协作（MDT）治疗展优势　食管-胸腔瘘并发脓胸是涉及多学科的错综复杂的急症，原则上首选外科手术关闭食管裂口，但病例特殊之处在于PCI术后持续双抗，手术出血风险极高，外科手术无法实现，而文献报道食管穿孔后24小时未采取积极治疗措施的病死率高达89%～100%。即刻启动多学科协作急会诊，群策群力，发挥多学科优势，优化救治方案，成功地实施消化内镜下钛夹夹闭裂口、荷包缝合术及胃-空肠营养支持治疗。避免外科手术及术后大出血风险。从早期及时胸腔闭式引流，持续胸腔灌洗、积极抗感染、辅助胃肠减压、优化的空肠营养管置入，肠内营养支持到临床成功救治，发挥多学科优势，充分体现了多学科专家团队的高超技术水平和综合实力。

4.细致入微的护理工作　该病例的成功救治离不开全程精心细致入微的护理。患者住院期间长期重症监护，包括基本的日常生活护理、胸腔引流及充分灌洗、胃肠减压、肠内营养等繁重护理工作，由护理团队承担，医护专家团队密切配合，医疗护理一体化查房，针对性预防及治疗各种并发症，早期运动康复介入是患者快速康复出院的重要保障。

5.人文关怀与疾病康复　本病例的成功救治还得益于全科医护人员的人文关怀。在重病面前，患者及其家属均表现出极度的焦虑、抑郁和绝望的心理变化，曾多次表现出放弃治疗的悲观厌世情绪。在重病全程救治过程中，医护专家团体均给予及时体贴及精准化的心理辅导和人文关怀，鼓励患者及其家属乐观面对疾病，使其重拾信心，保证医疗救治方案得以有序有效顺利实施，充分彰显了人文关怀与疾病康复的重要性和临床应用价值。

总之，自发性食管撕裂导致食管-胸腔瘘的病例罕见，临床表现错综复杂，对自发性食管-胸腔瘘这一疾病的早期诊断缺乏临床经验及认识不足，使本病确诊延迟。然而面对复杂病情救治过程中的疑惑及困难，病情进展迅速，变化多端，迷雾重重，临床专家密切观察病情微细变化，不断修正完善诊治方案，在多学科团队共同努力下，成功救治PCI术后自发性食管-胸腔瘘的患者。这充分体现专家团队高超技术水平和强大的综合救治实力。

病例3　血栓性微血管病

病例3-1　特发性血栓性血小板减少性紫癜

【病例简介】

男性，60岁。2014年出现全身皮肤瘙痒伴"皮疹"，当时血常规"正常"，多次在省皮肤病防治所诊治，考虑糖尿病皮肤病变。

2016年起出现全身皮肤瘀斑和紫癜（图1-19），未规范诊治，血常规及凝血功能不

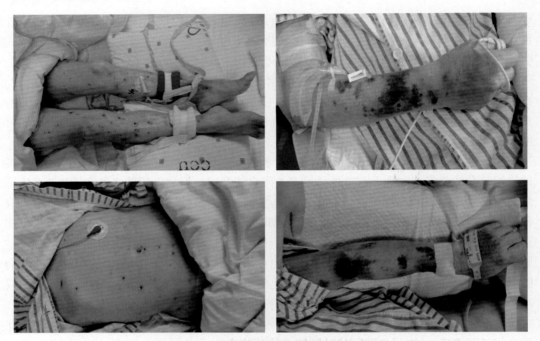

图1-19 患者全身皮肤散在瘀斑和紫癜

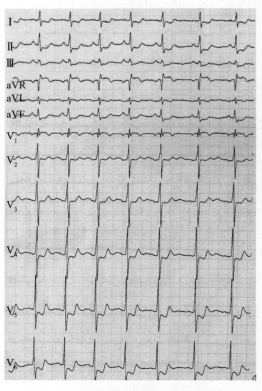

图1-20 心电图示普遍导联ST段水平性压低

详，自行服用马来酸氯苯那敏、西替利嗪、司他斯汀等多种药物，未见好转。

2017年末以来（入院前1个月）轻微活动出现胸骨下段闷痛，休息10余分钟后自行缓解。胸痛发作逐渐频繁，每天均有1~2次，每次不超过30分钟，休息或服用复方丹参片后可缓解。

2018年1月23日晨8时早餐后再发胸痛，赴当地医院急诊，急查血肌钙蛋白正常，心电图示多个导联ST段压低，拟诊急性心肌梗死（图1-20）。当日14时47分入至我科CCU。超声心动图检查提示左心室下壁基底段室壁运动稍减弱，左心功能正常，LVEF为65%。

主要化验检查如下。①符合急性心肌损伤及心功能不全：血肌钙蛋白I（cTnI）12.729ng/ml，前体脑利尿钠肽（NT-proBNP）2248.00 pg/ml；②符合血小板减少性紫癜：血小板52×10⁹/L，骨髓检查示巨核细胞增生低下；③符合微血管性溶血性贫血：血红蛋白（Hb）67g/L，网织红细胞

6.31%（↑），血清总胆血红素33.1μmol/L（↑），血小板自身抗体（－），Coombs试验（抗人球蛋白试验）（－），血小板自身抗体及特异性抗体均（－），外周血检查示红细胞碎片占2.8%（↑）（图1-21）。

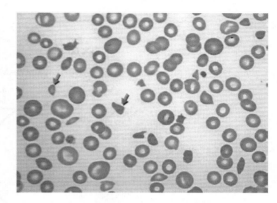

图1-21 外周血图片见多个红细胞碎片（箭头）

其他化验：中性粒细胞总数20.30×10^9/L，C反应蛋白（CRP）38.97mg/L（↑），乳酸脱氢酶（LDH）1720U/L（↑），羟丁酸脱氢酶（HBDH）1005U/L（↑），肌酸激酶（CK）1830U/L（↑），谷丙转氨酶（GPT）782U/L（↑），谷草转氨酶（GOT）1049U/L（↑），血清总胆红素33.1μmol/L（↑），肌酐（Cr）131μmol/L（↑），尿酸（UA）636μmol/L（↑），部分活化凝血酶原时间（APTT）36.1秒，血浆凝血酶原时间（PT）15.0秒，血浆鱼精蛋白副凝试验（3P试验）阴性，纤维蛋白降解产物（FDP-Y）11.8μg/ml（＜5μg/ml），D-二聚体4.35mg/L FEU（↑），自身抗体14项未见异常，免疫固定蛋白，κ/λ轻链未见异常。

患者入院后，按照急性冠状动脉综合征治疗方案予以治疗，未做冠状动脉造影，因血小板低给予输血小板500ml，同时应用了氯吡格雷。

1月25日（入院后第3天）晨起精神差，懒言，下午开始烦躁不安，逐渐陷入浅昏迷、低热，急诊头颅CT未见异常。经全院会诊，基本确定为血栓性血小板减少性紫癜（thrombotic thrombocytopenic purpura，TTP），送检ADAMTS-13活性及抑制试验。诊断TTP的标准是vWF-CP低于10%，vWF-CP（von Willebrand factor-cleaving protease）即血管性血友病因子裂解酶，其活性代表为ADAMTS-13，本例为9.6%，符合诊断。

1月26日及27日行血浆置换治疗，每次输血浆2500ml，病情继续恶化，深昏迷，1月30日循环衰竭，心肺复苏无效，于下午5时13分死亡。

【最后诊断】

1.特发性血栓性血小板减少性紫癜（TTP）。

2.多器官功能衰竭（急性心肌梗死，急性脑、肾损伤）。

3.高血压2级。

4.2型糖尿病。

【病例讨论】

血栓性血小板减少性紫癜（TTP）的生物学标准是ADAMTS-13的严重缺乏。ADAMTS-13是具有血栓反应蛋白Ⅰ型重复序列的解聚素和金属蛋白酶的家族成员13，是一种在肝脏合成的酶，能裂解大的vWF多聚体（图1-22）。

vWF（vW因子）是血小板聚集的连接因子。生理情况下，内皮细胞释放超大的vWF多聚体到循环中，在血管内，这些多聚体形成高的剪切应力，当达到一个临界点时，促使vWF的A2区打开，此时，ADAMTS-13识别了这个位置，开始逐渐裂解vWF，使之形成较小的多聚体，较小的多聚体能减少与其血小板的黏附，既能止血又能避免过多血小板血栓形成。

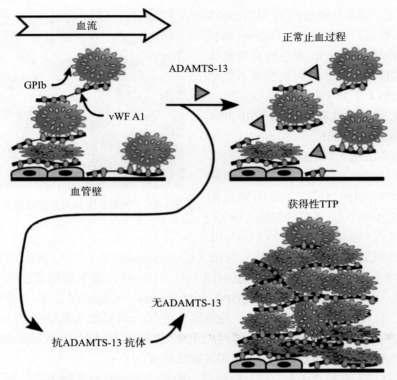

图 1-22　上图提示：正常情况下，ADAMTS-13 将 vWF 因子裂解为
vWF A1，与血小板糖蛋白（GPIb）结合，完成止血过程。下图提示：
在无 ADAMTS-13 的情况下，vWF 因子不能被切割，与血小板 GPIb 结
合力增强，产生小动脉及毛细血管广泛血栓

　　ADAMTS-13 缺乏的主要机制：获得性自身抗体对抗 ADAMTS-13（免疫性 TTP）。
多数患者在急性期可检测到 anti-ADAMTS-13 IgG 自身抗体抑制 ADAMTS-13 的蛋白水
解活力，限制其对 vWF 的裂解能力，故称为抑制性抗体。10% ～ 15% 的病例无抑制性
抗体，可能是由于增强对 ADAMTS-13 清除的结果。

　　TTP 主要表现为五联征，包括发热、精神状态障碍、贫血、血小板减少和肾衰竭者
不足 10%，更多的表现是血小板显著减少（通常 < 100×10^9/L）伴有皮下和微血管性溶
血性贫血（周围血涂片中见到红细胞碎裂）和皮下及黏膜出血、虚弱和呼吸困难。

　　测定 ADAMTS-13 的方法比较复杂，且在急诊情况下很难得到结果，故要根据临
床表现进行最初的处理。当有血小板减少、微血管性溶血（血标本中红细胞碎裂超过
1%）和缺血性器官损伤的证据时应开始治疗。TTP 患者直接 Coombs 试验应为阴性（除
非合并系统性红斑狼疮），凝血试验应该正常，其他生物标志，如肌钙蛋白和乳酸脱
氢酶（LDH），可有助于评估预后。如患者有血小板减少和溶血性贫血及严重的血浆
ADAMTS-13 缺乏（低于 10%），无论是否找到抑制性自身免疫抗体，均为 TTP 的特异
表现，且排除其他病因。

　　TTP 的治疗如下。①血浆置换治疗（plasma-exchange treatment，TPE）：是唯一有
效的一线治疗方案。每日应用大于本身血浆容积 1.5 倍的血浆进行置换治疗，直至血小

板稳定恢复，即连续2天血小板计数大于$150×10^9/L$，同时伴血浆LDH值恢复，且不再发生器官衰竭。对于治疗有抵抗的病例，每日2次TPE可能有效。②肾上腺皮质激素：是急性期与TPE联合的一线治疗。针对TTP自身免疫的特性，减少TPE治疗的周期，减少TPE治疗相关联的并发症，建议用高剂量：连续3天使用甲泼尼龙10mg/（kg·d）—2.5 mg/（kg·d）—1 mg/（kg·d）。③输注血小板：该方案存在争议。过去的研究表明输注血小板是有害的，但这些研究多数无对照。输与不输血小板对死亡和严重神经异常无差别，但重要的是，不能把它作为证据随便应用。应用血小板须限于有明显出血或介入手术前。④其他：多至50%的病例对一线治疗无反应。此时应用利妥昔单抗，通过杀死ADAMTS-13的特异B细胞，可停止自身抗体的产生，利妥昔的4周剂量为375mg/m^2。其他抑制自身抗体产生的药物有长春新碱（Vincristine）、环孢素（Cyclosporine）、环磷酰胺（Cyclophosphamide）和波替单抗（Bortezomib）。

【临床反思】

一条主线将零乱孤立的诊断融为一体。入院时，我们将患者诊断孤立地列为冠心病，非ST段抬高心肌梗死、血小板重度减少查因、贫血查因、紫癜、糖尿病和高血压；明确诊断后，思路清晰了，本病的主线是：ADAMTS-13缺乏→血小板大量聚集→广泛部位微血管血栓形成；心肌微血管血栓性栓塞→心肌细胞缺血性坏死；脑组织微血管广泛血栓性栓塞→脑组织缺血性坏死。同时由于血小板消耗性减少出现紫癜和红细胞在微血管破坏而导致溶血性贫血。

本例在2016年就有明确的全身紫癜，但未进一步评估，失去了早期识别和治疗的机会。经过1～2年缓慢的进程，于2018年1月出现心肌缺血后，急剧进展到脑缺血，于1周内死亡，加速进展的原因与药物和输注血小板是否有关？这一点值得我们思考。

关于抗血小板药物——噻吩并吡啶衍生物（thienopyridine derivate）与TTP发病的关系，美国食品药品监督管理局（FDA）的安全数据库提示，氯吡格雷和噻氯匹定是与TTP关联的最常见药物，药品供应商报告，估计每100万应用氯吡格雷者有12例发生TTP，3倍于一般人群的发病率。TTP的发作通常在服药后2～12周，噻吩并吡啶衍生物相关的TTP与产生自身抗体，抑制血浆ADAMTS-13相关。本例患者在心肌梗死发作后用过氯吡格雷数日，很难认为其与本例的转归相关。

关于输注血小板的问题，临床不主张对血小板减少的患者在未查明原因前轻易给予输注血小板。特别是对TTP患者，输注血小板将进一步促进微血管的血栓形成，而使病情恶化。本例在TTP急性发作阶段给予血小板输注是不恰当的。

【总结】

虽然TTP是一种少见的疾病，每100万人每年出现10例左右，但是如果不进行及时救治，死亡率极高。在血浆置换术治疗问世前，90%的患者死于全身微血管血栓所致的脑梗死、心肌梗死和肾衰竭。因此，临床上遇到不明原因的血小板减少或贫血时，应警惕TTP，检查周围血中是否存在红细胞碎片，及早识别TTP，并进行血浆置换是最关键的。

病例3-2　1例肺癌患者的获得性血栓性微血管病

【病例简介】

男性，62岁。2020年6月28日因头晕、胸痛及咯血1周入我院心内科，住院后第3天（6月30日）胸腹CTA诊断为转移性肺癌（图1-23～图1-26）。

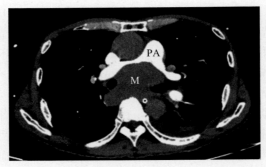

图1-23　胸部增强CT提示纵隔淋巴结转移瘤（M）压迫肺动脉（PA）

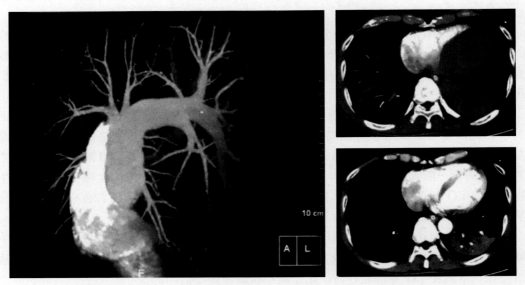

图1-24　胸部增强CT：左下肺部分实变，压迫肺动脉；左图见肺动脉期显影浅淡，主动脉期显影好，未见明显栓塞征象

患者于6月28日入院，下午13：16测：血红蛋白（Hb）119 g/L，血小板16×10⁹/L（图1-27）。凝血象检查：血浆凝血酶原时间（PT）、凝血酶原活动度（PT%）、国际标准化比值（INR）、凝血酶原时间比率（PT-R）、活化部分凝血活酶时间（APTT）和凝血酶时间测定（TT）均正常，血浆纤维蛋白原测定（Fbg C）1.68g/L（↓）（1.80～3.50g/L），血浆D-二聚体测定（D-Dimer）6.08mg/L（↑）FEU（0.00～0.15）、血浆鱼精蛋

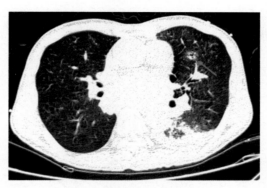

图1-25　胸部增强CT：左肺上叶舌段空洞结节（箭头），考虑肺癌原发病灶

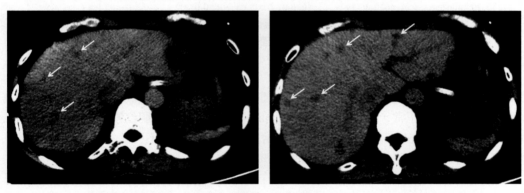

图1-26　腹部增强CT见肝脏多发低密度小结节（箭头），考虑为转移瘤

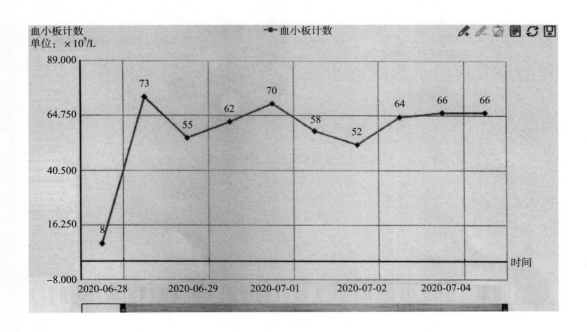

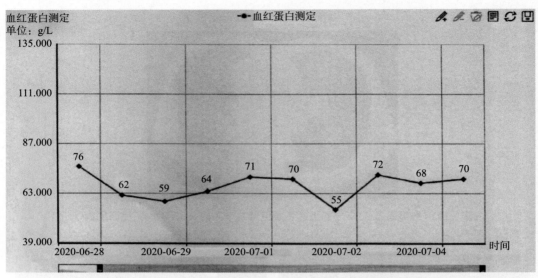

图 1-27　患者入院后血小板（上图）和血红蛋白（下图）持续降低

白副凝试验（3P）阴性。溶血相关检查：葡萄糖6-磷酸脱氢酶（G-6-PD）和血浆游离血红蛋白测定结果正常，血清总胆红素65.5μmol/L（↑），直接胆红素22.3μmol/L（↑），间接胆红素43.2μmol/L。外周血涂片检查示成熟红细胞大小不一（＋＋），可见靶形、棘形红细胞，红细胞碎片占5.4%（正常＜1%）（图1-28）。

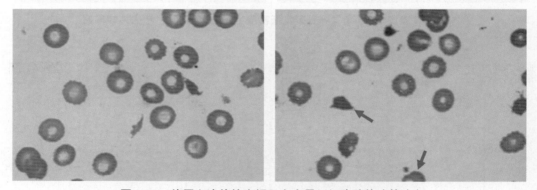

图 1-28　外周血涂片检查提示有大量红细胞碎片（箭头）

【最后诊断】

1. 转移性肺癌。

2. 癌性获得性血栓性微血管病。

【临床思考】

癌性血栓性微血管病（TMA）是由于癌细胞已在全身微血管床转移，微血管被肿瘤细胞堵塞，导致红细胞破碎和血小板被肿瘤性血栓消耗。癌症性TMA也可由广泛骨髓受累及继发坏死引起，大多为实体肿瘤，也有血液病肿瘤。腺癌是最常见的导致

TMA的诊断，并常表现有骨痛。癌性TMA对血浆置换治疗常无反应。

血栓性血小板紫癜（TTP）的鉴别诊断：与伊文思综合征（是自身免疫性溶血性贫血）、抗磷脂综合征、弥散性血管内凝血（DIC）、溶血性尿毒症综合征（HUS，伴有严重肾衰竭）、其他原因的血栓性微血管病（thrombotic microangiopathies，TMA，如药物、高血压、癌症播散）以及舒尔曼综合征（Upshaw-Schulman syndrome，具有3个特点，即溶血、肝酶升高、血小板减少，又称HELLP综合征）等疾病相鉴别。

【总结】

血栓性微血管病（TMA）是一种综合征，其临床特征是破碎性溶血/微血管溶血性贫血、周围血涂片有红细胞碎片、血小板计数减少。其他的溶血证据包括乳酸脱氢酶升高、结合珠蛋白减少/缺如和间接胆红素升高。临床症状和体征取决于基础疾病，组织学特点为全身血栓形成，波及小的或大一点的血管，治疗的方法因不同的血栓成因和不同的病因而各异。

【吴平生专家点评】

血栓性微血管病（TMA）是一组以微血管血栓形成和相关器官功能障碍为特征的相关疾病，病因可以是先天性、后天性和感染性（表1-3）。该病的特征是微血管血栓导致红细胞碎裂、非免疫性微血管病性溶血性贫血、血栓性血小板减少性紫癜（TTP）。

表1-3　原发性血栓性微血管病综合征性质、原因、实验室特征及治疗

疾病性质	原因	实验室特征	治疗
遗传性			
ADAMTS-13缺乏介导的TMA（也称为TTP）	ADAMTS-13突变导致超高分子量血管性血友病多聚体残留	ADAMTS-13<5%	血浆置换
补体介导的TMA（也称为非典型HUS）	补体调节基因突变导致补体替代途径的激活	ADAMTS-13>5%；突变分析	依库珠单抗
代谢介导的TMA	MMACHC突变	突变分析	维生素B$_{12}$
凝血介导的TMA	DGKE、PLG、THBD突变	突变分析	血浆输注
获得性			
ADAMTS-13缺乏介导的TMA（也称为TTP）	抗ADAMTS-13抗体	ADAMTS-13<10%，存在抑制剂或自身抗体	血浆置换
志贺毒素介导的TTP（也称为Stx-HUS）	胃肠道感染大肠埃希菌O157：H7产生志贺毒素与内皮损伤	志贺毒素和大肠埃希菌O157：H7血清学阳性	支持性
药物介导的TMA（免疫性）	奎宁等		停药
药物介导的TMA（中毒性）	复杂的		停药
补体介导的TMA	抗补体因子H抗体	H因子抑制剂的检测	血浆置换，抗补体药物

临床特点：大多数血栓性微血管病的临床症状包括微血管病变导致的溶血，伴血小板减少和器官损害。典型症状为五联征（血小板减少、微血管病性溶血、发热、精神状态改变和肾功能不全），也可有心脏等其他脏器损害。鉴别诊断包括其他伴有血小板减少的血栓性疾病，如弥散性血管内凝血（DIC）、抗磷脂抗体综合征和肝素诱导的血小板减少症。

实验室诊断：全血细胞计数提示正常红细胞性贫血伴严重血小板减少。网织红细胞计数通常增加，表明红细胞周转增加。外周血涂片显示碎裂红细胞，多色和不等，分裂细胞突出，特殊形态包括头盔细胞，小的、规则的三角形或新月形细胞等。骨髓评估在确定诊断时通常不必要，但可能有助于排除血小板减少的其他原因。骨髓形态学是典型的非特异性，巨核细胞数量正常或增加。小血管可能显示血小板血栓。尸检反映了疾病的病理生理学，富含血小板的血栓堵塞了大脑、心脏、胰腺、脾脏、肾上腺和肾脏的微血管；但很少累及肝或肺，这可与DIC区别。

这些血栓中也富含血管性血友病因子vWF，其是一种由内皮细胞产生的大型多聚体蛋白，参与血小板黏附到血管损伤部位这一过程，vWF通常存在于血浆中。vWF的化验结果（如vWF抗原）通常是正常的。然而，vWF多聚体分析可能显示超大vWF（ULvWF）增加，这是急性期多聚体的表现。

ADAMTS-13是一种具有凝血酶反应蛋白1型基序的去整合素和金属蛋白酶成员13，ADAMTS-13缺乏时，vWF仍然附着在内皮细胞上，导致血小板黏附、聚集和微血管血栓形成。ADAMTS-13活性测定具有重要意义，正常人血浆ADAMTS-13活性通常为50%～180%，患者的活性通常低于10%。ADAMTS-13抗原和自身抗体的测定以及对其基因突变的检测也有一定的意义。

鉴别诊断：许多患者基于不同的临床特征，ADAMTS-13活性显著降低，血栓性血小板减少性紫癜可确诊。但是，ADAMTS-13检测没有广泛应用，所以快速诊断往往依赖于排除其他消耗性血小板减少性疾病。

预后与治疗：未经治疗的TMA易发生多器官衰竭，死亡率高。早期使用新鲜冷冻血浆进行每日血浆置换治疗至关重要。复发可见于30%～60%的患者，第一个月复发率最高。其他治疗包括重组人ADAMTS-13输注的新疗法或利妥昔单抗对抑制免疫应答有一定作用。最近，卡普拉珠单抗，是一种抗血管性血友病的药物因子，可抑制超大vWF多聚体和血小板之间的相互作用。

对本例的反思：入院时，将患者诊断孤立地列为冠心病、非ST段抬高心肌梗死、血小板重度减少查因、贫血查因、紫癜、糖尿病、高血压。明确诊断后，本病的主线是：ADAMTS-13缺乏→血小板大量聚集→广泛部位微血管血栓形成。血小板消耗性减少→紫癜，红细胞在微血管破坏→溶血性贫血，心肌微血管血栓性栓塞→心肌细胞缺血性坏死，脑组织微血管广泛血栓性栓塞→脑组织缺血性坏死。

虽然TTP是一种少见的病，每100万人每年出现3～11例，但本病对血浆置换术治疗的反应是好的。本例在2016年就有明确的全身紫癜，但未进一步评估，失去了早期识别和治疗的机会；经过1～2年缓慢的进程，于2018年1月出现心肌缺血后，急剧进展到脑缺血，于1周内死亡。

加速进展的原因与药物和输注血小板是否有关？FDA安全数据库提示抗血小板药

物——噻吩并吡啶衍生物是与TTP关联的最常见药物。输注血小板有争议。过去的研究表明，输注血小板有害，但这些研究多数无对照。Oklahoma TTP-HUS registry：输与不输血小板对死亡和严重神经异常无差别。一般来说，不主张对血小板减少的患者在未查明原因前轻易给予输注血小板，特别是对TTP患者，输注血小板将进一步促进微血管的血栓形成，而使病情恶化。本例在TTP急性发作阶段给予血小板输注是不恰当的。

病例4　右心室室壁瘤

【病例简介】

女性，53岁。2014年开始，时感胸闷，与活动无关。2015年11月某夜突发胸痛，呈绞痛，伴心悸。2015年11月24日两家医院院门诊心脏超声示：房间隔膨出瘤合并卵圆孔未闭；右心室前外侧壁中至大量心包积液（图1-29）。未予以治疗。

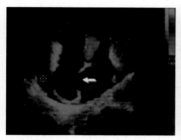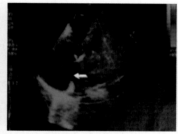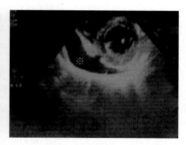

图1-29　经胸2D超声见房间隔中部菲薄向右膨出（箭头所指），合并卵圆孔未闭；右心房底部、左心室后壁、右心室前侧壁液性暗区提示心包积液（※）

2018年11月23日于夜间睡眠时再发胸闷，持续数秒后缓解。入院后体温、脉搏、呼吸、血压正常，全身及心血管系统体格检查均无特殊异常发现。完善三大常规、肝肾功能、凝血功能、电解质、高敏肌钙蛋白、N末端前体脑利尿钠肽（NT-proBNP）、甲状腺功能五项、体液免疫六项、风湿四项、自身免疫十四项、血清免疫电泳、免疫固定蛋白电泳、β_2-微球蛋白、血清免疫球蛋白G4测定、免疫球蛋白轻链定量（κ/λ）、胃肠癌三项、卵巢癌两项、甲胎蛋白、术前四项均正常。

胸片正侧位无异常发现。心电图示：窦性心律，电轴右偏，顺钟向转位，不全右束支传导阻滞（图1-30）；右心导联（$V_3R \sim V_5R$）呈不全右束支传导阻滞，后壁导联（$V_7 \sim V_9$）正常图形（图1-31）。心脏超声示：房间隔缺损（继发孔型，小分流量）；右心室侧壁中段膨出瘤；右心室基底段心包少量积液（图1-32）。左心室超声增强显像：诊断右心室室壁瘤，瘤壁无血流通过，局部心肌灌注缺损（图1-33）。左、右冠状动脉造影正常（图1-34）。

心脏磁共振成像（CMR）示：右心室心肌厚薄不均，右心室中部、心尖部室壁瘤形成并右心室反常运动（图1-35）；右心室心尖室壁瘤（舒张期）、右心室心尖室壁瘤（收缩期）（图1-36）；右心室心中部、心尖部条状内膜下、透壁型延迟强化（图1-37）；右心室心尖部低灌注区（图1-38）。

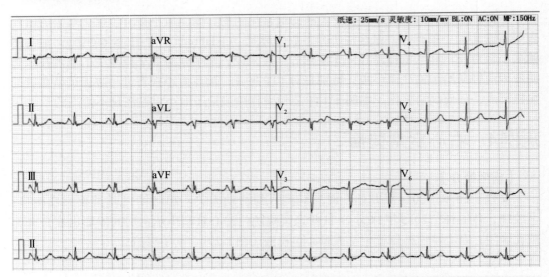

图 1-30　心电图：窦性心律，电轴右偏，顺钟向转位，不全右束支传导阻滞

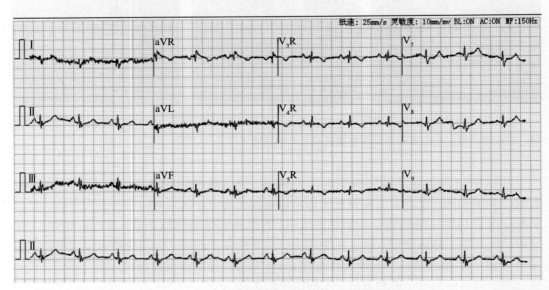

图 1-31　右心导联（V₃R ～ V₅R）心电图呈不全右束支传导阻滞，后壁导联（V₇ ～ V₉）图形正常

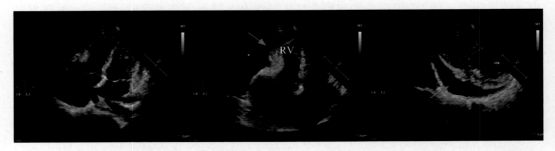

图 1-32　经胸2D超声：由左至右箭头分别提示为房间隔缺损（左图，继发孔型，小分流量）；
右心室侧壁中段膨出瘤（中图）；右心室基底段心包少量积液（右图）

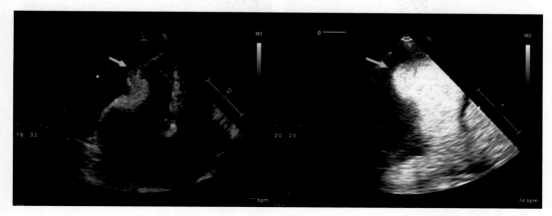

图1-33　左心室超声增强显像示右心室室壁瘤（箭头），瘤壁无血流通过，局部心肌灌注缺损

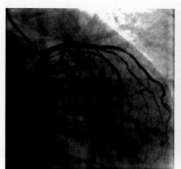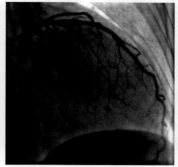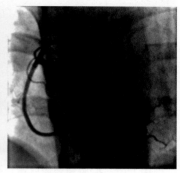

图1-34　左、右冠状动脉造影正常

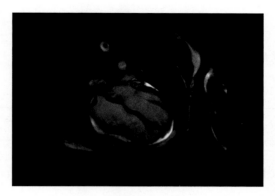

图1-35　心脏磁共振成像示：右心室心肌
厚薄不均，右心室中部、心尖部室壁瘤形成并
右心室反常运动

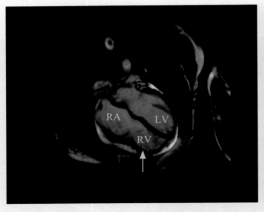
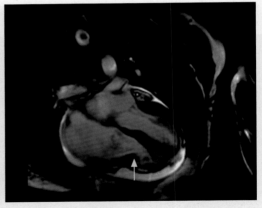

图1-36　心脏磁共振成像示：右心室心尖室壁瘤（左，舒张期，箭头）、右心室心尖室壁瘤（右，收缩期，箭头）

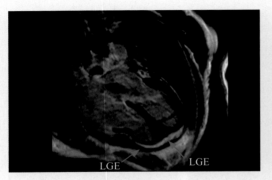
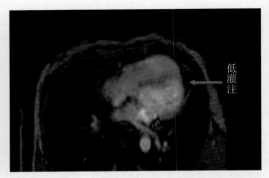

图1-37　心脏磁共振成像：右心室心中部、心尖部条状内膜下、透壁型延迟强化（LGE，箭头）

图1-38　心脏磁共振成像提示右室心尖部低灌注区

【诊断分析】

1.心室憩室和室壁瘤鉴别　见表1-4。

表1-4　心室憩室和室壁瘤鉴别

名称	病因	临床症状	连接部	壁的构成	收缩功能
憩室（肌型）	先天性	无明显症状	较窄	心壁全层	有同步收缩
室壁瘤	后天获得：心肌梗死，创伤，炎症	明显临床症状	较宽	以纤维组织为主	无同步收缩，心脏收缩时呈扩张状态

2.真假室壁瘤鉴别　真室壁瘤有宽的基底，壁由心肌组成，不易破裂；而假室壁瘤基底窄，壁由心包和血栓组成，极易破裂（图1-39）。如图1-40可于超声造影左心室短轴切面下显示左心室侧壁假性室壁瘤（室壁穿孔血液外溢成血肿）。而此患者超声造影下可见右心室侧壁外突瘤体保持心壁结构，系真性右心室室壁瘤（图1-41）。

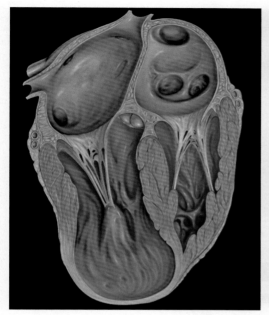
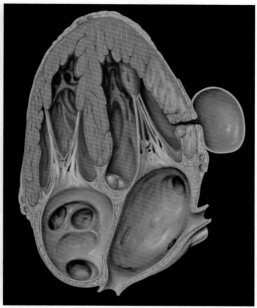

图 1-39 真假室壁瘤

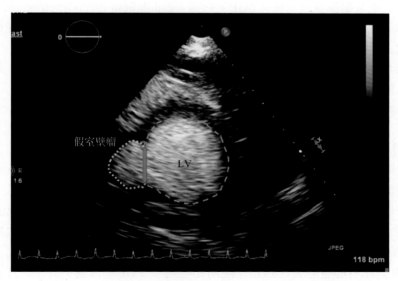

图 1-40 左心超声造影短轴切面见左心室侧壁假室壁瘤（室壁穿孔血液外溢成血肿）

3.急性心肌炎致左心室室壁瘤 日本近畿大学医学院1988年报道3例急性心肌炎合并左心室局部室壁瘤。急性期示左心室室壁运动普遍减弱，同时ST段高抬，病理Q波。慢性期心电图恢复，但超声及造影示左心室局部室壁瘤。机制：病毒及免疫反应对心肌的直接损害，病毒感染促进血小板聚集和冠状动脉血栓。

4.急性心肌炎致右心室室壁瘤 Inoue S于2000年报道了第一例急性心肌炎合并右

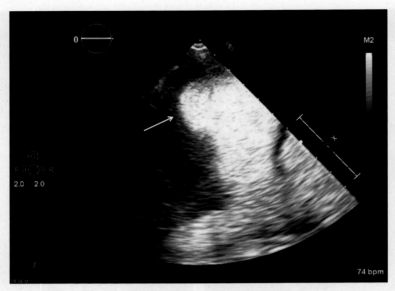

图1-41　超声造影下可见右心室侧壁外突瘤体保持心壁结构，系真性右心室室壁瘤

心室室壁瘤。磁共振成像钆增强（LGE）扫描（gadolinium diethylenetriamine pentaacetic acid-enhanced magnetic resonance images）显示：心尖区围绕室壁瘤周围有晚期外科手术修补室壁瘤，同时右心室心肌活检证明心肌被炎症和纤维化取代。

5.急性右心室心肌梗死　文献报道，1/3～1/2的右心室梗死（RVMI）并发于下壁心肌梗死，偶尔可并发于前壁心肌梗死，孤立的RVMI非常少见。

【最后诊断】

陈旧性右心室梗死合并右心室室壁瘤，继发孔房间隔缺损。

【总结】

1.首先明确了本例存在慢性右心室真性室壁瘤。CMR及超声证明右心室心尖瘤样突出，瘤壁保持心壁结构，心脏收缩期瘤体呈非常运动。

2.室壁瘤部位相当RCA的后降支分布区，但冠状动脉造影未发现冠状动脉阻塞性病变。患者3年前有突发胸痛，同期超声提示局限于右心室周围的大量心包积液，不排除RCA曾有闭塞-再通。

3. CMR显示右心室心尖区LGE（晚期钆增强），LGE呈内膜下分布，代表缺血性病变，提示陈旧性右心室心肌梗死。

4.心肌梗死合并慢性心包炎，透壁心肌梗死波及心包可致急性心包炎，心包炎引起的胸痛易与MI后心绞痛和再MI混淆，心包渗液的完全吸收可以很缓慢。

5.本例为罕见病例，早年超声诊断遗漏了室壁瘤的重要信息。CMR在鉴别冠心病和心肌病中可起到非常重要的作用。

【吴平生专家点评】

与左心室室壁瘤相比，右心室室壁瘤报道较少。该病例首先明确了存在右心室真性室壁瘤，CMR及超声证明右心室心尖瘤样突出，瘤壁保持心壁结构，心脏收缩期瘤体呈异常运动。假室壁瘤通常基底部窄、壁由心包和血栓组成、极易破裂。

右心室室壁瘤的常见病因是先天性缺陷、直接创伤或缺血性损伤引起的继发性改变，其他原因包括致心律失常性右心室心肌病、急性心肌炎和缩窄性心包炎等。该病例右心室室壁瘤伴有房间隔缺损（继发孔型，小分流量），应首先排除先天性缺陷，有右心室室壁瘤伴房间隔缺损的动物模型和尸检报告。但是，先天性缺陷一般不会有局部心肌纤维化的表现。CMR检查表明该病例右心室心尖部有晚期钆增强（LGE）的纤维化表现，从而排除了先天性缺陷的可能。

右心室心尖局部心肌纤维化需鉴别是缺血性还是非缺血性晚期钆增强。缺血性一般表现为内膜下或透壁性晚期钆增强，而且与冠状动脉分布一致。非缺血性则表现为中层、外膜下或透壁性晚期钆增强，与冠状动脉分布不一致。该病例CMR显示右心室心尖区晚期钆增强呈内膜下分布，表示缺血性病变，部位相当于右冠状动脉的后降支分布区。

冠状动脉造影未发现冠状动脉病变（包括冠状动脉斑块病变），但3年前有突发胸痛，同期超声提示局限于右心室周围有大量心包积液，提示当时有心脏事件发生。当时是右冠状动脉曾有闭塞-再通还是右心室心尖球形综合征？当前认为：心尖球形综合征CMR检查仅表现为心肌水肿而不会有晚期钆增强现象，这点非常重要。

因此，该病例的病因诊断以陈旧性右心室梗死合并右心室室壁瘤为主，当时心肌梗死可能合并慢性心包炎，透壁心肌梗死波及心包可致急性心包炎，心包渗液的完全吸收可以很缓慢，以至于加重晚期钆增强，右心室心尖局部心肌纤维化。

病例5　内分泌病和代谢病交织

【病例简介】

男性，58岁。2019年3月14日因活动后胸闷气短半月余，伴有颜面及下肢水肿。外院超声心动图提示：心房颤动，双房大，二、三尖瓣中度关闭不全，轻度肺动脉高压。甲状腺功能显示：总三碘甲状腺原氨酸（TT_3）6.17nmol/L（↑），总甲状腺素（TT_4）270.6nmol/L（↑），血清促甲状腺激素（TSH）0.25mU/L（↓），游离三碘甲腺原氨酸（FT_3）>46.08pmol/L（↑），游离甲状腺素（FT_4）37.04pmol/L（↑），抗甲状腺过氧化物酶抗体（TPOAb）550.5U/ml（↑），抗甲状腺球蛋白抗体（TGAb）7.91U/ml（↑）。前体脑利尿钠肽（NT-proBNP）5707pg/L（↑），糖化血红蛋白（HbA1c）7.2%（↑）。外院诊断为"甲状腺功能亢进症、快室率性心房颤动、慢性左心衰竭、痛风、糖尿病"，给予"甲巯咪唑、地高辛、螺内酯、美托洛尔、甲泼尼龙片"带药出院。

4个月后于2019年7月17日因病情加重入住我院。查体所见：慢性病容，颜面水肿，精神较差。脉搏（P）130次/分，血压（BP）123/105mmHg，周围血管征（-）。甲状腺弥漫性Ⅱ度肿大，无血管杂音。双手指变形、肿胀，伴有痛风结节。心电图提示快室率性心房颤动（图1-42）。超声心动图提示双心房增大，重度三尖瓣关闭不全，左心室射血分数54.2%。

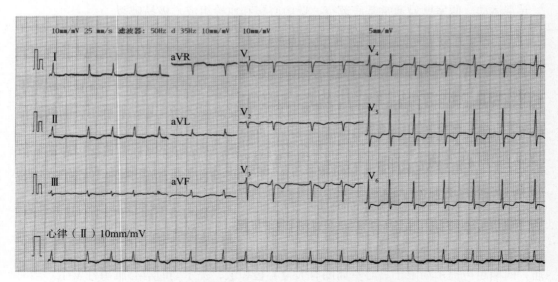

图1-42　心电图提示快室率性心房颤动，普遍导联ST段下移及T波倒置

甲状腺功能：总三碘甲状腺原氨酸（TT₃）0.83ng/ml，总甲状腺素（TT₄）：6.10μg/dl，血清促甲状腺激素（TSH）19.017mU/L（↑），游离三碘甲腺原氨酸（FT₃）2.0pg/ml（↓），游离甲状腺素（FT₄）：1.04ng/dl，抗甲状腺过氧化物酶抗体（TPOAb）20.94U/ml，抗甲状腺球蛋白抗体（TGAb）＜10U/ml。肾功能：肌酐（Cr）354μmol/L，尿酸709μmol/L，半胱氨酸蛋白酶抑制剂C（胱抑素C）：2.91mg/L。尿蛋白（＋）。口服葡萄糖耐量试验（OGTT）：0～2小时血糖4.56～10.75mmol/L，糖化血红蛋白（HbA1c）6.9%。肝功能正常。低密度脂蛋白胆固醇（LDL-C）4.46mmol/L。

以上检查提示甲状腺功能显示FT₃减少，TSH明显升高，提示甲状腺功能减退，遂予停用甲巯咪唑，但未给予甲状腺素治疗。多次复查患者甲状腺功能、肾功能、电解质、前体脑利尿钠肽等指标均逐渐好转，但患者一般情况未改善，仍精神萎靡不振、懒言、无力、嗜睡、食欲缺乏，并伴有恶心、呕吐、腹泻症状。

内分泌科提出新思路——肾上腺皮质功能减退。遂查皮质醇节律为2.65μg/L（0：00）、2.34μg/L（8：00）、2.92μg/L（16：00），提示该患者皮质醇明显降低，诊断肾上腺皮质功能不全明确。给予泼尼松口服治疗，患者病情好转出院。

【最后诊断】

1.桥本甲状腺炎，甲状腺功能亢进性心脏病转甲状腺功能减退性心脏病。

2.快速性心房颤动，重度三尖瓣关闭不全，轻度肺动脉高压，慢性射血分数保留性左心功能不全。

3.慢性肾功能不全。

4.高胆固醇血症。

5.慢性痛风性关节炎。

6.外源性继发性肾上腺皮质功能减退症。

7.皮质醇激素撤退综合征。

8.糖耐量异常。

【病例讨论】

本病例具有多重病因交织，临床表现复杂的特点，使我们理不清头绪。下面我们来一一剖析。

1.本例甲亢的病因是什么？甲亢多数是Graves病，是由于滤泡细胞产生了一种刺激甲状腺功能的免疫球蛋白——促甲状腺免疫球蛋白（TSI），所以临床检验促甲状腺素受体抗体TRAb阳性。而桥本甲状腺炎（慢性淋巴细胞性甲状腺炎）时，甲状腺球蛋白抗体（TgAb）是免疫损伤标记，有助于其诊断。甲状腺过氧化物酶抗体（TPOAb）是甲状腺的破坏性抗体，是检测自身免疫性甲状腺疾病最敏感的方法，部分桥本甲状腺炎都异常升高。本例甲亢符合桥本甲状腺炎诊断。

2.为什么本例由甲亢变甲减？桥本甲状腺炎是一种自身免疫性疾病，病理变化主要是甲状腺组织的淋巴细胞浸润，结果是甲状腺组织受到破坏，最终常导致甲减；在慢性淋巴细胞性甲状腺炎某一阶段，由于甲状腺滤泡破坏，滤泡内储存的甲状腺激素释放入血液，使血液循环中的甲状腺激素浓度增高，引起甲亢症状；这种甲亢往往是一过性的，当释放入血液中的甲状腺激素代谢（消耗）完以后，甲亢症状消失，治疗上只是采用对症治疗，一般不使用抗甲状腺药物；桥本甲状腺炎、Graves病和黏液性水肿均为自身免疫性甲状腺疾病，三者发病机制相似，临床上可互相转化，有学者认为三者属同一疾病的不同临床类型。

本例诊断甲亢后立即给予甲巯咪唑治疗，持续4个月。甲巯咪唑的主要作用：抑制甲状腺激素释放、抑制甲状腺对碘摄取、抑制甲状腺球蛋白水解、抑制甲状腺素生物合成、抑制TSH对甲状腺的作用。本例病程中，发现甲减并确诊为桥本甲状腺炎后即停用甲巯咪唑，2周后甲状腺各项指标均恢复正常，说明本例甲减原因为医源性的。

3.肾功能不全增加了临床的复杂性。患者在2019年3月及6月肾功能检查均正常，7月入住我院时：Cr354μmol/L，Cys-C2.91mg/L，蛋白尿（＋），UA：709μmol/L。患者无高血压和肾病病史，血糖检查提示糖耐量减损，故考虑肾功能不全是否与甲状腺功能相关。近年一些文献注意了甲状腺和肾功能的关系。

4.皮质醇功能不全使临床表现又增添朦胧。在甲状腺功能和心功能改善的时候，临床情况却无明显改善，无力、淡漠、恶心、食欲缺乏。追问病史，有多年痛风关节炎病史，经常服用地塞米松，3月在外院住院时服用甲泼尼龙片，6月以来停用，内分泌科会诊考虑到皮质醇功能不全病因。血皮质醇测定证明了低皮质醇诊断，患者在甲亢转甲减病程中又加入皮质醇功能不全，增加了临床表现的复杂性。

【临床反思】

1.在明确甲亢诊断后，应进一步探讨病因，抗体阴性的单纯甲亢，有时用普萘洛尔就可缓解；如属于桥本甲状腺炎性甲亢，也不应轻易应用抗甲状腺药物，如应用了抗甲状腺药物，应密切监测甲状腺功能。

2.甲减时的TSH增高可明显影响血脂、血糖代谢和肾脏功能；桥本甲状腺炎、Graves病和黏液性水肿可能属同一疾病的不同临床类型。

【吴平生专家点评】

一、甲状腺功能亢进症与心脏

1. 甲状腺激素对心脏的作用　甲状腺功能亢进症的心脏特征是：静息心率、血容量、每搏量、心肌收缩力和射血分数增加；舒张功能改善。

甲状腺产生两种激素，甲状腺素（T_4）和三碘甲状腺原氨酸（T_3）。大多数T_4通过脱碘酶除去碘转化为具有生物活性的T_3。心肌细胞内无明显脱碘酶活性，因此，心脏主要依赖于T_3的作用。甲状腺激素对心脏的作用有两种机制：基因机制和非基因机制。基因机制包括T_3与核受体结合调控心肌细胞关键特异性基因，长期暴露在高T_3水平下会增加心肌细胞蛋白的合成，导致心肌肥大和功能障碍。非基因机制引起心肌细胞和平滑肌细胞细胞膜和细胞器快速变化，其中包括钠、钾和钙离子通道、肌动蛋白细胞骨架聚合以及心肌细胞内信号通路的改变。

基因机制和非基因机制共同调节心功能与血流动力学。例如，增加快速收缩亚型肌球蛋白重链（α isoforms）的表达，有助于增强收缩功能。上调肌质网钙激活ATP酶的表达，下调磷化酶的表达，从而增强心肌松弛。T_3增加窦房结除极、复极速率，心率增加。甲状腺激素具有正性肌力和变时效应，引起患者心率和收缩力增加。

2. 儿茶酚胺的作用　甲状腺功能亢进患者血浆儿茶酚胺水平较低或不变，β肾上腺素受体密度以时间和组织依赖的方式而改变，导致组织对儿茶酚胺的敏感性增加。伴随着β肾上腺素受体和鸟苷三磷酸结合蛋白水平增加，甲状腺激素降低心脏特异性腺苷酸环化酶亚单位的表达，维持心脏对$β_1$肾上腺素激动剂的反应在正常范围内。因此，心脏对肾上腺素的整体敏感性保持不变。β受体拮抗剂治疗甲状腺功能亢进会减慢心率，但不会改变收缩或舒张功能，提示T_3正性肌力等作用独立于肾上腺素信号通路。

3. 肾素-血管紧张素-醛固酮系统（RAAS）的作用　甲亢状态下前负荷增加，外周血管阻力降低，心率升高，心排血量增加。血管阻力减少导致肾灌注压降低和肾素-血管紧张素-醛固酮系统（RAAS）激活，从而钠重吸收和血容量增加。此外，有证据表明，T_3直接刺激心肌的肾素合成增强、血管紧张素Ⅱ受体表达增加。血流动力学变化引起心房牵张可触发心钠素（ANP）分泌，引起更多的血管舒张。这些变化表明心肌局部RAAS在甲状腺素诱发心脏病中的中心作用及其对这个靶点进行治疗的可能性。

4. 甲状腺功能亢进症易导致肺动脉高压　所有甲亢患者应筛查是否有肺动脉高压。约20%的甲状腺疾病患者中有肺动脉高压，左心房压力升高使肺静脉压增加，刺激压力受体并导致动脉反射收缩，由此产生肺动脉压升高。肺动脉压升高增加右心室负荷，导致右心室收缩力增加，从而产生更大的力量将血液喷射到肺血管中，最终导致肺动脉阻力增加。

5. 甲状腺功能亢进症与心力衰竭　甲状腺功能亢进引起心肌收缩储备减少，射血分数和心排血量进一步增加，使患者易患心力衰竭。甲亢患者可表现为充血性心力衰竭，心排血量和收缩力增强，这不同于通常意义的心力衰竭，后者表现为心肌收缩力下降，舒张顺应性异常和肺充血。甲亢可导致心肌损伤、心肌细胞能量代谢和肌原纤维收缩功能改变。主要表现为左心室肥厚、心房颤动等心律失常、心腔扩张、心力衰竭、肺动脉高压和舒张功能障碍。患者可出现劳累时呼吸困难、疲劳、液体潴留伴肺水肿、胸腔积液、肝充血和肺动脉高压。

6.治疗　未经治疗的高输出状态和甲状腺功能亢进会导致心室扩张，持续性心动过速，最终可能导致致命性的心力衰竭。甲状腺功能异常与甲状腺功能正常的心力衰竭患者相比，心力衰竭死亡率高60%。β受体阻滞剂降低心率，利尿剂改善充血症状很重要；纠正甲状腺功能失调很关键，抗甲状腺药物可以改善甲状腺功能，但一般需要数周才能控制甲状腺激素过量。通常，放射碘消融术或甲状腺切除术可明确恢复心功能。

二、甲状腺功能减退与心脏

甲状腺功能减退的患病率为4%～10%，亚临床甲状腺功能减退症高达10%。甲状腺功能减退可影响心脏收缩功能，更常见的是舒张功能。血管平滑肌松弛受损，降低内皮一氧化氮利用率，动脉僵硬度增加，全身血管阻力增加。舒张压升高，脉搏加快，脉压变窄。甲减时减少肝脏LDL受体的表达，减少胆固醇单加氧酶活力，此酶能分解胆固醇，故甲减时TC、LDL-C、apoB增高，易发生动脉粥样硬化。T_3增加红细胞生成素的分泌，正常红细胞性贫血常见。

三、该病例甲亢的病因

甲亢多数是Graves病，是由于滤泡细胞产生了一种刺激甲状腺功能的免疫球蛋白——TSI，所以临床检验促甲状腺激素受体抗体（TRAb）阳性。桥本甲状腺炎（慢性淋巴细胞性甲状腺炎），甲状腺球蛋白抗体（TgAb）是免疫损伤标记，有助于桥本甲状腺炎的诊断；甲状腺过氧化物酶抗体（TPOAb）是甲状腺的破坏性抗体，是检测自身免疫性甲状腺疾病最敏感的方法，大部分桥本甲状腺炎都异常升高，本例甲亢符合桥本甲状腺炎诊断。

四、该病例甲减的病因

桥本甲状腺炎是一种自身免疫性疾病，病理变化主要是甲状腺组织的淋巴细胞浸润，结果是甲状腺组织受到破坏，最终常导致甲减；在慢性淋巴细胞性甲状腺炎某一阶段，由于甲状腺滤泡破坏，滤泡内储存的甲状腺激素释放入血液，使血液循环中的甲状腺激素浓度增高，引起甲亢症状；这种甲亢往往是一过性的，当释放入血液中的甲状腺激素代谢（消耗）完以后，甲亢症状消失，治疗上只是采用对症治疗，一般不使用抗甲状腺药物；这是该病例为什么由甲亢变成甲减的主要原因。该例诊断甲亢后立即给予甲巯咪唑治疗，持续达4个月，甲巯咪唑的主要作用：减少甲状腺激素释放、甲状腺对碘的摄取、甲状腺球蛋白水解、甲状腺素生物合成和TSH对甲状腺的作用。发现甲减并确诊为桥本甲状腺炎后即停用甲巯咪唑，2周后甲状腺各项指标均恢复正常，说明本例甲减原因为医源性。桥本甲状腺炎、Graves病和黏液性水肿均为自身免疫性甲状腺疾病，三者发病机制相似，临床上可互相转化，有学者认为三者属同一疾病的不同临床类型。

此外，该病例2019年3月及6月肾功能检查均正常，7月Cr 354μmol/L，Cys-C 2.91mg/L，蛋白尿（＋），肾功能不全可能与甲状腺功能相关。多年痛风性关节炎病史，经常服用地塞米松等，停用之后出现皮质醇功能不全的临床表现。这些均增加了该病例的复杂性。

病例6　系统性毛细血管渗漏综合征

【病例简介】

女性，61岁。2016年5月13日受凉后出现咳嗽、流涕，自服"感冒灵、氨咖黄敏胶囊、抗病毒口服液及头孢拉定"等药物，稍有改善；5月15日晨起如厕时感气促，即至我院急诊就诊，突然出现短暂意识不清，持续约1分钟。血压90/50mmHg，心率94次/分；当晚约20时出现全身乏力，面色苍白，血压108/66mmHg，心率81次/分，心、肺无异常。血常规：WBC 18×10^9/L，NEU% 58.4%，Hb189g/L，HCT 0.558；血生化：CRP 9.8mg/L，PCT 0.117ng/ml，ALB 37.4g/L，余电解质、肝肾功能、肌红肌钙等未见异常；凝血象：APTT 42.8秒、TT 16秒。心电图及心脏超声无明显异常，X线胸片无明显异常（图1-43）。既往有高血压病史。

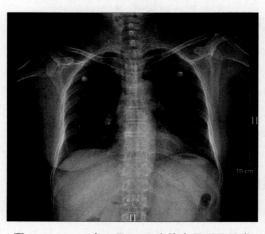

图1-43　2016年5月15日胸片未见明显异常

2016年5月16日凌晨1时，突发恶心、呕吐，伴大汗淋漓，血压93/64mmHg，心率124次/分；11时许血压测不出，心率163次/分，肺部听诊清音，神志清，双下肢冰冷，双股动脉搏动弱，下腹壁可见大片瘀斑，伴全身水肿。立即予以扩容、多巴胺升压等对症治疗，血压波动在140～155/90～100mmHg。5月16日14时转入外科重症监护病房（SICU）。血压128/94 mmHg，心率132次/分。四肢肢体冰凉，全身性明显水肿，呈凹陷性，中心静脉压（CVP）波动于1～2cmH_2O。复查心电图无明显异常。血常规：WBC 46.61×10^9/L，NEU% 76.3%，Hb 219g/L，HCT 0.618，PLT 276×10^9/L，ALB 18.6g/L，APTT＞180秒、TT 96.6秒。

2016年5月16日至5月19日，扩容3天后出现急性左心衰竭。第1天：3970ml（胶体及白蛋白750ml），尿1525ml；第2天：3260ml（胶体及白蛋白1000ml），尿4300ml；

第3天：2080ml（胶体及白蛋白500ml），尿4100ml。5月19日凌晨出现气促、不能平卧，伴咳粉红色泡沫痰；氧饱和度下降至85%，双肺布满湿啰音，胸片提示双肺水肿（图1-44），考虑急性左心衰竭发作，给予无创呼吸机辅助呼吸、静脉推注毛花苷C、呋塞米及限制液体等处理后缓解。5月19日14时再次出现气促、端坐呼吸，伴咳粉红色泡沫痰。查体：BP 158/69mmHg，HR 108次/分，脉氧饱和度90%，考虑急性左心衰竭再次发作，并给予静脉推注呋塞米、呋塞米及硝酸甘油持续泵入等处理后，患者呼吸困难缓解。

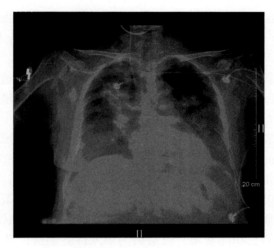

图1-44　胸片示双肺水肿

2016年5月20日至6月1日，转入CCU，行抗心力衰竭治疗，并完善相关诊治。体温36.8℃，脉搏72次/分，呼吸20次/分，血压154/74mmHg，CVP 4～9cmH_2O，双下肺可闻及细密湿啰音，心律齐，无杂音，双下肢无水肿，余无异常。查血常规：WBC 11.56×10^9/L，NEU% 79.2%，Hb 95g/L，HCT 0.290，ALB 39.9g/L，CRP 60.1mg/L，PCT 0.165ng/ml。肝肾功能、凝血功能正常。NT-proBNP 2408.00pg/ml。复查心脏彩超、心电图均示无明显异常。转入CCU后，给予强心、利尿、硝酸甘油扩血管、抗感染治疗，症状很快明显改善。进一步完善相关检查。

追问病史2015年5月26日，患者出现"咳嗽流涕"上呼吸道感染症状，服用感冒灵、抗病毒口服液等药物，稍有改善。5月28日患者出现气促，并感四肢冰冷，并于当晚至广州市某医院，测心率160次/分，血压测不出，予以扩容等对症治疗。5月29日至我院急诊就诊，门诊病历记载：BP 102/66mmHg，HR 102次/分，脉氧饱和度96%，双肺呼吸音粗，有明显四肢水肿，5月29日血常规：WBC 42.77×10^9/L，NEU%82.8%，Hb 225g/L，HCT 0.645，CRP 9.8mg/L，PCT 0.322ng/ml，ALB 23g/L。余电解质、肝肾功能、肌红肌钙等未见异常。心电图、胸片无明显异常。5月30日肺部CT：双下肺炎症。在门诊留观考虑为肺部感染、感染性休克，经抗感染、液体复苏等对症治疗后，5月31日好转出院。

患者2016年8月9日因"反复胸闷、全身乏力1年，再发伴流涕、咽痒2天"再次入院。WBC 10.06×10^9/L、NEU%60.5%、Hb 134g/L、HCT 0.402，CRP 3.0mg/L，PCT 0.042ng/ml，ALB 41.9g/L。余电解质、肝肾功能、肌红肌钙等未见异常。心电图、胸片、心脏彩超等均无明显异常。给予抗感染、雾化、补液等对症治疗后好转出院。2016年5月及8月，血清蛋白电泳：可见异常单克隆条带，类型为IgG ＋ Lambda型。

2016年8月16日患者诉左侧颌下肿块逐渐增大，触诊示左侧颌下可触及一约 2cm×3cm左右的包块，边界清晰，无压痛。予行B超检查并B超引导下穿刺活检，符合多形性腺瘤。

【病例讨论】

1.本例的临床特点为发作性低血容量性休克、血液浓缩、低蛋白血症伴全身凹陷性水肿。经查阅文献后，认识到符合毛细血管渗漏综合征（capillary leak syndrome，CLS）的诊断。

2.毛细血管渗漏综合征是一种突发的、可逆性毛细血管高通透性，血浆迅速从血管渗透到组织间隙的疾病。引起迅速出现的低血容量性低血压、血液浓缩、低蛋白血症伴随全身水肿（三联征）。恶化的结局是多器官功能衰竭。

3.毛细血管渗漏综合征（CLS）可因脓毒症、外科创伤、分娩、蛇咬伤、药物治疗（IL-2、Docetaxel、Gemcitabine）等诱发。随着原发病的好转及积极治疗，血管通透性改善，毛细血管渗漏可完全逆转。原发病治愈后，CLS不再发作；系统性毛细血管渗漏综合征（systemic capillary leak syndrome，SCLS）可无诱因、反复发作，少见，原因不明，发病机制不清，常伴有意义未明的单克隆免疫球蛋白病（MGUS）。严重时也可出现心、肺、肾等重要器官功能衰竭，可进展为多发性骨髓瘤，具有较高的病死率。特布他林和茶碱可改善症状并预防其发作。本例最后诊断为系统性毛细血管渗漏综合征（SCLS）。

4.根据文献显示，SCLS多合并单克隆免疫球蛋白病（MGUS），本病例血清蛋白电泳可见IgG λ轻链异常单克隆条带，但关于MGUS与SCLS发病机制暂不明确。本患者两次入院查IgG λ轻链异常单克隆条带的数值均无明显升高，提示单克隆球蛋白的浓度与疾病的急性发作无明显关联。

根据文献显示，本病发作期与血管内皮生长因子（VEGF）等细胞因子密切相关，细胞因子诱导毛细血管内皮细胞凋亡或收缩。患者本月入院发现合并颈部涎腺多形性腺瘤（直径约3cm），而在今年5月住院时未明显触及。故推测其发病时VEGF升高，对该腺瘤的生长有一定程度的促进作用。患者的甲状腺多发性结节和颈部多形性腺瘤，与其SCLS发病的相互关系尚不明确。

5.关于SCLS的治疗

（1）渗漏期：在密切监测血流动力学的情况下补液，以补充人工胶体为主；在保证循环稳定的情况下，控制补液量；糖皮质激素治疗，通过其抑制细胞因子介导的内皮损伤机制，在急性发作时可能有效，但并不主张作为预防性治疗。

（2）渗漏后期：渗漏减少，大量液体回渗，应警惕肺水肿，限制补液，适当利尿。病情的严重性主要取决于在初始阶段输入的液体量，肾脏的损伤程度，是否能及时应用利尿剂等因素。

（3）维持期

1）梅奥诊所的方案：β受体激动剂（如特布他林）、磷酸二酯酶抑制剂、茶碱和白三烯受体拮抗剂（孟鲁司特等）。

2）法国及欧洲的方案：每月静脉注射丙种球蛋白（IVIG）。

【最后诊断】

本病例患者最后诊断为系统性毛细血管渗漏综合征（SCLS）。

【总结】

系统性毛细血管渗漏综合征是一组少见的表现为原因不明的反复发作的低容量性低血压、血液浓缩、非蛋白尿性低蛋白血症、全身水肿、多数情况下伴有意义未明的单克隆免疫球蛋白病（MGUS）（无多发性骨髓瘤证据）的临床综合征。渗漏期合理的液体治疗是抢救成功的关键。

【郑华专家点评】

特发性系统性毛细血管渗漏综合征（systemic capillary leak syndrome，SCLS）是一种独特的疾病，最早出现在1960年，巴亚德·克拉克森（Bayard Clarkson）医生描述了一名妇女经历反复发作的休克和全身水肿，从而提出一种新的临床综合征，也称之为Clarkson病。克拉克森医生把该妇女急性发作时的血浆注射到大鼠体内会引起休克样综合征。SCLS的特征是，由于血管内液体和大分子渗漏到血管外组织而引起快速、严重的血液浓缩和低蛋白血症，以及由于血管内液体大量渗漏到血管外组织而导致的快速、严重的循环容量衰竭和休克。

虽然自1960年以来，文献报道的病例不到500例，但由于缺乏意识和未经治疗的高死亡率，这种情况很可能诊断不足。因为它的表现可能类似于更常见的血浆渗漏综合征，包括血管性水肿或全身过敏反应。虽然SCLS的确切分子病因尚不清楚，但近10年来的研究还是取得了不少重要的进展，从而增加了我们的对SCLS发病机制和临床表现的认识，因此在近10年里报道了大量的SCLS病例。在急性重症病房中，大多数SCLS患者是按照现在的脓毒症指南接受积极的容量复苏，然而对这类患者并不是最佳的管理策略。因此，有必要提高临床医护人员对这种疾病的认识，并确保其对患者进行科学有效的治疗及护理。

SCLS诊断是由"3 Hs"组成：①低血压（hypotension），典型的收缩压＜90mmHg；②血液浓缩（hemoconcentration），男性血细胞比容＞0.49～0.5，男性血细胞比容＞0.43～0.50，女性为0.50；③低蛋白血症（hypoalbuminemia）（＜3.0 g/dl），不存在此类异常的次要原因。我们报道的这个病例，非常符合上述"3 Hs"的诊断标准，而且她在2015年、2016年和2019年均各有一次明显的典型发作。

SCLS的典型发作包括前驱期、渗漏期和渗漏后期三个阶段。在欧洲病例研究中，约3/4的患者在前驱期有出现类似病毒感染的症状。其他常见前驱期的症状，包括莫名的不适、疲劳、肌痛，还有腹痛等。在美国国立卫生研究院（NIH）队列和欧洲注册中心的回顾中，44%的患者前驱期有明显的诱因，如上呼吸道感染（通常是病毒感染为主）占39%，其他诱因包括剧烈的体力消耗等，占5%的病例。我们报道的这个病例，她前两次发作的前驱期诱因均有上呼吸道感染病史，而第三次发作的前驱期诱因则有明显的劳累和体力消耗病史。

典型急性SCLS患者迅速经历血浆外渗引起的休克（渗漏量可高达血浆总容量的

70%），我们称之为渗漏期，通常持续数天。根据NIH专家Kirk等对30例病例的分析，SCLS的渗漏期发作中位持续时间为3.8天（范围1～27天）。我们报道的这个病例，两次渗漏期发作都出现休克的表现。在典型SCLS患者血浆渗漏期，可出现低灌注相关的多器官功能障碍综合征（MODS），以及血液浓缩、血清黏度升高和水肿引起的高凝状态等临床并发症。NIH的研究发现，急性肾衰竭的发生率为14%，血栓形成或肺栓塞的发生率为14%。SCLS患者血浆渗漏期还有全身水肿的表现，其中外周大量的水肿可导致严重的并发症，如四肢筋膜室综合征，其中约50%的需行筋膜切开术来治疗横纹肌溶解症。除了外周的水肿，还可出现各种浆膜腔积液（胸腔积液，心包积液及腹水）以及内脏的水肿（如胃肠道水肿，心肌水肿等），但未见有中枢神经系统和肺部组织水肿的相关报道。我们报道的这个病例，主要表现为外周的水肿，包括四肢和颜面部及腹部的皮下水肿。1/3的患者可出现不明原因的非周期性周围水肿，但不是急性低血压发作，我们称之为"慢性"SCLS。

渗漏后期通常在休克发作后48小时至1周开始，液体从外周组织进入血管内，随后血压和尿量恢复正常。SCLS的死亡通常也是发生在渗漏后阶段，主要的原因就是早期渗漏期的大量静脉注射治疗引起急性肺水肿。我们报道的这个病例，在2016年SCLS发作的渗漏后期就出现了急性肺水肿，幸而得到及时的救治。

急性SCLS的确切机制虽然尚不确定，但目前研究显示，血管屏障功能障碍导致的血管内皮高渗透性（vascular endothelial hyperpermeability，VEH）是引起SCLS的主要原因。一些结果表明，在疾病发作期间存在促进VEH的体液因素：①在疾病发作期间，单核细胞/巨噬细胞相关炎症介质水平的短暂峰值，如促炎介质CXCL10、CCL2和IL-6水平等；②在疾病发作期间循环血管生成蛋白水平的短暂增加，包括血管内皮生长因子（VEGF）和血管生成素2（Angpt-2）；③急性非恢复期SCLS患者的血清对体外的微血管内皮细胞的屏障功能有明确的损伤作用。

关于急性SCLS的所有的治疗策略都是基于临床观察的数据，而不是对照试验，这主要是因为这种疾病发生率太低。出现低血压和血液浓缩的急性SCLS患者应在重症监护室接受治疗，静脉输液用以补充血管内容量的渗漏和消耗，维持器官灌注，并避免出现严重的代谢性酸中毒等并发症。目前尚不清楚连续晶体输注是否优于盐水和含蛋白质溶液（如白蛋白）的联合输注，但理论上，白蛋白在血液中的半衰期可能更长，并由于其扩容作用而促进血管内容量的扩张。轻度和重度急性SCLS有自限性的特征。由于与SCLS相关的血管渗漏几乎总是在几天后自发缓解，因此很难评估急性干预措施的疗效。我们没有确凿的证据表明抗炎药（包括皮质类固醇），可以中止或延缓急性SCLS的进展。同样地，尽管在孤立的病例中使用了与急性SCLS发作相关的因子（如VEGF和TNF-α）靶向治疗，但缺乏使用这些策略的有力证据。根据NIH专家Kirk发表的文献，建议静脉注射氨茶碱治疗严重性SCLS，他认为氨茶碱理论上具有抵抗VEH的能力。Lambert等的文献则提出，使用大剂量静脉注射免疫球蛋白（intravenous immunoglobulin，IVIG；1～2 g/kg）的方案，3例急性发作患者迅速纠正低血压并恢复尿量。我们报道的这例患者在2019年第三次发作的前驱期，我们就及早使用了IVIG的治疗方案，尽管我们使用的剂量只有10g/d，时间为5天，患者的病情就已明显较前两次减轻，病程也较前明显缩短，临床效果非常明显。

　　尽管潜在的疾病调节剂在急性SCLS患者中的应用仍不确定，但在过去几年中，预防性治疗是非常有益的。Gousseff等报道，接受维持治疗的患者5年死亡率为15%，而没有接受维持治疗的患者5年死亡率为80%。梅奥临床研究25例以上的SCLS患者显示，口服特布他林和茶碱可显著降低SCLS发作的频率和严重程度。使用这些药物的基本原理是增加细胞内环腺苷酸水平，这可能会抵消诱导内皮通透性的炎症信号通路。但应注意的是，文献报道的SCLS治疗效果和反应差异较大。此外，由于副作用（如震颤、易怒、心悸和失眠症等），这些药物的耐受性较差。我们这例患者在2016年出院后曾服用了1个月的氨茶碱，但后来因不能耐受而停服。

　　基于其潜在的免疫调节和抗细胞因子特性，IVIG已被广泛用于治疗自身免疫和MGUS相关综合征。IVIG在SCLS患者中的作用机制尚不清楚，但我们推测抗独特型作用于假定的mAb或IVIG制剂中抗体对促炎细胞因子的中和作用，是IVIG预防SCLS的两种可能机制。在过去的8～10年，每月用IVIG预防已经成为NIH队列中最常用的治疗方法。Kirk等对NIH队列中的29名患者进行了基于问卷的IVIG治疗纵向研究。22名有反应的患者中有18名接受了IVIG治疗，平均间隔为32个月（范围10～59个月）。值得注意的是，在开始IVIG预防后，平均发病率从每例患者每年2.6次降至零。这18名患者中有15名在接受IVIG预防时没有出现新的SCLS发作，副作用情况良好。因此NIH专家强烈建议对新诊断的SCLS和有严重发作史的患者，使用IVIG作为一线治疗进行经验性预防。尽管IVIG治疗SCLS的最佳剂量和持续时间尚待确定，但他们推荐大多数患者最初接受2g/（kg·mo）的治疗。在某些情况下，在延长初始缓解期后，剂量逐渐减少至1 g/（kg·mo）。

　　急性SCLS的治疗仍以支持治疗为主。用IVIG预防似乎很有希望，但这种疗法是非特异性和昂贵的。对SCLS的机制性理解尚处于起步阶段。因此，现在的临床医生无法预测SCLS何时发作或发作的严重程度；靶向疗法还不存在，而长期缓解或治愈仍然难以捉摸。我们希望对个体内皮内反应进行详细和个性化的研究SCLS患者可能阐明了新的遗传和分子调控机制。这些研究的进步可以为提高诊断和治疗的水平提供更为有效的工具，使最终治疗这种疾病看到希望。

病例7　外伤性门静脉肺动脉高压

【病例简介】

　　男性，38岁。活动后气促1年，近1个月加重，行走几十米或上二层楼即感气促，进少量食物后出现腹胀，于2015年9月17日入心内科。

　　既往于13年前（2002年）曾因腹部刀伤手术治疗。查体见腹部正中有15cm陈旧性手术瘢痕（图1-45），脐旁可闻及连续性机械性杂音，伴震颤，符合动静脉瘘的杂音特点。肝右缘于锁中线肋下3cm处。颈静脉无怒张，肝颈静脉回流征可疑阳性。

　　心电图提示右心室肥厚（图1-46），超声心动图提示右心房、右心室扩大，右心室室壁增厚，室间隔同向运动，肺动脉增宽，三尖瓣重度反流，肺动脉压68.7mmHg。

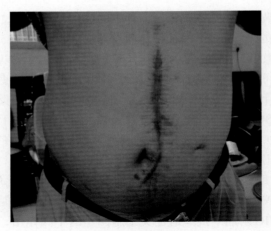

图 1-45　患者腹部手术刀口瘢痕

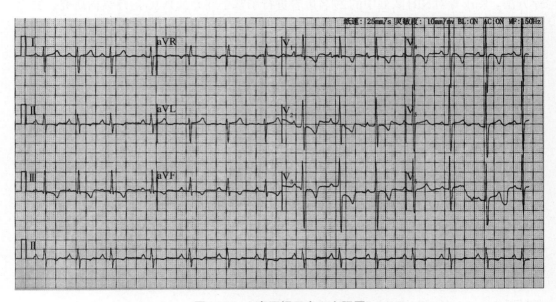

图 1-46　心电图提示右心室肥厚

肠系膜上动脉造影：见肠系膜上动脉分支血管明显扩张，走行纡曲，造影剂迅速进入静脉系统，肠系膜上静脉明显扩张（图 1-47），门静脉主干及分支增粗，术中经皮穿刺，猪尾导管置入门静脉主干，测门静脉压力为 27cmH$_2$O，相当于 20.30mmHg（正常平均 5 ~ 10mmHg），欲行动脉瘤栓塞术，未能成功。

2015 年 9 月 24 日手术治疗：首先发现小肠系膜中部球样扩张，具搏动性，可触及震颤，进一步发现肠系膜上动脉（SMA）的主干与肠系膜上静脉（SMV）异常交通（瘘口直径 15mm），扩张的 SMV 形成假性动脉瘤（直径约 4cm×3cm）；继续探查显示假性动脉瘤上方的另一支空肠动脉及伴行的空肠静脉仍有明显搏动，进一步发现空肠近系膜缘的小动静脉有广泛的动静脉瘘形成，血管畸形所涉及的空肠袢约 1m（图 1-48）。术中诊断：肠系膜动静脉瘘形成、假性动脉瘤、门静脉扩张；手术名称：剖腹探查、肠粘连松解术、

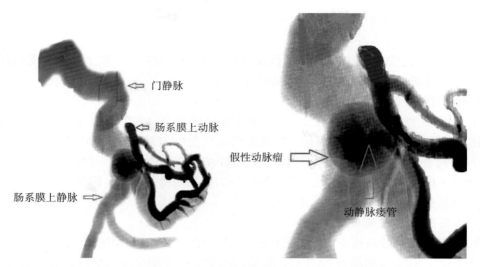

图1-47 患者门静脉系统DSA。左图：肠系膜上动静脉交通形成假性动脉瘤（pseuduoaneurysm），并粗大的肠系膜上静脉和门静脉；右图：观察假性动脉瘤以及动静脉形成瘘管的位置

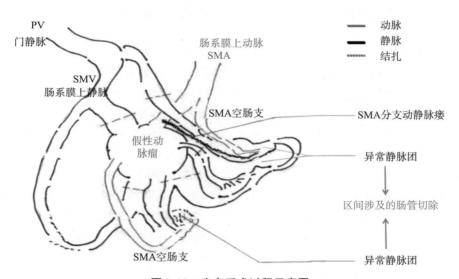

图1-48 患者手术过程示意图

SMA 与 SMV 异常沟通形成假性动脉瘤，予以切除；将相关 SMV 分支全部结扎，SMA 破口予以修补；SMA 分支在小肠系膜中形成大量动静脉瘘，予以小肠切除

假性动脉瘤切除术相关SMV分支全部结扎、SMA破口修补、空肠切除肠吻合术。术后腹部杂音消失，于2015年9月26日出院。出院诊断：外伤性门静脉肺动脉高压。

出院后每2～3个月随访一次，术后1年，超声测值：右心室由术前61mm减至35mm，右心房由63mm减至44mm，肺动脉由36mm降至25mm，肺动脉平均压由68.7mmHg降至19mmHg。

【最后诊断】

1.外伤后肠系膜上动脉与肠系膜上静脉瘘和假性动脉瘤形成。

2.继发性门静脉高压。

3.肺动脉高压伴右心室肥厚。

4.剖腹探查、肠粘连松解术、假性动脉瘤切除术、相关肠系膜上静脉分支结扎术、肠系膜上动脉破口修补术、空肠切除肠吻合术后。

【病例讨论】

1.门静脉肺动脉高压的定义　门静脉肺动脉高压（PPHTN）是指肺动脉高压（PAH）患者同时存在门静脉高压，且缺乏其他引起PAH病因的一种疾病；PAH（根据右心导管检查确定）定义为平均肺动脉压（mPAP）＞25 mmHg（静息状态），肺毛细血管楔压（PCWP）＜15 mmHg；门静脉高压需根据病史、体检、影像等提示有慢性肝病或门静脉高压症，以及肝静脉导管测量确定。

2.本例PPHTN诊断依据

（1）具备肺动脉高压（PAH）的诊断标准：超声测定的肺动脉压为68.7mmHg，具有右心扩大、右心室肥厚等PAH的心脏结构改变。三尖瓣反流估测肺动脉收缩压是超声各种估测法中最精确、最简单的方法，依三尖瓣反流速度估测的肺动脉收缩压与右心导管所测值的相关系数为0.77～0.99。

（2）具备门静脉高压的诊断标准：经导管测定门静脉压增高（20.30mmHg），且有直接动静脉反流证据。

3.关于PPHTN的病因　必须具备门静脉高压（不伴有门静脉高压的慢性肝病不会引起PPHTN）；已报道的导致PPHTN的门静脉高压原因有肝硬化、门静脉血栓、肝静脉硬化症和先天性门静脉循环异常、门静脉周围纤维化不伴肝硬化；本例属外伤性肠系膜动静脉瘘导致的门静脉高压，尚未见类似报道，实属少见。

4.关于PPHTN的发病机制　总体有关PPHTN的发病机制还不清楚，有以下几种说法。

（1）体液因子学说：一些正常由肝脏代谢的体液因子［如5-羟色胺（serotonin）、白介素-1（interleukin-1）、内皮素-1（endothelin-1）、胰高血糖素（glucagon）、肠促胰液素（secretin）、血栓素B_2（thromboxane B_2）和血管活性肠肽（vasoactive intestinal peptide）等］通过门静脉和体静脉侧支抵达肺动脉，引起PPHTN。

（2）遗传学说：遗传素质，相关基因位于第二染色体（locus 2q33）以及骨形态发生蛋白受体2（BMPRⅡ）功能缺陷。

（3）血栓学说：门静脉循环血栓栓塞，栓子通过门-体循环通道抵达肺循环，引起肺动脉高压。

（4）高动力循环学说：肝脏患者常有高动力循环，通过肺血管床的血流量，增加形成对血管壁的剪切应力增加，导致肺动脉高压。

5.本例PPHTN的发病机制　本例因外伤造成肠系膜上动脉与肠系膜上静脉直接沟通，肠系膜上静脉是门静脉的主要来源；大量门静脉血流通过肝静脉、下腔静脉抵达肺循环，形成动力性肺高压，继之阻力性肺高压，右心室肥厚。

【总结】

1.本例说明，单纯门静脉高压就会形成肺动脉高压。

2.支持高动力循环学说，外源性增加门静脉血流，就可形成肺动脉高压。

3.肺动脉高压是单纯通过门—下腔—右心—肺血流增加形成，还是同时有体液因子因素，尚需证实。

4.本例因外伤，经过13年，人为形成了PPHTN模型，实属罕见和偶然，而且通过手术治疗，1年后肺高压就恢复了。

【吴平生专家点评】

门静脉肺动脉高压是指肺动脉高压伴有门静脉高压的一种疾病，首先必须存在门静脉高压。其确切患病率很难确定，肺动脉高压的总发病率＜10/（1 000 000·年），门静脉肺动脉高压作为肺动脉高压的一个亚型，占肺动脉高压的5%～10%。绝大多数门静脉肺动脉高压病例是肝硬化伴门静脉高压，非肝硬化引起的门静脉高压与门静脉血栓形成、肉芽肿、自身免疫、药物、感染和先天性畸形有关。

门静脉肺动脉高压的发病机制了解甚少。肝硬化和门静脉高压导致内脏血管扩张和门体分流可能是其发病机制之一。门体分流使血液绕过肝脏，从而逃避肝脏对血管活性物质的代谢，肝硬化本身对这些物质的代谢也有失调。血管活性物质作用于肺循环，包括肺血管扩张剂（一氧化氮和前列环素）以及肺血管收缩剂（内皮素-1、血栓素A2和血清素等）。这些血管活性物质在肺部的净作用导致肺动脉收缩、血管硬化及血管阻力增高。

门静脉肺动脉高压的常见症状包括不明原因呼吸困难（最常见）、晕厥、心悸和胸痛。体检时，通常表现为肺动脉第二心音（P2）亢进、右侧第三心音（S3）和第四心音（S4）。此外，还包括三尖瓣反流杂音，颈静脉扩张、腹水和双侧下肢水肿。经胸超声心动图是最好的筛查方法，三尖瓣反流估测肺动脉收缩压是超声各种估测法中最精确、最简单的方法，依三尖瓣反流速度估测的肺动脉收缩压与右心导管所测值的相关系数为0.77～0.99。当然，有创性测压确定肺动脉压和门静脉压十分重要。平均肺动脉压25～35mmHg为轻度，35～50mmHg为中度，＞50 mmHg为重度。

目前治疗需要更多的研究，有些药物可以改善血流动力学和功能，患者耐受性良好。静脉注射前列环素（Epoprostenol）取得广泛经验，其他药物包括波生坦（Bosentan）、特异性竞争性的双重内皮素（ET）受体阻滞剂、安立生坦（Ambrisentan），口服的内皮素受体A（ETA）拮抗剂、西地那非（Sildenafil）、睾酮（Enthanoate）、伊洛前列素（Iloprost）等。肝移植对于肝硬化导致的门静脉肺动脉高压可能是个选择。

本病例具备门静脉高压的诊断标准，经导管测定门静脉压增高（20.30mmHg），且有直接动静脉反流证据。具备肺动脉高压的诊断标准，超声测定肺动脉压为68.7mmHg，为重度，具有右心扩大、右心室肥厚等肺动脉高压的心脏结构改变。

本病例因外伤造成肠系膜上动脉与肠系膜上静脉直接沟通，肠系膜上静脉是门静脉的主要来源，大量门静脉血流通过肝静脉、下腔静脉抵达肺循环，形成动力性肺高压，以及大量静脉血没有经过肝脏对血管活性物质的代谢可能加重肺高压。本例患者外伤后13年，人为形成了门静脉肺动脉高压模型，实属罕见和偶然，而且通过手术治疗，1年后肺动脉高压就恢复了，说明动力性肺动脉高压是其主要原因。

第二章

心肌病特殊病因的临床积累

心肌病在临床上是仅次于冠状动脉粥样硬化性心脏病（冠心病）的多见心脏病，由于病因多样、分类方法不一、缺乏统一的诊断标准，以致在临床上要个别对待。经典的是根据形态学特点划分，分为扩张型、肥厚型和限制型三类，也有在此基础上加上致心律失常右心室心肌病和未分类型心肌病两个类别；按遗传性分为遗传性、获得性和混合性三类；按是否缺血分为缺血性和非缺血性心肌病。世界心脏联盟推荐的MOGES分类法，可以较全面地对心肌病进行诊断描述。肥厚型心肌病可以并发室壁瘤，限制型心肌病可以有心腔扩大，还有只表现为心房扩大的心房心肌病，不一而足。不少心肌病患者的临床表现迷雾重重，容易漏诊和误诊，而充实的理论修养、扎实的临床基本功和更新的诊疗技术是让这类患者获得最佳诊疗的保证。本章包含了11个不同类型和病因的心肌病，其差异性可见一斑。

病例4、病例6以及第四章的病例1都是由长期嗜酸性粒细胞增多导致的心肌损害，但病例4是嗜酸性粒细胞在心肌的弥漫性浸润，表现为扩张型心肌病，而病例6及第四章病例1是嗜酸性粒细胞引起右心室心尖心内膜增生，导致限制型心肌病；病例6是较早期的，第四章病例1则是晚期的限制型心肌病，3例的临床表现迥然不同。

病例2说明对称的左心室肥厚同样会导致左心室流出道梗阻；而且高血压左心室肥厚也可是非对称的，在病程中也可间歇性地出现左心室流出道梗阻现象。常见的冠心病在临床上也可表现为非常不寻常，如病例7由于冠状动脉粗大及反复痉挛，形成扩张型心肌病；病例8则由于多支冠状动脉严重缺血导致扩张型心肌病；病例10则在扩张型心肌病的基础上叠加了ST段抬高心肌梗死（STEMI）。

病例3说明糖尿病对心血管的影响除了大小冠状动脉闭塞性病变外，还可独立地直接损害心肌。病例5是我们首次见到的造血干细胞移植后期出现的扩张型心肌病伴严重心力衰竭。病例11是难得见到的扩张型心肌病的逆重构，由射血分数减少的扩张型心肌病转变为射血分数保留的轻度肥厚型心肌病。病例1和病例9是我们经过多层检查也未能找到病因的复杂性心肌病。因此，心肌病的诊治仍然任重道远。

病例1　1例复杂心肌病的诊断思考

【病例简介】

女性，51岁。2016年6月左右出现活动后心悸胸闷，某医院诊断为心房颤动、左心房增大、左心功能减退。予以华法林、美托洛尔等治疗；2017年开始感冒咳嗽，气促，夜间不能平卧，来我院住院，于2017年1月11日因心房颤动行射频消融治疗，术后转为窦性心动过缓；术后第2天出现大量心包积液、心脏压塞症状，引流出血性心包液260ml，逐渐好转后出院。出院时心脏彩超提示左心房、右心房增大，LVEF 45%，出院后一直用维持量美托洛尔和胺碘酮。

2017年8月16日再次入我科，主诉一直有气促，活动能力下降和反复下肢水肿，双侧颈静脉怒张，心率43次/分，较多期前收缩，无心杂音，肝肋下及剑突下分别为4cm、6cm，下肢轻度水肿，周围静脉压41.8cm H_2O。

前体脑利尿钠肽（NT-proBNP）波动于846.5～3851.00pg/ml。甲状腺功能测定：TSH 13.075mU/L（0.550～4.780mU/L），T_3 0.54ng/ml（0.60～1.8ng/ml），FT_3 1.92ng/ml（2.30～4.20ng/ml），提示甲状腺功能减退。

心电图：窦性心动过缓，一度房室传导阻滞，房性期前收缩（图2-1）。超声心动图提示双心房增大，三尖瓣重度反流，LVEF 42%（图2-2）。冠状动脉造影正常。

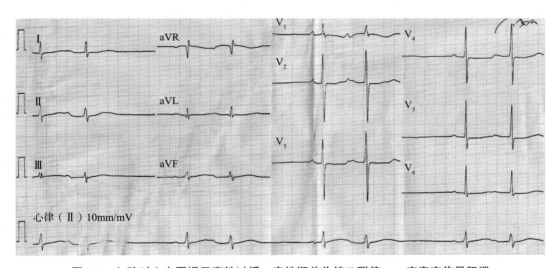

图2-1　入院时心电图提示窦性过缓、房性期前收缩二联律、一度房室传导阻滞

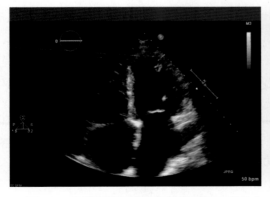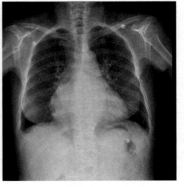

图2-2　心脏彩超和胸片结果提示双心房扩大，三尖瓣重度反流，LVEF 42%

动态心电图示全程为窦性心律，平均心率46次/分，最慢心率36次/分，最快心率70次/分；动态血压提示全程血压正常偏低。

左、右心导管检查（图2-3）：右心房压23/14/19mmHg（正常右心房平均压0.8～4.4mmHg），右心室压44/8/21mmHg（正常右心室收缩压<30mmHg），肺动脉压43/16/27mmHg（正常肺动脉收缩压<30mmHg），肺动脉楔压（PCWP）26/16/21mmHg（正常PCWP平均压<12mmHg），左心室压88/17/40mmHg，左心室舒张末压（LVEDP）25mmHg（正常<16mmHg）。

左、右心导管结果提示：左心室舒张末压、肺动脉压、右心室压、右心房压均增高，左心室压力曲线呈"根号"型，说明左、右心室舒张限制（图2-4）。

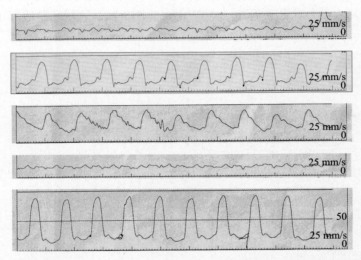

图2-3　左、右心导管测值（mmHg）从上往下：右心房压；右心室压；肺动脉压；肺动脉楔压；左心室压及左心室舒张末压

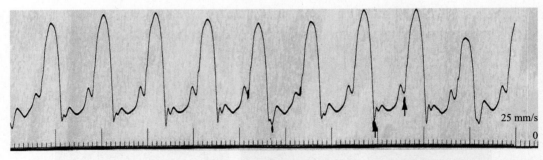

图2-4　左心室"根号"型压力曲线：舒张早期压力陡然下降（心室容量低），箭头，舒张晚期压力突然上升（心室僵硬，心房收缩期压力陡升），箭头，提示心室舒张功能受限

心脏磁共振成像检查：左心室中部、前壁、前间壁条形低灌注区；左心室多发晚期钆增强及右心室尖晚期钆增强，说明双室有多发瘢痕或坏死病变，需结合临床探讨病因（图2-5）。

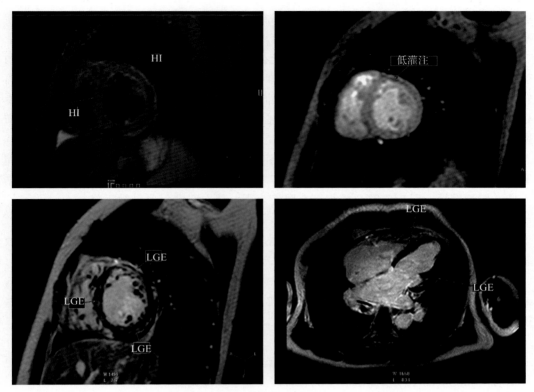

图2-5 心脏磁共振成像（CMR）：左上图为心肌水肿，右上图为心肌外膜下低灌注；下图为延迟显像，示心肌多处有晚期钆增强（LGE），代表心肌坏死及纤维化病变

【诊断分析】

1.本例心肌病类型 非扩张非肥厚型心肌病，伴舒张受限（双房大，双室不大，双室舒张末容积不大但LVEDP及PCWP增高，右心室压力曲线呈根号型，PCWP、PA、RV、RA压力均增高），说明属左、右心室限制型心肌病。

2.本例病理生理及心功能诊断 属于左心室射血分数轻度减少的心力衰竭（HFmrEF，LVEF 42%）；按纽约心力衰竭分级为NYHA Ⅲ级；按AHA/ACCC心力衰竭分级为C阶段。

【探索病因】

1.缺血性心肌病 患者没有多支冠状动脉阻塞性病变，不支持。

2.心动过速性心肌病 患者曾有心房颤动史，需排除心动过速性心肌病（TCMP）。TCMP多表现为扩张型心肌病，射频消融术后半年余，心功能应有所恢复，故不支持。

3.缩窄性心包炎 虽然患者曾有心脏压塞，且心室压力曲线有心室限制，临床有大循环淤血，考虑是否为缩窄性心包炎？但心脏磁共振成像及超声影像未见心包增厚及肺静脉狭窄，也无随呼吸变化的心室压力曲线，故不支持该诊断。

4.甲状腺功能减退性心肌病 患者心率缓慢，血压低，甲状腺功能检查提示明显甲减。T_3：0.54ng/ml（0.60～1.81ng/ml），FT_3 1.92pg/ml（2.34～4.20pg/ml），TSH 13.075mU/L（0.550～4.780mU/L），抗甲状腺抗体阴性。但6个月前甲状腺功能正常，且6个月来一直服用胺碘酮和美托洛尔，不除外该两药所致的心动过缓，以及胺碘酮所致的甲状腺功能减退。停用胺碘酮，用左甲状腺素1周后，TSH值正常，心率增快。故不支持。

5.原发性限制型心肌病　表现为心室充盈受限，分为心肌充盈受限（浸润性心肌病变：心肌淀粉样变）和心室内膜、心肌纤维化（嗜酸性粒细胞增多）。但患者血清游离轻链Kappa/Lambda（κ/λ）测定、血清免疫固定蛋白测定和尿免疫固定蛋白（本－周蛋白）测定均阴性，嗜酸性粒细胞不高，且心脏磁共振成像未提示心肌浸润性及心尖增厚，无原发性限制型心肌病证据。

6.酒精性心肌病　经病史询问，患者有长期饮酒史，反复核对结果：10年来，每周有3天饮酒，每次饮啤酒约20大瓶，白酒7～8两（1两＝50g）。故该诊断有一定证据支持，但酒精性心肌病应符合扩张型心肌病表现，伴左心室射血分数下降。

【最后诊断】

本例在出院时未能明确病因，只能根据表型诊断限制型心肌病性质待定，射血分数轻度减退型心力衰竭NYHA Ⅲ级（C阶段），阵发性心房颤动。

诊断过程中未进行基因测试，不能除外其他浸润性心肌病，如法布里病（Fabry disease）、戈谢病（Gaucher disease）、糖原贮积症（glycogen storage diseases）以及一些遗传性病因。

【总结】

心肌病是一个很笼统的诊断，病因复杂多样，有许多原因我们还不认识，需要用更长的时间和更多的手段来探求。本例患者需要进一步随访。

【廖禹林专家点评】

病例1，"一例复杂心肌病的诊断思考"。这组资料似一出悬疑剧，虽然最后未找出病因，却对心肌病的诊断，尤其是心脏磁共振成像（CMR）的诊断价值，做了全面的思考，言尽而意不止。该患者2016年出现心慌、心房颤动、左心房增大，2017年初因心力衰竭症状加重住院，心脏超声显示双心房增大、心室不大、射血分数（EF）低于50%，心房颤动似为心力衰竭的主要原因，射频消融恢复窦性心律，而后出院，未做病因筛查。该患者虽然可以很快排除瓣膜性疾病和高血压引起的心房增大，但也应该探索一下冠心病和心肌病的可能。出院时只用了胺碘酮和美托洛尔，远非慢性心力衰竭的最佳化治疗（optimal treatment）。射频术后7个月，患者因全心衰竭而再次入院，除了气短，还有肝淤血和下肢水肿。刘教授重新进行了细致的评估，加做超声声学造影，显示左心室室壁运动较弱、左心室心尖心肌灌注不良，说明并不是简单的双心房增大，当然也排除了单纯的"心房心肌病"。动态心电图有ST-T间歇性改变，加上室壁运动减弱和心尖灌注不良，怀疑冠心病，于是做了冠状动脉造影，发现大血管通畅。进一步行左、右心导管检查评价血流动力学，发现右心房右心室压力、肺动脉楔压及左心室舒张末压均明显升高，且右心室压力曲线呈根号型，提示双室舒张受限。至此，一个表现为双心房增大、双室舒张受限、EF下降的全心衰竭患者被特征化（characterization）出来，似可以下"限制型心肌病"的诊断了。且慢，对于没有诊断"金标准"的疾病，应该穷尽相关的鉴别诊断。仔细询问病史和进行甲状腺功能检查，发现该患者有长期大量饮酒史和血TSH升高近3倍，但不符合酒精性心肌病的诊断标准，同时TSH升高不排除近期应用胺碘酮，于是又以硬证据排除了酒精性心肌病和甲状腺功能减退性心肌病。到了这一步，与前次住院相比，临床基本功和诊断质量的巨大差别一目了然。CMR发现左心室中部、前壁、前间壁条形低灌注区、左心室多部位及右心室心尖部晚期钆增强，提示双室有多发瘢痕或坏死病变。经针对性检查，排除了心肌淀粉样变和Loeffler病。虽然最后未能确定具体病因，但对这个病例层层递进的解析，不失为一种值得借鉴的心肌病诊断思考方式。CMR在心肌病的诊断、危险分层和预后判断上有重要价值，其中T_1 mapping、细胞外容积定量（ECV mapping）和钆延迟增强显像（LEG imaging）都是常用技术，对心肌淀粉样变有诊断和预后价值，但临床医师可能因为了解不多而较少申请，因而明显使用不足。一篇系统性综述认为，心脏CMR检查可用于区分不同类型的心肌病，且能更准确地评价心腔大小、容积和心功能。酒精可引起心肌细胞溶解、凋亡和坏死，导致细胞间质纤维化。所以，该患者即使不诊断酒精性心肌病，酒精对其拟诊的限制型心肌病应有促进作用，比如心肌的瘢痕和坏死病变。戒酒加上心力衰竭治疗的疗效值得观察。

病例2　左心室流出道梗阻

病例2-1　对称性肥厚型心肌病致左心室流出道梗阻

【病例简介】

男性，57岁。活动后胸闷气促10余年，休息好转，症状无明显加重，生活质量无明显下降；2001年确诊高血压（最高160/90mmHg）和糖尿病，高血压和血糖一直控制良好；1999年及2006年我院冠状动脉造影正常。2005年行相关检查：心脏听诊示心尖3级收缩期杂音，向左腋下传导，A1/A2区听诊3级收缩期杂音，向颈部传导。心脏磁共振成像（CMR）示左心室壁对称性肥厚（图2-6），M型超声示左心室壁对称性肥厚（图2-7），2D超声提示有收缩期二尖瓣前瓣向前移位现象（systolic anterior movement，SAM）及二尖瓣后瓣脱垂（图2-8）。

动态血流动力学改变（图2-9）：左图示左心室流出道峰值血流速度为4.74m/s，左心室流出道平均压力阶差为89.7mmHg；右图示左心室流出道峰值血流速度为7.30m/s，

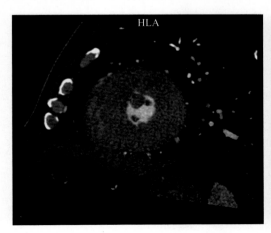
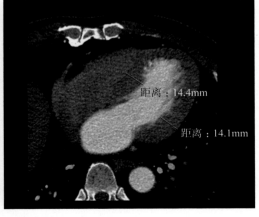

图2-6　CMR示左心室壁对称性肥厚

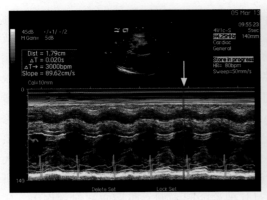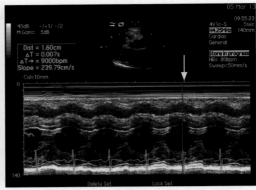

图2-7 M型超声示左心室壁舒张末对称性肥厚。左图：舒张末室间隔厚度（箭头处）为1.79cm，右图：舒张末后壁厚度（箭头处）为1.60cm

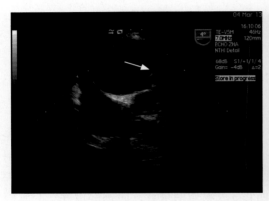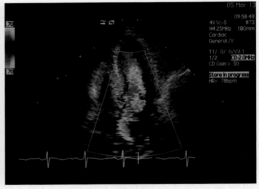

图2-8 左侧食管超声提示有二尖瓣后瓣脱垂（箭头所指）；右侧2D超声提示有二尖瓣关不全，形成偏向前的血流束

左心室流出道平均压力阶差为213.2mmHg（图2-9）。

心导管资料提示：左心室心尖和左心室流出道之间的压力阶差为43mmHg；心尖到升主动脉之间的压力阶差为49mmHg（第一次测定）～59mmHg（第二次测定）。详见表2-1。

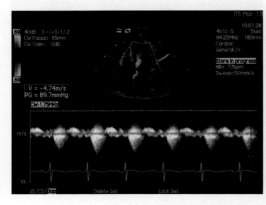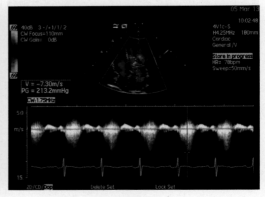

图2-9 超声多普勒提示左心室流出道动态血流动力学改变

表2-1　心导管压力资料　　　　　　　　　　　　　　单位：mmHg

部位	压力	
	第一次	第二次
左心室心尖	184/118/66	195/15/75
左心室流出道	未测	153/19/65
升主动脉	135/82/104	136/89/111
心尖-升主动脉（压力阶差）	184-135＝49	195-136＝59
心尖-左心室流出道（压力阶差）	未测	195-153＝42

【最后诊断】
1.对称性肥厚型心肌病。
2.二尖瓣脱垂伴重度二尖瓣关闭不全。
3.左心室流出道阻塞。
4.慢性稳定型心绞痛。
5.代谢综合征：高血压，2型糖尿病。

本例不寻常之处在于以下几点：首先，患者同时存在高血压和代谢综合征，故肥厚型心肌病是原发还是继发，应进一步做基因分析；其次，收缩期二尖瓣前瓣前移基础上合并二尖瓣后瓣脱垂，使二尖瓣关闭不全更为严重。

病例2-2　高血压不对称性左心室肥厚致动态左心室流出道梗阻

【病例简介】
男性，79岁。1987年以来，在本院不同科室住院11次，从未发现心脏杂音，多次心脏超声正常，2003年诊断稳定型冠心病，左前降支冠状动脉置入2枚支架；2008年以来诊断高血压，最高达188/80mmHg。2014年左心室厚度基本正常：室间隔舒张期厚度/左心室后壁舒张期厚度（IVSd/LVPWd）11.3/10.7mm。2016年12月30日门诊就诊：发现心脏杂音（A1区），超声提示：IVSd/LVPWd 17/11mm，有二尖瓣收缩期前移现象（SAM）（图2-10），多普勒测定左心室流出道和升主动脉平均压差为148mmHg（图2-11），心电图无变化。进一步观察杂音有时减弱。

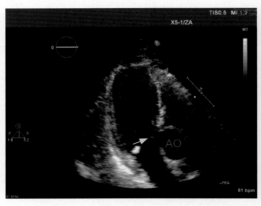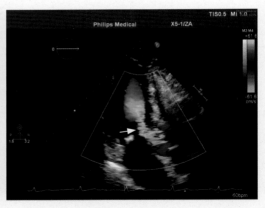

图2-10　心尖三腔心（A3C）超声切面。左图箭头提示收缩期二尖瓣前叶向室间隔移位（SAM）；右图箭头提示左心室流出道梗阻（LVOTO）血流　AO.主动脉

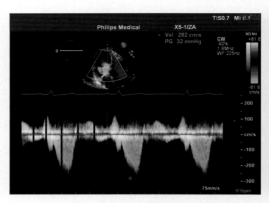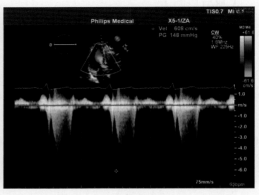

图2-11　图示左心室流出道超声多普勒图像。静息状态（左）：左心室流出道速度为282cm/s，左心室流出道和升主动脉平均压差为32mmHg；瓦氏动作（Valsalva）后（右）左心室流出道速度为608cm/s，左心室流出道和升主动脉平均压差为148mmHg

【最后诊断】

1.高血压3级。

2.不对称性左心室肥厚。

3.动力性左心室流出道梗阻。

【病例讨论】

左心室流出道梗阻（LVOTO）是指由于结构和功能因素，收缩中期出现室间隔增厚突向左心室流出道导致的流出道狭窄。而狭窄的流出道，使收缩血流速度加快形成文丘里效应（Venturi effect），二尖瓣前叶被吸向左心室流出道，出现收缩中期左心室流出道梗阻（SAM现象）及二尖瓣关闭不全。加重LVOTO程度的因素包括增加心肌收缩力（洋地黄，异丙肾上腺素，运动）、降低左心室后负荷（应用扩张动脉药物）及减少心室容量（瓦氏动作，站立）；减轻LVOTO程度的因素有减弱心肌收缩力、增加心室后负荷（应用升压药物、紧握拳）及增加心室容量（抬腿、下蹲）。

1.LVOTO病因　HOCM（肥厚型梗阻性心肌病）是典型的LVOTO，SAM和

LVOTO可由于不同背景而独立发生，包括高血压，S型室间隔，左心室容积减少（脱水、失血、利尿），心肌收缩力增强（正性肌力药），二尖瓣异常（冗长的前叶）应激——LV心尖球形综合征等。

2. LVOTO病理生理改变及分级　LVOTO的病理生理变化为：左心室流出道梗阻导致二尖瓣关闭不全，从而引起心排血量减低，冠状动脉灌注减少，随之引起心功能减退、室性心律失常及心肌缺血。根据2008 AHA/ACC指南：主动脉瓣口狭窄程度按照主动脉血流速度（jet velocity）、平均压力阶差（mean gradient）和瓣口面积（valve area）来分级，LVOT狭窄程度也应用此标准（表2-2）。

表2-2　主动脉瓣口狭窄程度评估标准

项目	血流速度（m/s）	平均压差（mmHg）	瓣膜面积（cm^2）
轻度	小于3.0	小于25	小于3.0
中度	3.0～4.0	25～40	1～1.5
重度	大于4.0	大于40	小于1.0

3. LVOTO的预后及治疗　LVOTO的预后包括猝死、心力衰竭及心力衰竭发展至终末期、心房颤动、卒中，以及保持正常寿命的良性稳定型。其治疗强调药物治疗，经导管消融术效果不确切，且常有较严重的并发症，最新一版美国和欧洲的治疗指南已不建议普通患者采取乙醇消融治疗。

【总结】

病例2-1临床特点：对称的左心室肥厚同样会导致流出道梗阻，说明左心室流出道狭窄程度和SAM在动态LVOTO中的重要性，该患者拒绝做二尖瓣置换或其他介入治疗，单纯用药物控制，随访10年，临床稳定。

病例2-2临床特点：对于复诊患者也要根据情况注意心脏听诊，本例患者无明显症状，若听诊未发现杂音，将被误诊；一般高血压左心室肥厚也可表现为非对称的，也可在病程中出现LVOTO，极易被忽略；在主诉胸痛，胸闷或胸部不适的患者中，除常规筛查冠心病、心律失常、主动脉夹层和肺动脉栓塞外，还要注意左心室肥厚引起的心绞痛以及LVOTO。

【廖禹林专家点评】

病例2，两例不寻常的动力性左心室流出道梗阻（LVOTO）。对于LVOTO，多考虑肥厚型心肌病的病因和非对称性心肌肥厚的形态学表现。这里展示的却是两例病因与肥厚表现"错配"的LVOTO，故曰"不寻常"。其一是心肌肥厚对称的肥厚型心肌病引起的LVOTO，主诉是活动后胸闷10年余，两次造影外膜下冠状动脉正常，4年前出现高血压和糖尿病，2013年住院发现有心肌对称性肥厚，很好用高血压来解释，加之并存的高脂血症以及糖尿病，容易引起心肌微循环障碍，似乎用MINOCA类型的冠心病来诊断也说得过去。但是，在没发现高血压和糖尿病之前数年就有活动后胸闷，如何解释？虽然未提供心肌厚度动态变化的数据，但这次表现出的心肌肥厚是否与活动后胸闷有关呢？往事难谏，来事可追。多普勒超声和左心导管都发现了心尖与主动脉之间的巨大压力阶差（＞40 mmHg）和动态变化，至此可以较好地解释劳力性胸闷是由LVOTO所致。这个诊断很重要，既打破了肥厚型心肌病非对称性肥厚比值大于1.3的惯性认识，又可以在治疗时避免选择增加LVOTO程度的药物。其二是心肌肥厚不对称的高血压心脏病引起的LVOTO，该患者先有冠心病，后有高血压，高血压发现6年未出现心肌肥厚，第8年常规复诊开药时被细致的医生发现了心脏杂音，然后顺藤摸瓜，超声发现心肌非对称性肥厚（室间隔与左心室后壁比值大于1.3），静息时压力阶差32mmHg，瓦氏动作时增至148mmHg，果断确诊是动力性LVOTO。该患者79岁，因无大的活动，故平时无症状，但LVOTO的诊断除了让我们认识到高血压引起的心肌肥厚也可导致流出道动力性梗阻之外，对该冠心病患者的治疗也有指导意义，他如果之后出现活动后胸闷，我们不至于首先想到是冠心病引起的心绞痛而去做冠状动脉造影等有创操作，有利于提高诊疗效率。

病例3　糖尿病心肌病

【病例简介】

女性，87岁。活动性气促伴夜间阵发性呼吸困难6个月余，3天前体检发现糖尿病。查体：心律规整，HR 63次/分，BP 119/64mmHg。心音正常，无心杂音，双肺呼吸音清晰，无干、湿啰音。胸片：两下肺间质性炎症，心影增大。心电图：窦性心律，完全左束支传导阻滞。化验：空腹血糖 9.4mmol/L，餐后血糖14.3～25.9mmol/L，糖化血红蛋白（HbA1c）10.0%。肌酐（Cr）161μmol/L，膀胱素C（Cys-C）2.03mg/L，尿酸（UA）725μmol/L，高敏肌钙蛋白T（HsTNT）0.174～1.070（0.000～0.014），NT-proBNP 1630.00pg/ml，LDL-C 4.19mmol/L，TG 3.73mmol/L，同型半胱氨酸26μmol/L（5～15μmol/L）。

入院后完善心脏磁共振成像（CMR）检查：左心室舒张末期容积60.7ml，左心室收缩末期容积35.6ml，左心室射血分数（LVEF）41%（图2-12）。左心室壁不均匀增厚：心中部间隔14mm（图2-13）。早期心灌注扫描：心底部、心中部侧壁（5、6、11、12节段）、心尖部间隔壁（14段）心内膜下心肌灌注减低（图2-14）。LGE延迟扫描：左心

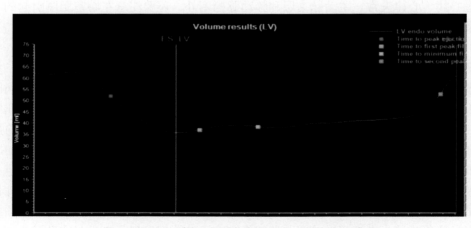

图2-12　CMR提示左心室容积增大，射血分数减少

室心底（5、6、11、12节段）内膜下小片状延迟强化、心中部下间隔壁（9段）外膜下点状延迟强化（图2-15）。

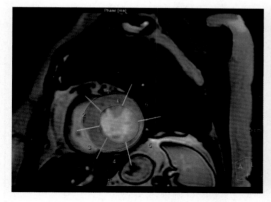

图2-13 CMR左心室壁不均匀增厚

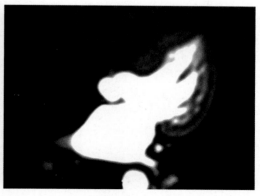

图2-14 CMR早期心灌注扫描相当左心室下侧壁供区内膜下黑条带

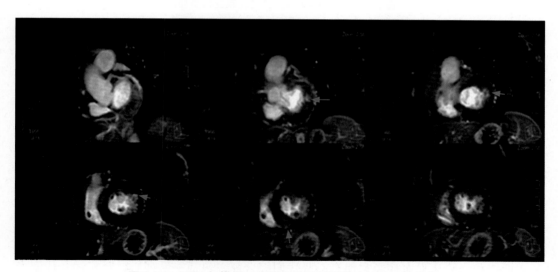

图2-15 CMR扫描提示晚期多处延迟增强（LGE，箭头）

　　心电图提示：窦性心律，完全性左束支传导阻滞（图2-16）。超声心动图提示左心房增大、左心室室壁运动欠协调、左心室舒张顺应性减退。2019年外院冠状动脉CTA提示：左前降支（LAD）中段心肌桥，回旋支（LCX）近段及远段有轻度狭窄，右冠状动脉（RCA）近段轻度狭窄，疑左前降支-肺动脉主干瘘。

【临床思考】

　　糖尿病心肌病是糖尿病患者独特的心血管并发症，尤其是在2型糖尿病患者中。Framingham心脏研究表明：19%的心力衰竭患者具有糖尿病，2型糖尿病发生心力衰竭的危险较无糖尿病者高2～8倍，HbA1c水平每增加1%，心力衰竭危险增加8%，且与

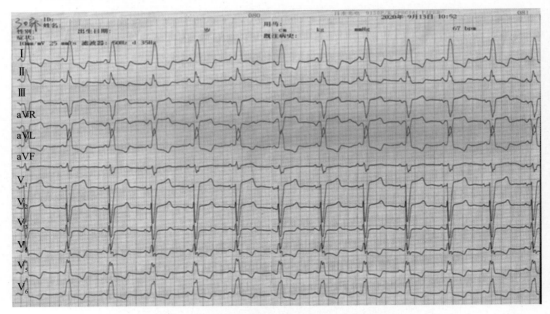

图2-16　心电图提示完全性左束支传导阻滞

血压、BMI、年龄和存在冠心病无关，说明2型糖尿病（如胰岛素抵抗和高胰岛素血症）是导致心力衰竭的重要因素。然而历来的糖尿病指南（含2019中国糖尿病指南）只将动脉粥样硬化性心血管疾病（ASCVD）列入糖尿病心血管病并发症，未认识到血糖对心肌细胞的直接损害。同时，40%的糖尿病患者发生糖尿病肾病，是全世界终末期肾病（ESRD）最主要的原因，慢性肾病（CKD）是重要的心血管危险因素，主要表现为肾小球滤过率（GFR）减少和蛋白尿，CKD患者常因脑血管疾病（CVD）死亡而不是由于ESRD；而且，具有糖尿病CKD较糖尿病无CKD者有更高的发生CVD风险，因此，本文对糖尿病心肌病的发病机制、糖尿病肾病及临床治疗策略进行探讨。

1.糖尿病心肌病的发病机制　在生理状态下，胰岛素促进心肌、骨骼肌、肝脏、脂肪组织和其他代谢组织对糖的摄取，以保持葡萄糖的平衡。当胰岛素信号减少和（或）胰岛素抵抗和糖的运输减低会促进代偿性胰腺分泌胰岛素增加，导致高胰岛素血症。胰岛素抵抗和高胰岛素血症经常伴有心肾代谢综合征，包括一系列心、肾疾病和代谢紊乱，导致早期阶段的心血管和肾脏病变。

（1）胰岛素抵抗和高胰岛素血症引起全身代谢紊乱：胰岛素抵抗和高胰岛素血症引起全身代谢紊乱，包括激活交感神经和肾素-血管紧张素-醛固酮系统（RAAS），促进氧化应激、线粒体功能障碍、内质网应激和损害钙稳定，进而导致心肌纤维化和心肌肥厚、心肌细胞死亡、冠状动脉微血管功能不全和最终的心力衰竭。此外，这些病理生理改变是胰岛素抵抗和高胰岛素血症的危险因素，可能导致潜在的恶性循环（图2-17）。

（2）胰岛素抵抗及2型糖尿病致心肌细胞代谢紊乱：当机体处于2型糖尿病状态时，心脏PPARα和PGC-1α表达升高，游离脂肪酸摄取和氧化的蛋白转录增加，进而促进循环游离脂肪酸增加。由于葡萄糖较游离脂肪酸是更有效的底物，心脏代谢开关由葡萄糖代谢转为游离脂肪酸氧化降低了心脏代谢效率。同时脂毒性和葡萄糖毒性所致的神经酰

58

胺、晚期糖基化终产物、二酰甘油及活性氧的增加，会导致进一步代谢紊乱，终至发展到心脏功能不全。

2. 糖尿病肾病（DKD）　具有全因和心血管死亡率极高风险的糖尿病患者与存在糖尿病肾病有关，然而糖尿病肾病和心血管危险之间这种强烈相关的机制目前还不是很清楚（图2-17）。CKD的概念是肾脏结构和功能异常持续3个月以上，表现为肾功能异常：$[(eGFR) \leqslant 60\ ml/(min \cdot 1.73\ m^2)]$ 或白蛋白尿/蛋白尿。从1991—2010年，ESRD（终末期肾病）的数量翻倍，其中糖尿病肾病约占38%。

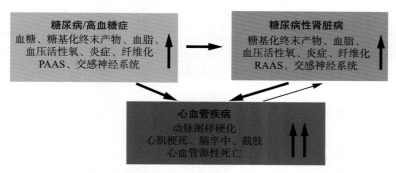

图2-17　糖尿病、糖尿病肾病和心血管疾病的关系

3. 糖尿病伴心力衰竭的治疗策略

（1）有症状的心力衰竭：常规治疗心力衰竭（HF）的方法同样适合于糖尿病心肌病，针对胰岛素抵抗应用二甲双胍，应用（钠-葡萄糖协同转运蛋白2）抑制剂（恩格列净、卡格列净等），能够降低糖尿病肾病患者的终末期肾病、肾功能恶化、心血管死亡以及心力衰竭住院风险（图2-18）。

（2）心力衰竭的预防

1）生活方式的治疗：根据LOOK AHEAD试验，对2型糖尿病患者强化生活方式治疗可减少20%的心力衰竭事件。

2）代谢治疗：血糖控制（根据HbA1c测定）会减少心力衰竭危险。HbA1c每增加1%，心力衰竭会增加8%；HbA1c每减少1%，心力衰竭会减少16%。ACCORD试验报告了强化控制血糖的风险：改善血糖能够减少蛋白和脂肪的糖化，结果会影响心肌细胞收缩。

（3）改善心肌功能：阻断肾素-血管紧张素-醛固酮系统是治疗心力衰竭和左心室功能不全的主要手段，虽然血管紧张素转化酶（ACE）抑制剂是许多糖尿病患者的常规治疗，但盐皮质激素抑制剂治疗纤维化的价值尚需进一步研究。大多数处理自主神经功能不全的方法是不明确的，迷走刺激可能使副交感和交感神经活力再平衡，可能是改善心肌功能的治疗方法。

（4）糖尿病患者心血管病和肾功能不全的药物选择：图2-18提示，在调节血脂方面的药物选择有他汀类、PCSK9（枯草溶菌素转化酶）抑制剂、贝特类和烟草酸。在降压方面的药物选择有ACEI/ARB、利尿剂、钙通道阻滞剂、醛固酮抑制剂、肾素抑制剂以及SGLT-2（钠-葡萄糖协同转运蛋白2）抑制剂。在控制糖尿病方面的药物有SGLT-2

抑制剂、GLP-1（胰高血糖素样肽-1）激动剂以及二肽基肽酶Ⅳ抑制剂。

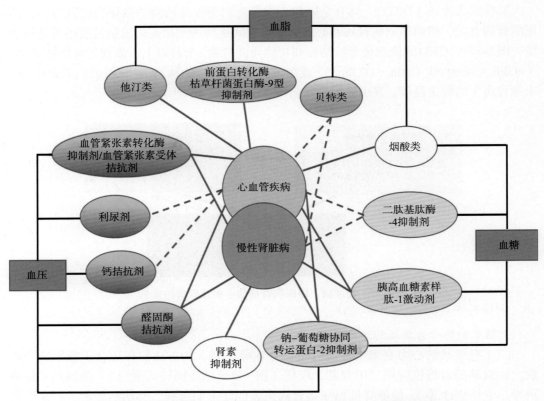

图2-18　心血管病（CVD）和糖尿病肾病（DKD）的药物治疗选择

【总结】

本例临床特点：有明确的糖尿病病史，有广泛的心肌损伤表现。心电图示完全性左束支传导阻滞，CMR提示内膜下心肌灌注减低（缺血，微血管功能不全），心肌不对称肥厚、广泛心肌延迟强化（心肌纤维化）。临床及CMR提示左心室功能不全。虽然超声LVEF达61.07%，但CMR测LVEF仅为41%，临床表现为夜间阵发性呼吸困难；无明显冠状动脉阻塞性病变及高血压，同时具有糖尿病肾病，肾功能4期。符合糖尿病心肌病的诊断。

【廖禹林专家点评】

病例3，对于一例87岁女患者"糖尿病心肌病"的确诊，离不开CMR的决定性贡献。心内科医师的诊断程式中，辅助检查做到心脏超声和冠状动脉造影便止步不前的情况很多见。该患者的超声结果看上去并不太坏，轻度的心肌肥厚和左心房增大，完全正常的EF值，冠状动脉造影未发现大血管明显狭窄。但这些结果解释不了她"夜间阵发性呼吸困难"的心力衰竭症状和"室壁运动不协调"的超声表现。该患者正是CMR的检查发现了EF值低至41%和室间隔厚达14mm、左心室多节段的心内膜下心肌灌注减低和内膜下外膜下心肌钆延迟强化，结合其增高的NT-proBNP、完全未控制的血糖和糖化血红蛋白,"糖尿病心肌病"的诊断水到渠成。我们更熟悉的是糖尿病合并冠心病时冠状动脉病变更严重,PCI处理更棘手,预后更差,而对这种心外膜大血管无明显狭窄的糖尿病心肌病注意较少。糖尿病心肌病会引起心肌肥厚和心脏质量增加,可能与增高的血胰岛素刺激有关。该患者的CMR提示心肌存在MINOCA(低灌注)和纤维化(钆延迟增强),MINOCA也是冠心病的一个类型,而糖尿病心肌病存在心肌微循环障碍是常见的表现。结合该患者肾功能不全,诊断为糖尿病肾病。综合起来看,也可考虑是V型心肾综合征,即由全身性疾病引起的心肾功能双损。SGLT-2、GLP-1RA和血管紧张素受体脑啡肽酶抑制剂(ARNI)由于对心肾均有卓越的保护作用,应该适合此患者。

病例4 特发性嗜酸性粒细胞增多综合征并扩张型心肌病

【病例简介】

女性,42岁。反复咳嗽,气促4年余,症状逐渐加重,血压正常,心音正常,心律齐,无心杂音及心包摩擦音,双肺底小水泡音,肝静脉及下腔静脉扩张,前体脑利尿钠肽2448.00pg/ml。于2019年4月8日入院。

2018年以来多次周围血嗜酸性粒细胞计数 > 1.5×10^9/L(图2-19)。心电图为窦性心律,前壁导联r波不递增,酷似前壁心肌梗死,侧壁导联ST段下移(图2-20)。

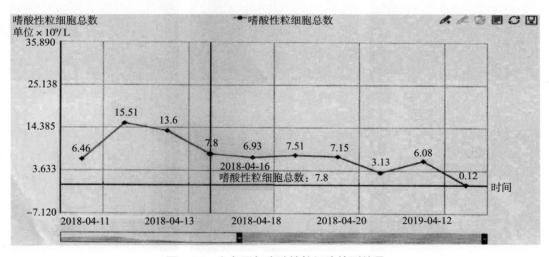

图2-19 患者历年嗜酸性粒细胞检测结果

经胸超声及超声造影所见:①左心室、左心房扩大,室壁运动减弱,心尖矛盾运动,灌注缺损;二尖瓣中度反流。②肺动脉增宽,右心房、右心室扩大,三尖瓣重度反流,肺动脉压75mmHg;LVEF 34.81%(图2-21)。左心室超声造影提示左心室心尖灌注缺损(图2-22)。

心脏磁共振成像(CMR)提示:左心室心尖间隔壁内膜下缺血,左心室心尖反常运动,左心室间隔心肌散在中部、全层及内膜下晚期钆增强(LGE);左心房,右心房,

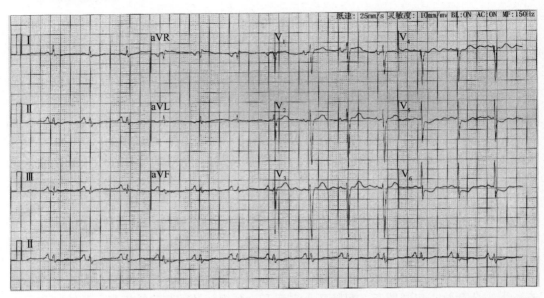

图2-20　心电图提示为窦性心律，酷似前壁陈旧性心肌梗死（$V_1 \sim V_4$R波递减）侧壁导联（$V_5 \sim V_6$）ST段下移

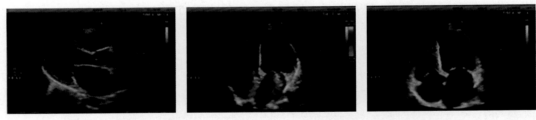

图2-21　经胸超声四腔心切面提示全心扩大，左心室壁运动普遍减弱，EF减低

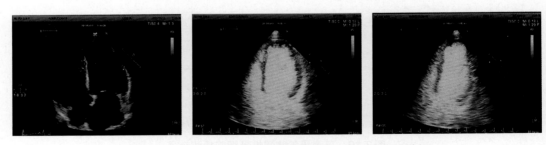

图2-22　左心室四腔心超声造影提示左心室心尖灌注缺损

左心室增大，二尖瓣、三尖瓣、主动脉瓣及肺动脉瓣反流，以二尖瓣和三尖瓣反流为主，左心室射血分数减低（图2-23）。

两次骨髓涂片检查提示嗜酸性粒细胞增高，2018年为53.0%，2019年为26.0%（图2-24）。骨髓PCR法查 *PDGFRα* 基因重排及骨髓荧光原位杂交（FISH）法查 *PDGFRα* 基因重排均未见基因缺失信号。染色体检查未见克隆性结构和数目异常。血清免疫固定电泳图谱中，各泳带均出现异常单克隆条带。冠状动脉造影正常。

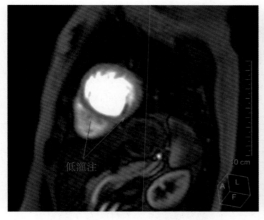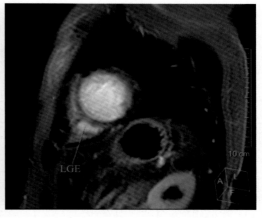

图2-23　CMR：左侧代表广泛内膜下低灌注，右侧提示LV 2、3、8、9、14节段内膜下，全层散在晚期钆增强（LGE）

【病例讨论】

1.高嗜酸性粒细胞增多血症（hypereosinophilia，HE）的致病机制：激活的嗜酸性粒细胞通过释放毒性颗粒、细胞因子（IL-5，IL-3和GM-CSF1）和招募炎症细胞引起组织损伤。

2.高嗜酸性粒细胞增多血症对心脏的损害：①心内膜心肌纤维化（EMF）（本章病例6）；②嗜酸性粒细胞心肌炎；③其他嗜酸性粒细胞心脏损害：孤立的嗜酸性粒细胞性心包炎，心脏压塞，缩窄性心包炎，冠状动脉受累［嗜酸性冠状动脉周围炎（ECPA），又称嗜酸性细胞冠状动脉炎］，Churg-Strauss综合征，高敏伴随的急性冠状动脉综合征（kounis syndrome；临床表现可为心绞痛、变异性心绞痛、心源性猝死）。

3.嗜酸性粒细胞紊乱综合征工作会议（Working Conference of Eosinophil Disorders and Syndromes 2011）关于特发性嗜酸性粒细胞增多综合征（HES）的病因分类见表2-3。

表2-3　HES病因分类

原发性（肿瘤性/克隆性）（HE$_N$ HES$_N$）	干细胞，骨髓或嗜酸性粒细胞性肿瘤，伴 *HE/HES PDGFRA*，*PDGFRB*，*FGFR* 基因重排，或 PCM1-JAK2易位
继发性（反应性）（HE$_R$ HES$_R$）	囊括所有情况（寄生虫、药物、炎症、肿瘤），其嗜酸性粒细胞是非克隆性的，是由Th-2（主要是IL-5）细胞因子驱动的 HES$_R$可见于肿瘤，但其克隆细胞（T细胞，R-S细胞，癌细胞，肥大细胞等）主要来源于IL-5和其他嗜酸性粒细胞生成素，因此，HES淋巴细胞的变异体（惰性T细胞淋巴增生性疾病）也列为反应性HES的亚型
特发性HES（Idiopathic HES，HES$_I$）	完全符合HES标准，但与HES$_N$和HEDR不一致

南方医科大学南方医院血液科

血液、骨髓检查报告单

骨髓片号：XY18-1865

姓　名：　　　　　　性别：女　　年龄：41 岁　　病人 ID：　　　　住院号：
申请科室：内科急诊　　　　　　　　　　　　　　　取材部位：髂后
临床诊断：1. 反应迟钝查因；2. 发热；　　　　　　检查日期：2018-04-09

细胞名称			血片（%）	髓片		
				平均值	标准差	（%）
原始血细胞				0.08	±0.01	
粒细胞系统		原始粒细胞		0.64	±0.33	0.50
		早幼粒细胞		1.57	±0.60	1.00
	中性	中幼		6.49	±2.04	7.00
		晚幼		7.90	±1.97	8.50
		杆状核	4.00	23.72	±3.50	5.50
		分叶核	38.00	9.44	±2.92	9.00
	酸性	中幼		0.38	±0.23	6.50
		晚幼		0.49	±0.32	10.00
		杆状核	1.00	1.25	±0.61	10.00
		分叶核	40.00	0.86	±0.61	26.50
	碱性	中幼		0.02	±0.05	
		晚幼		0.06	±0.07	
		杆状核		0.06	±0.09	
		分叶核	1.00	0.03	±0.05	1.00
红细胞系统		原始红细胞		0.57	±0.30	
		早幼红细胞		0.92	±0.41	
		中幼红细胞		7.41	±1.91	4.00
		晚幼红细胞		10.75	±2.36	4.00
		巨早幼红细胞				
		巨中幼红细胞				
		巨晚幼红细胞				
粒系：红系				3.00	±1.00	10.69
淋巴细胞		原始淋巴细胞		0.05	±0.09	
		幼稚淋巴细胞		0.47	±0.84	
		成熟淋巴细胞	11.00	22.78	±7.04	3.50
		异形淋巴细胞				
单核		原始单核细胞		0.01	±0.04	
		幼稚单核细胞		0.14	±0.19	
		成熟单核细胞	5.00	3.00	±0.88	1.00
浆细胞		原始浆细胞		0.004	±0.02	
		幼稚浆细胞		0.104	±0.16	
		成熟浆细胞		0.71	±0.42	2.00
其他细胞		网状细胞		0.16	±0.21	
		组织嗜碱细胞		0.03	±0.04	
		分类不明细胞		0.05	±0.09	
巨核细胞		原始巨核细胞		0.01		
		幼稚巨核细胞		0～10		
		颗粒型巨核细胞		10～30		46%
		产板型巨核细胞		40～70		44%
		裸核型巨核细胞		0～30		2%
总数	血片白细胞		100	骨髓有核细胞		200
化学染色	碱性磷酸酶		阳性率	68%	积分值	176
	过氧化物酶		阳性率		积分值	
	糖原		阳性率		积分值	
	NaE		阳性率		积分值	
	＋NaF		阳性率		积分值	
	铁		内铁		外铁	
	阿利新兰		阳性率		甲苯胺兰	

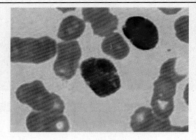

BL

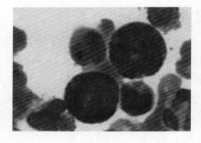

分析：
髓象
1. 取材，涂片，染色良好。
2. 骨髓增生活跃，粒：红＝10.69：1。
3. 粒系：占85.5%增生明显活跃，嗜酸性粒细胞占53.0%，各阶段嗜酸性粒细胞均可见，可见嗜酸性粒细胞分裂象。
4. 红系：占8.0%增生相对减低，以中晚幼红细胞增生为主，形态未见异常。
5. 巨核系：环片一周见到巨核细胞46个，其中产板巨核细胞占44%，血小板散在或小铁状分布易见。
6. 其他：可见个别嗜血细胞。

血象
白细胞数偏多，分数见左表。成熟嗜酸性粒细胞占41.0%，血小板散在或小铁状分布较多见，成熟红细胞形态大致正常。

意见：
此部位骨髓提示：
1. 嗜酸性粒细胞占53.0%，各阶段嗜酸性粒细胞均可见。
2. 外周血：成熟嗜酸性粒细胞比例明显增高。
请结合临床及相关检查考虑。

报告医师：　　　　　　　　审核医师：

报告日期：2018-04-11

注：此结果仅对该标本有效，请将检查结果交给出诊医师进行临床诊断！如有疑问，请立即与本科实验室联系

南方医科大学南方医院血液科
血液、骨髓检查报告单

骨髓片号：XY19-2210

姓　　名：		性别：女	年龄：42 岁		病人 ID：	住院号：

申请科室：　心血管内科 CCU 病区　　　　　　　　　　取材部位：髂后
临床诊断：　1：心力衰竭；　　　　　　　　　　　　　检查日期：2019-04-16

细胞名称			血片（%）	髓片 平均值	髓片 标准差	（%）
原始血细胞				0.08	±0.01	
粒细胞系统		原始粒细胞		0.64	±0.33	0.50
		早幼粒细胞		1.57	±0.60	
	中性	中幼		6.49	±2.04	6.00
		晚幼		7.90	±1.97	8.50
		杆状核	1.00	23.72	±3.50	2.50
		分叶核	89.00	9.44	±2.92	25.00
	酸性	中幼		0.38	±0.23	4.00
		晚幼		0.49	±0.32	12.00
		杆状核		1.25	±0.61	5.00
		分叶核		0.86	±0.61	5.00
	碱性	中幼		0.02	±0.05	
		晚幼		0.06	±0.07	
		杆状核		0.06	±0.09	
		分叶核		0.03	±0.05	
红细胞系统		原始红细胞		0.57	±0.30	
		早幼红细胞		0.92	±0.41	
		中幼红细胞		7.41	±1.91	0.50
		晚幼红细胞		10.75	±2.36	2.00
		巨早幼红细胞				
		巨中幼红细胞				
		巨晚幼红细胞				
粒系：红系				3.00	±1.00	27.40
淋巴细胞		原始淋巴细胞		0.05	±0.09	
		幼稚淋巴细胞		0.47	±0.84	
		成熟淋巴细胞	9.00	22.78	±7.04	28.50
		异形淋巴细胞				
单核		原始单核细胞		0.01	±0.04	
		幼稚单核细胞		0.14	±0.19	
		成熟单核细胞	1.00	3.00	±0.88	0.50
浆细胞		原始浆细胞		0.004	±0.02	
		幼稚浆细胞		0.104	±0.16	
		成熟浆细胞		0.71	±0.42	
其他细胞		网状细胞		0.16	±0.21	
		组织嗜碱细胞		0.03	±0.09	
		分类不明细胞		0.05	±0.09	
巨核细胞		原始巨核细胞		0.01		
		幼稚巨核细胞		0～10		
		颗粒型巨核细胞		10～30		14
		产板型巨核细胞		40～70		45
		裸核型巨核细胞		0～30		15
总数	血片白细胞		100	骨髓有核细胞		200
化学染色	碱性磷酸酶		阳性率 16%	积分值		16
	过氧化物酶		阳性率	积分值		
	糖原		阳性率	积分值		
	NaE		阳性率	积分值		
	＋NaF		阳性率	积分值		
	铁		内铁	外铁		
	阿利新兰		阳性率	甲苯胺兰		

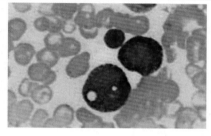

BM

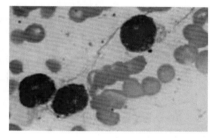

BM

分析：
髓象
1. 取材，涂片，染色良好。
2. 骨髓增生活跃，粒：红＝27.4：1。
3. 粒系：占 68.5% 增生活跃，部分早中幼稚粒细胞出现核浆发育失衡。杆状核比值减低，嗜酸性粒细胞比例增高占 26%，形态正常，其他成熟粒细胞形态大致正常。
4. 红系：占 2.5% 增生受抑，以中晚幼红细胞增生为主，形态未见异常，成熟红细胞体大小不一，部分红细胞中空区扩大（＋＋），可见畸形，口形红细胞。
5. 巨核系：环片一周见到巨核细胞 74 个，其中见到产板巨核细胞 45 个，产板巨产血小板 1～25 个，血小板成中铁易见，胞体形态大小不一，部分大血小板颗粒减少。
6. 其他：淋巴细胞占 28.5%，形态正常。
血象髓片
白细胞数增高，分数见左表。粒细胞以成熟分叶核粒细胞为主，形态正常。成熟红细胞形态同髓片。血小板分布和形态同髓片。
意见：
此部位骨髓象提示：
1. 骨髓中嗜酸性粒细胞比例增高占 26%。
2. 红细胞增生受抑。
（请结合临床和其他检查结果考虑）

报告医师：　　　　　　　　　　审核医师：

报告日期：2019-04-22

注：此结果仅对该标本有效，请将检查结果交给出诊医师进行临床诊断！如有疑问，请立即与本科实验室联系

图2-24　骨髓涂片：2018 年嗜酸性粒细胞占 53.0%，2019 年嗜酸性粒细胞占 26.0%

4.嗜酸性粒细胞增多性心脏病处理：基于不同的病因，HES有多种治疗方法的选择。

（1）处理HES的心脏病变主要是使具有损伤作用的HE正常化：皮质类固醇是针对HES的里程碑的治疗，可减少嗜酸性粒细胞计数和消除炎症。

（2）具有FIP1L1-PDGFRA突变的患者，联合应用酪氨酸激酶抑制剂（imatinib）和类固醇，防止坏死性心肌炎导致的急性心力衰竭；血液学异常者可不用此种治疗，但进展的心脏病变可不受此影响。

（3）超声心动图用于较频繁的（＜6个月）随访。发现血栓应启用抗凝治疗，根据血栓的情况决定治疗期限，尚无资料提示抗栓治疗可改变疾病的进展。

（4）心力衰竭应按照指南用药，严重的瓣膜病变需要进行外科干预，换瓣较修复常用，机械瓣易形成血栓，尽管抗凝治疗，故多选择生物瓣，但由于瓣膜退变，需反复手术，尤其是年轻人。瓣膜外科前要将嗜酸性粒细胞控制正常。顽固性心力衰竭的限制型心肌病需心脏移植。

【最后诊断】

本病例诊断为特发性嗜酸性粒细胞增多综合征、扩张型心肌病、前壁心肌梗死、射血分数减少性心力衰竭、心功能NYHA Ⅳ级C阶段。

【总结】

HES是一种少见的疾病，具有多种病因，心脏受累常见，且带来高死亡率，早期发现心脏功能不全且连续随访可及时确定治疗途径，超声是发现心脏受累的主要诊断方法，但CMR可起到更关键的作用，总体预后得到改善，但对心脏病变的改善尚缺乏资料。

【廖禹林专家点评】

病例4，特发性嗜酸性粒细胞增多综合征（HES）并扩张型心肌病。这个42岁的女患者因心力衰竭住院，心脏超声显示四腔扩大和EF显著下降，心电图有陈旧性前壁心肌梗死的嫌疑。这个年龄的女性，冠心病少见，果然冠状动脉造影正常。至此，诊断"扩张型心肌病并慢性心力衰竭"，用"金三角"或"新四联"治疗策略，估计是多数医生的"标准操作"。这个病例的看点是"揪住"了多次外周血检查中嗜酸性粒细胞＞1.5×10^9/L这个特点，通过骨髓涂片、染色体检查、血清学和CMR等检查进行诊断和鉴别诊断分析，确定是罕见的HES参与了心肌的损伤，使得治疗策略上不至于遗漏皮质醇等针对HES的重要措施。

【林韧、刘启发专家点评】

关于嗜酸性粒细胞增多对心血管的影响：本例为中年女性，以慢性心力衰竭起病，外周及骨髓多次复查嗜酸性粒细胞增高，染色体正常核型，FISH及聚合酶链反应（PCR）查PDGFRα基因重排阴性，超声提示扩张型心肌病，最终诊断为特发性嗜酸性粒细胞增多综合征并扩张型心肌病。其分为遗传性（家族性）HE（HE$_{FA}$）、继发性（反应性）HE（HE$_R$）、原发性（克隆性）HE（HE$_N$）和意义未定（特发性）HE（HE$_{US}$）四大类。HE$_{FA}$发病机制不明，呈家族性聚集。HE$_R$主要可能原因包括过敏性疾病、皮肤病、药物、感染性疾病、胃肠道疾病、脉管炎、风湿病、呼吸道疾病、肿瘤［实体瘤、淋巴瘤和急性淋巴细胞白血病（嗜酸性粒细胞为非克隆性）］、系统性肥大细胞增多症（嗜酸性粒细胞为非克隆性）及慢性移植物抗宿主病等。HE$_N$是指嗜酸性粒细胞起源于血液肿瘤的克隆。HE$_{US}$是指查不到上述引起嗜酸性粒细胞增多的原发或继发原因。HE 相关的器官受损是指器官功能受损伴显著的组织嗜酸性粒细胞浸润和（或）发现嗜酸性粒细胞颗粒蛋白广泛沉积（在有或没有较显著的组织嗜酸性粒细胞浸润情况下）且至少有以下1 条：①纤维化（肺、心脏、消化道、皮肤和其他脏器组织）；②血栓形成伴或不伴栓塞；③皮肤（包括黏膜）红斑、水肿/血管性水肿、溃疡、瘙痒和湿疹；④外周或中枢神经系统疾病伴或不伴慢性或反复神经功能障碍。HE$_{US}$诊断需除外以下情况：①HE$_R$；②淋巴细胞变异型嗜酸性粒细胞增多症（产生细胞因子，免疫表型异常的 T 细胞亚群）；③WHO 标准可确诊的髓系肿瘤（如 MDS、MPN、MDS/MPN、AML）伴嗜酸性粒细胞增多；④伴有 PDGFRA、PDGFRB、FGFR1 重排或 PCM1-JAK2 嗜酸性粒细胞增多相关的 MPN 或 AML/ALL；⑤嗜酸性粒细胞绝对计数＞1.5×10^9/L 持续≥6 个月且有组织受损。继发性嗜酸性粒细胞增多症主要是针对原发病的治疗。原发性和特发性嗜酸性粒细胞增多症一般以重要器官受累和功能障碍作为主要治疗指征。嗜酸性粒细胞增多症治疗的目的是降低嗜酸性粒细胞计数和减少嗜酸性粒细胞介导的器官功能受损。HE$_{US}$的治疗：一线治疗首选泼尼松，二线药物包括伊马替尼、干扰素、环孢素、硫唑嘌呤等。

病例5　造血干细胞移植术后心肌病

【病例简介】

男性，1992 年出生。患者于2012 年4 月（20 岁）确诊急性淋巴细胞白血病，4 年来予以多种方案及多次化疗，在骨髓抑制期间出现多种感染，均予以治愈；2016 年5 月30 日行造血干细胞移植（hematopoietic stem cell transplantation，HSCT）预处理，6 月20 日行造血重建，7 月17 日出现高热，考虑急性移植物抗宿主反应（graft-versus-host disease，GVHD），通过加强免疫抑制剂治疗好转。

2017 年6 月中旬出现气促伴下肢水肿，6 月30 日入CCU 单元，当时心率129 次/分，血压130/76mmHg，肺底湿啰音。LV（左心室内径）60mm，LVEF（左心室射血分数）26%，NT-proBNP（前体脑利尿钠肽）13 576pg/ml。入院诊断：急性淋巴细胞白血病，异基因造血干细胞移植术后，扩张型心肌病，心功能Ⅳ级。

入院后开始以利尿为主的抗心力衰竭治疗，先后给予呋塞米、托拉塞米、螺内酯及新活素治疗，少量β受体阻滞剂（美托洛尔11.87mg/d）后，患者仍有心率快（心率90～100 次/分）和血压低（收缩压70～90mmHg），心力衰竭控制不理想。

下一步应如何处理？洋地黄？其他正性肌力药？ACEI/ARB？考虑到血压低，最后选用了伊伐布雷定，从2.5mg，2 次/日→5.0mg，2 次/日→7.5mg，2 次/日后，心率逐渐下降到80 次/分左右，收缩压保持在80～90mmHg，心脏逐渐缩小，LVEF（左心室射血分数）增加到40%，临床症状消失（图2-25）。

从图2-25 看出，化疗后期，心功能大致保持正常，LVEF 为60%，只是NT-proBNP稍高，2016 年6 月20 日行造血干细胞移植（HSCT）1 年后，逐渐出现气促和下肢水肿，此时，左心室内径增至60mm，LVEF 降至26%，NT-proBNP 增至13 576pg/ml；经过积极有效的药物抗心力衰竭治疗后，心功能明显好转，LVEF 达40%，NT-proBNP 降至

4920pg/ml。与心力衰竭同期，心脏磁共振成像表现为左心室扩大，收缩力下降，左心室心肌多处有晚期钆增强，说明左心室心肌有散在的坏死和纤维化（图2-26）。

	化疗后期	造血干细胞移1年	强化心力衰竭药物治疗
左心室内径（mm）	48	60	57
左心室射血分数（%）	60	26	40
脑利尿钠肽（pg/ml）	678.8	13576.0	4920

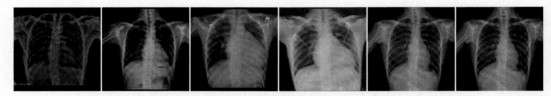

图2-25　本例在治疗期间出现的心功能改变

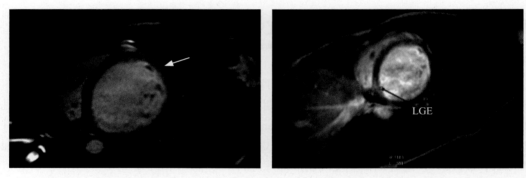

图2-26　CMR：左心室扩大（箭头），收缩力下降伴二尖瓣轻度反流；心底部，中部，下间壁局限性晚期钆增强（LGE）

【最后诊断】

1.造血干细胞移植术后心肌病。

2.射血分数减少的扩张型心肌病。

3.心功能NYHA Ⅳ级。

【病例讨论】

1.造血干细胞移植（HSCT）后的存活者发生心功能不全机制（图2-27）

（1）HSCT前化疗、放疗对心肌的直接损害：一项研究对比了常规化疗存活儿童、HSCT存活儿童及同胞兄弟姊妹三组儿童长期的健康情况，发现HSCT存活者和常规治疗存活者出现严重或威胁生命的心血管并发症是对照组的13倍，说明HSCT前的治疗暴露可能启动了HSCT后的晚期心血管并发症。大量证据表明蒽环类药物对心脏的毒性。成人HSCT存活者，心力衰竭的出现与以前用蒽环类药呈剂量依赖相关，累计剂量＞550mg/m^{2}可明显增加心肌病的发生；心内膜心肌活检表明，较低剂量蒽环类药物

$240mg/m^2$可引起组织学改变。癌症相关基因突变的靶向特异新药已在临床应用，如酪氨酸激酶抑制剂（TKI）已证明有心脏毒性作用，分子靶向药物索拉非尼（Sorafenib）可抑制左心室收缩功能。胸部接受放射治疗可引起缩窄性心肌病，增加瓣膜病风险和早发冠心病。质子放射治疗（proton radiotherapy）可减少对放疗患者心肌侧支循环的破坏和心脏并发症。

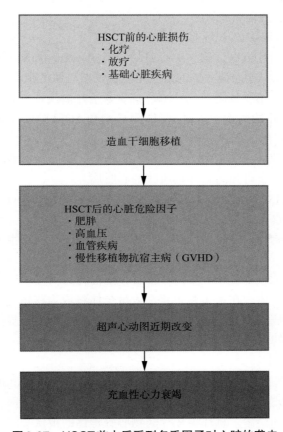

图2-27 HSCT前中后受到多重因子对心脏的袭击

（2）由HSCT前和HSCT相关治疗的启动可加速心血管衰老表型，心血管发病较同龄人提前。当存在其他成人的危险因素背景时，HSCT存活者可使心脏危险放大。特殊的是，存在于非移植成人的危险因素，如糖尿病、高血压、血脂异常、缺血性心脏病和慢性肾功能不全等，常在HSCT存活者中出现，并伴有心力衰竭。

（3）HSCT后，新发生的心血管危险因素（如高血压、糖尿病、血脂异常等）发生明显增多。在一组近期的研究中，HSCT患者10年累计发生高血压、糖尿病、血脂异常的比例分别为37.7%、18.1%、46.7%，接近1/3的患者（32%）有多种危险因素（一般人群为21%）。全部HSCT存活者与同龄和同性别相比发生高血压（OR，1.8）、糖尿病（OR，2.0）或血脂异常（OR，2.3）约高出2倍。

（4）移植物抗宿主反应（graft-versus-host disease，GVHD）：GVHD是一种特异的

免疫现象，是由于移植物组织中的免疫活性细胞与免疫受抑制的、组织不相容性抗原受者的组织之间的反应。异基因HSCT者的GVHD可导致微血管进一步损害。

（5）基因易感性：尽管大量文献证明临床心血管危险因素、用药与心力衰竭的联系，但心力衰竭的发生率和严重程度不能仅用这些因素来解释。目前揭示HSCT后心血管的并发症与基因相关：最早的一个研究提示由遗传性变异参与的自由基生成（RAC2）、蒽环类代谢［ATP结合盒，C亚家族（ABCC2）］和铁稳态［血色素基因（HFE）］是HSCT后心力衰竭危险的独立预测因子。

2.减少HSCT心脏损害的干预措施

（1）改进肿瘤的治疗方案，减少对心肌的损伤：Dexrazoxane（右雷佐生）是一种铁离子螯合物，可减少形成蒽环素-铁的自由基复合物对心肌的损伤。

（2）ACEI，ARB，β受体阻滞剂：蒽环抗生素治疗后出现左心室功能不全者，即使没有症状，也要尽早开始药物治疗，β受体阻滞剂和ACEI对蒽环素引起的心功能不全有效，可防止LVEF（左心室射血分数）减少。

（3）他汀类：建议对HSCT存活者进行血脂筛查，血脂异常者，他汀类应作为一线治疗。研究表明，他汀类可预防蒽环素所致的心肌病。

（4）生活方式：HSCT存活者易患动脉血管病，应保持健康的生活方式、规律的运动、健康的体重和饮食。不吸烟，防治心血管危险因素。

（5）心脏保护药物：抗氧化剂，如普罗布考、鞣酸和红细胞生成素、维生素D。

【总结】

越来越多的证据表明，HSCT患者将面临心血管病的风险。早期预防和继发干预可明显减少心血管病的发生。在未来几十年，大量个体将成为移植造血干细胞存活者。移植中心供应者、血液病专家、肿瘤科医生、家庭医生和其他专科提供者需要熟悉面对这个人群的独特而复杂的健康问题。

【廖禹林专家点评】

病例5，造血干细胞移植后心肌病。肿瘤心脏病学（oncocardiology）的任务就是识别、预防和处理因肿瘤治疗引起的心血管并发症，但心血管内科医生因较少认识和接触这类患者，容易漏诊和误诊。蒽环类化疗药物心脏毒性的被认知度较广，也是基础研究领域常见的研究话题，而对造血干细胞移植后心血管并发症的认知度则低得多。这例26岁的患者心脏和射血分数分别呈进行性扩大和下降，表现为扩张型心肌病和心力衰竭，在常规抗心力衰竭治疗的基础上加上伊伐布雷定，效果很好。这例患者只要认真梳理化疗和干细胞移植的病史，诊断应该不难，关键是要认识到造血干细胞可引起严重的心血管并发症这个事实。刘教授用了较大篇幅总结了一些肿瘤心脏学的知识和进展，值得学习。

【林韧、刘启发专家点评】

本例为青年男性，诊断急性淋巴细胞白血病，经多次化疗，造血干细胞移植（HSCT）后出现扩张型心肌病，心功能不全，予以利尿为主的抗心力衰竭、β受体阻滞剂及伊伐布雷定治疗，心脏逐渐缩小，心力衰竭临床症状消失。HSCT后心血管疾病包括动脉疾病（脑血管病、冠状动脉疾病）、心脏疾病（心肌病、充血性心力衰竭、瓣膜病、心律失常、缩窄性心包炎）。HSCT前心血管毒性药物、移植预处理和GVHD是引起HSCT后心血管疾病的主要原因。HSCT后心力衰竭（HF）的病死率为5%～43%。移植后早期HF的危险因素包括移植前低射血分数、含高剂量环磷酰胺的预处理方案和TBI。移植后晚期HF的危险因素尚不十分清楚，主要为移植前蒽环类药物毒性、胸部放射等。对于HSCT后HF的筛查包括生活方式（饮食、运动情况、肥胖、吸烟）、心电图、超声心动图及相关生物标志物。预防HSCT后HF的主要措施是避免或减少相关危险因素，如调整蒽环类等心脏毒性药物的剂量以及对生活方式和血糖、血脂、血压的控制等。

病例6　限制型心肌病——特发性嗜酸性粒细胞增多症、嗜酸性粒细胞浸润性心肌病

【病例简介】

男性，60岁。2008年体检发现外周血嗜酸性粒细胞（EOS）增多，绝对值最高达4.0［正常值为（0.05～0.50）×10^9/L］，以后定期体检，EOS波动于（0.59～3.23）×10^9/L，不伴有其他症状；2014年在我院粪便虫卵检查（−）；2014年4月起出现双眼睑水肿，逐渐出现双下肢水肿，以胫前及双踝为主，晨轻暮重；于2014年5月14日入我院。既往史：2005年确诊有糖尿病，用二甲双胍治疗；查体无特殊发现，自身抗体谱均阴性，NT-proBNP 559.3pg/ml。

心电图无特异性表现（图2-28），心脏超声和胸部X线片大致正常（图2-29）。

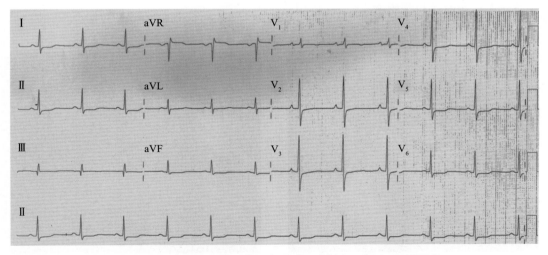

图2-28　心电图：窦性心律，各导联T波低平，轻度ST段下移

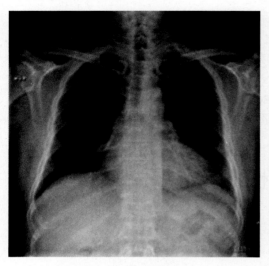

图2-29 胸片大致正常

【诊断过程】

患者有糖尿病病史；平静心电图有T波改变；虽然临床无胸痛症状，但应除外冠心病。安排患者进行平板心电图及同步超声造影负荷试验。在运动前，先行静息左心室声学造影，意外地发现患者特殊的心脏病变（图2-30）：右心室心尖内膜明显增厚，增厚的内膜下形成血栓，将右心室心尖闭塞，使右心室腔明显缩小。心脏磁共振成像也显示同样的右心室病变（图2-31），右心房明显增大。

补充检查：周围静脉压17mmHg；腹部超声表现为肝大，形态饱满，右肝斜径151mm，肝缘变钝，实质回声减低，下腔静脉及肝静脉内径增宽（肝右静脉13mm，肝中静脉11mm，肝左静脉12mm），腹腔内可见液性暗区。以上提示为淤血肝，腹水，周围静脉压轻度增高。

初步诊断：①右心室限制型心肌病，嗜酸性粒细胞增多性心内膜炎、心肌炎、心包炎可能性大（Löffler病？）；②右心功能不全伴轻度大循环淤血；③2型糖尿病。

2014年6月12日在导管室行心内膜心肌活检术。病理诊断：少许心肌组织、心内膜及心肌间可见较多炎性渗出物及灶性凝血，渗出物中可见大量嗜酸性粒细胞浸润。以上提示符合嗜酸性粒细胞增多性心内膜炎。

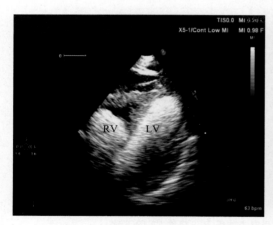

图2-30 心脏超声心室造影：右心室（RV）心尖闭塞（内膜增厚，血栓形成），RV腔缩小

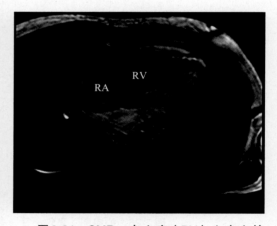

图2-31 CMR：右心室（RV）心尖血栓形成，内膜增厚，心尖闭塞，右心室腔缩小，右心房（RA）扩大

骨髓细胞涂片：骨髓增生活跃，嗜酸性粒细胞比例稍高（6.5%）；骨髓活检：造血组织中见散在嗜酸性粒细胞，*FIP1L1/PDGFRa* 融合基因（-），*FIP1L1-CHIC2-PDGFRA* 原位杂交及 *PDGFRB* 重排、原位杂交均（-）；外周血 TCR 重排 TCRβ、δ、γ 均（-）。

【最后诊断】

1.特发性嗜酸性粒细胞增多症，嗜酸性粒细胞浸润性心肌病（Löffler病）。

2.限制型心肌病。

3.2型糖尿病。

4.高脂血症。

5.外周动脉粥样硬化（颈动脉粥样硬化）。

6.高尿酸血症。

【治疗情况】

于2014年6月30日起加用泼尼松每天60mg治疗，逐渐减量，目前用泼尼松5mg每天1次维持，EOS下降满意，保持在正常水平；华法林3mg，每日1次，调整剂量，INR 2～3；呋塞米片20mg，每日1次；螺内酯片20mg，每日1次；阿卡波糖50mg，每日3次；二甲双胍0.5g，每日2次。随访6年，临床稳定。

【病例讨论】

限制型心肌病（restrictive cardiomyopathy）以心室充盈受限为主要表现，分为心室充盈受限和心室内膜及内膜下心肌纤维化；前者以浸润性心肌病变、心肌淀粉样变为主，后者则有嗜酸性粒细胞增多，如Löffler病。

Löffler病的原因为嗜酸性粒细胞颗粒释放高活性生物物质侵犯心脏等各个器官，特发性嗜酸性粒细胞增多症指嗜酸性粒细胞绝对计数每毫升超过15个细胞，持续至少1个月，通常在6个月以上，或有嗜酸性粒细胞（EOS）组织侵犯证据。

EOS介导的心脏病三个发展阶段：第一阶段（急性期），广泛心肌炎症，最后心肌坏死。临床症状很少，超声可能正常，增强的CMR可能发现疾病，生物标志物检查可能增高。第二阶段（中间期），血栓覆盖受损的内膜，二尖瓣或三尖瓣出现关闭不全，心脏扩大和心力衰竭，脑栓塞，影像证明有血栓，范围大时使心腔闭塞。可有胸痛和呼吸困难。第三阶段，纤维化期，广泛的瘢痕导致心室限制，二尖瓣和三尖瓣的瓣下结构和瓣叶的瘢痕使瓣膜关闭不全，严重心力衰竭。

【总结】

本例为单独右心室限制型心肌病。限制型心肌病的早期，在经胸超声心动图上，如图像不够清晰时常忽略心尖的病变而漏诊（如本例），此时应加做超声造影，本例因此而得到早期诊断。

超声心脏造影能清晰显示心尖病变，本例意外地发现此病变，结合嗜酸性粒细胞增多，及时联想到Löffler病，又经心内膜心肌活检及骨髓穿刺活检而确诊，是对这种少见病经典完美的诊断过程。

泼尼松口服和抗凝治疗可有效地使周围血的嗜酸性粒细胞减少和防止病变进展。

【廖禹林专家点评】

病例6，这例罕见的限制型心肌病——嗜酸性粒细胞浸润性心肌病（Löffler病）的诊断过程是最干净利落的，首功应归于超声声学造影。此例2014年确诊，2008年就发现了外周血嗜酸性粒细胞（EOS）增多，2014年还怀疑过寄生虫病而查了粪便虫卵。虽然EOS增多和Chagas病等寄生虫病可引起心肌病，当时应该没人想到在他以右心衰竭表现而入院时患的是Löffler病。对于一个59岁有糖尿病、心电图缺血表现并右心衰竭的患者，首先想到的是有无冠心病。事实也的确如此，医师安排患者进行活动平板运动心电图 + 对比超声心动图负荷试验，必要时择期冠状动脉造影。幸运的是，在运动前进行的静息左心室声学造影就有意外发现：右心室血栓和心尖闭塞，从而使后续的CMR、心肌活检、病理诊断、激素治疗等一系列诊疗过程一帆风顺。如果没有声学造影，按习惯性"心电图、超声、冠状动脉造影"的诊断程序，以及不喜欢申请CMR检查的惰性，这例患者的确诊历程或将变得漫长。从这个病例中，再次暴露了心脏常规超声检查的局限性，右心室球形、血栓、心尖部内膜增厚、右心房增大等表现都是通过超声造影和CMR发现的。超声造影有时会展示"临门一脚"的妙处，使不少疑难病例迎刃而解。此例与病例4结合起来看，也足见HES波及心脏后变化多端的表现。

病例7　扩张的冠状动脉　扩张的心脏

【病例简介】

男性，42岁，2012年1月9号入院。入院当日凌晨1时许突发胸骨后压榨样疼痛，经附近医院处理，凌晨5时许缓解后于当日13时44分入我院CCU。入住后数日内仍有胸痛发作，每次持续数分钟，可自行缓解，查体无特殊发现，既往无类似症状，吸烟多年，每日3包。辅助检查：心肌酶、血常规、电解质、肝肾功能、甲状腺功能均正常；自身抗体阴性，脑利尿钠肽（NT-proBNP）923pg/ml，D-二聚体（D-dimer）420μg/L，C反应蛋白（CRP）186.4 mg/L。胸痛发作时心电图T波倒置（图2-32）。

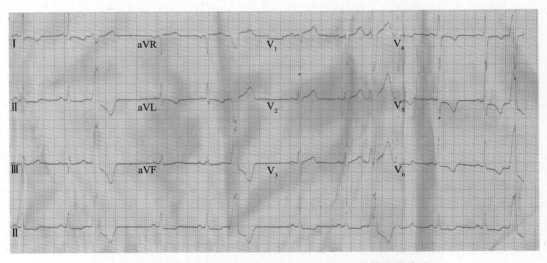

图2-32　患者胸痛发作时心电图：T波倒置，室性期前收缩

超声心动图提示全心扩大（图2-33），心脏搏动普遍减弱，LVEF减少（46%）。初步诊断：扩张型心肌病，频发室性期前收缩，LVEF减退型心力衰竭，胸痛待查。

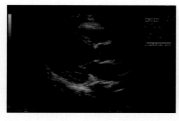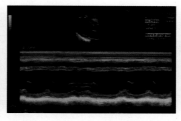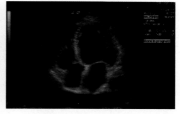

图2-33　心脏超声造影提示：LV 67mm；LA 51mm；RV 35mm；RA 43mm；LVEF 46%。左心室、左心房扩张明显，室壁搏动普遍减弱

【诊断过程】

1.动态心电图发现Ⅱ、Ⅲ、aVF导联间歇性抬高，患者此时伴有胸痛，符合冠状动脉痉挛导致的变异性心绞痛（图2-34）。

2.冠状动脉造影提示左右冠状动脉均扩张（图2-35）。

3.进行右冠状动脉血管内超声检查（IVUS），发现管径增宽（8mm），中层增厚（0.5mm），AS斑块形成，可疑血管痉挛夹层和血流淤滞（图2-36）。

术中右冠状动脉痉挛，患者诉胸痛，ECG提示Ⅱ、Ⅲ、aVF导联ST段高抬。经冠状动脉内注入硝酸甘油及地尔硫䓬后，冠状动脉痉挛解除（图2-37，图2-38）。

4.对本病进一步了解：①由于冠状动脉粗大致血流缓慢、血栓形成、内皮损伤；②在此基础上发生冠状动脉痉挛，导致急性心肌缺血和变异性心绞痛；③慢性和反复急性心肌缺血，引起心肌重构和心室扩张，最后形成缺血性扩张型心肌病。

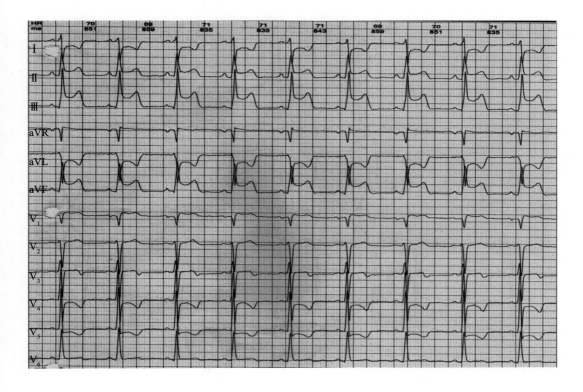

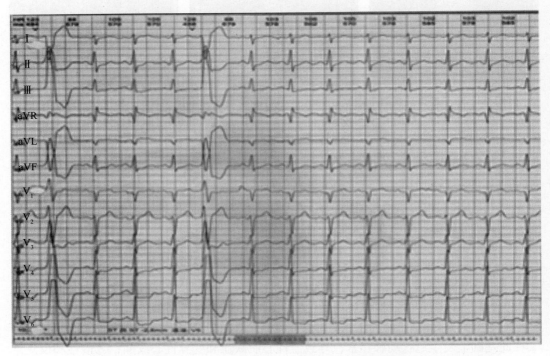

图2-34　动态心电图：上图提示Ⅱ、Ⅲ、aVF导联ST段抬高，下图ST段恢复正常

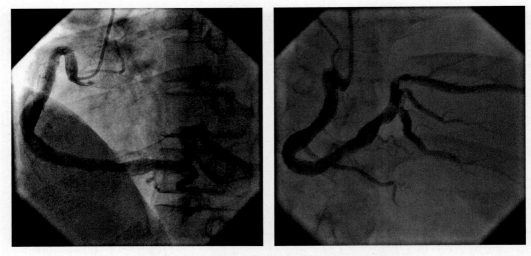

图2-35　冠状动脉造影提示左、右冠状动脉均扩张

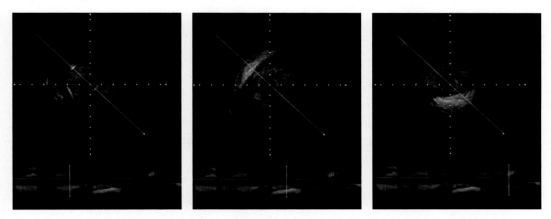

图2-36　右冠状动脉血管内超声（IVUS）检查提示：管径增宽（8mm），中层增厚（0.5mm），AS斑块，血管痉挛，夹层？血流淤滞

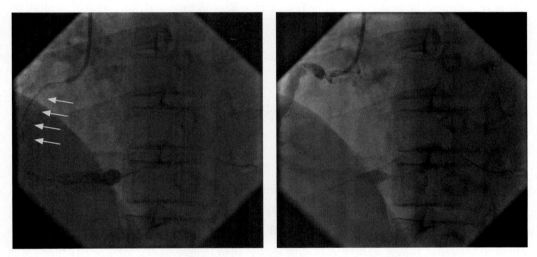

图2-37　患者在行IVUS检查术中出现右冠状动脉痉挛，管腔一度闭塞（左图箭头）

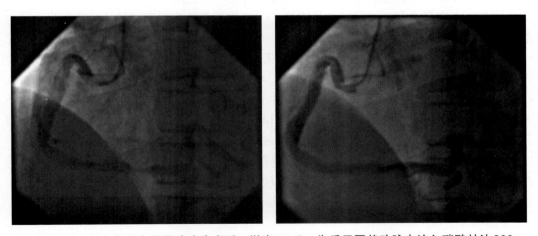

图2-38　术中出现右冠状动脉痉挛后，撤出IVUS，先后于冠状动脉内注入硝酸甘油200μg及地尔硫䓬200μg后，冠状动脉痉挛解除

【最后诊断】

1. Ⅰ型冠状动脉扩张症。

2. 缺血性扩张型心肌病。

3. 变异性心绞痛，频发室性期前收缩。

4. 左心室射血功能减退性心力衰竭。

经选择戒烟和积极药物治疗，包括抗血小板（阿司匹林）、预防冠状动脉痉挛（地尔硫䓬）、降脂（阿托伐他汀，依折麦布）和改善能量代谢（曲美他嗪）等治疗。随访多年（到2021年4月），一直未有心绞痛发作。

【病例讨论】

1. 冠状动脉扩张症（coronary arterial ectasia，CAE） 指冠状动脉节段性或弥漫性扩张，病变段冠状动脉内径超过邻近正常血管内径的1.5倍，呈局部或弥漫性扩张的一种病症。CAE见于冠状动脉造影中的3.8%，尸检中的0.22%～1.4%，50%的病因为动脉粥样硬化，临床表现为冠心病；其他有先天性、炎症或结缔组织病、梅毒性主动脉炎、川崎病等。

2. CAE的临床分型

（1）Markis分型

Ⅰ型：2～3支冠状动脉弥漫性扩张。

Ⅱ型：1支冠状动脉弥漫性扩张，其他冠状动脉有局灶性扩张。

Ⅲ型：仅有1支冠状动脉弥漫性扩张。

Ⅳ型：局灶性冠状动脉扩张。

（2）Dajani分型：扩张段的冠状动脉直径＜5 mm为小型；扩张段的冠状动脉5～8mm为中型；扩张段的冠状动脉＞8 mm为大型。

3. CAE的治疗策略 首先是抗血栓治疗。CAE患者即使无冠状动脉狭窄也容易有血栓形成，由于扩张冠状动脉内的血流紊乱，主张应用华法林抗凝治疗，同时应用一种抗血小板药物；其次，为预防冠状动脉痉挛，可应用地尔硫䓬，避免应用硝酸酯类药物；再次，为维持缺血心肌细胞的能量代谢，可使用曲美他嗪。

临床研究表明，与正常冠状动脉比较，CAE患者静脉注射硝酸甘油后使冠状动脉血流速度明显下降。

关于介入和外科治疗的经验有限，对无显著冠状动脉狭窄的CAE，支架的置入要谨慎，因其效果尚未被证实；囊状CAE或CAE并发冠状动脉瘘可采取弹簧圈封堵治疗；CAE瘤体达起源血管直径的3～4倍是外科干预的绝对适应证，用冠状动脉旁路手术同时结扎或切除血管瘤；瘤体内巨大的血栓引起冠状动脉阻塞时，介入方法取栓困难，切开取栓是一种有效的治疗方法；CAE合并弥漫性冠状动脉狭窄也是外科手术的适应证。

4. CAE的预后 CAE被看作是动脉粥样硬化的一种变异，CAE的自然病程和预后存在较大争议。理论上，CAE可增加心肌梗死和死亡风险。1976年，Markis报道CAE患者的2年病死率为15%，相当于当时仅接受药物治疗的3支病变冠心病患者的病死率。

【总结】

CAE被看作是动脉粥样硬化的一种变异，CAE的自然病程和预后存在较大争议。理论上，CAE可增加心肌梗死和死亡风险，直到2021年有关对此症的处理策略（如抗栓治疗、介入和外科治疗）都存在不确定性。

因此，对此种患者首先要充分评估冠状动脉结构和临床是否存在急慢性心肌缺血，根据情况谨慎地选择治疗策略。

【廖禹林专家点评】

病例7，"扩张的冠状动脉 扩张的心脏"是一个颇值得玩味的病例，很容易被误诊为"扩张型心肌病"而非"缺血性扩张型心肌病"。动态心电图的下壁ST段阵发性抬高和冠状动脉造影后行超声内镜（IVUS）检查时发现右冠状动脉痉挛，"机缘巧合"碰上"有准备的头脑"，成就了诊断上的一锤定音。如果漏查动态心电图，或者即使做了却未发作血管痉挛的ST段抬高，又或者做完冠状动脉造影看到三支大而通畅的冠状动脉而不行IVUS检查，那么这个患者大概会被诊断成普通的"扩张型心肌病"，不会有防范血管痉挛和积极的抗栓治疗，则患者有较大可能在某日猝死于梦中。刘伊丽教授对冠状动脉扩张症（coronary arterial ectasia，CAE）的文献复习和分析告诉我们，CAE因血流缓慢而易于血栓形成和内皮损伤，进而引起冠状动脉痉挛，反过来加重内皮损伤，引起反复急性的心肌缺血，甚至微血栓形成而引起无冠状动脉阻塞性病变的急性心肌梗死（MINOCA），终至心肌重构、心室扩张而变成缺血性扩张型心肌病。对CAE病理生理、预后和治疗策略的知识储备，将使我们在下次遇到类似病例时能有"似曾相识燕归来"的感觉，从而能沉着应对。

病例8 缺血性扩张型心肌病

【病例简介】

男性，52岁，2017年12月28日入院。活动后胸闷伴气促1年，加重伴胸痛1天，心率112次/分，心律齐，无杂音，双肺底水泡音，颈静脉显露，肝肋下2cm，下肢微肿。心电图提示前侧壁导联ST段水平下降，T波倒置（图2-39）。胸片提示双肺水肿并感染（图2-40）。高敏肌钙蛋白I（hsTnI）21.581ng/ml，NT-proBNP 11 185.00pg/

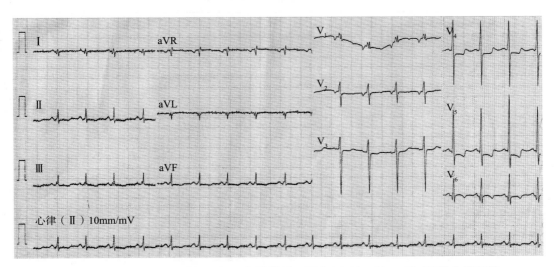

图2-39 心电图：Ⅰ、aVL、QRS起始挫折，不全RBBB，$V_4 \sim V_6$ ST段水平下移

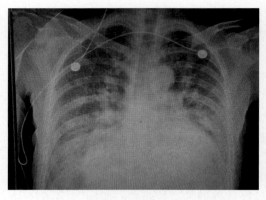

图2-40　胸片提示双肺水肿并感染

ml，CRP 173.41mg/L。冠状动脉造影提示多支多处冠状动脉轻度狭窄，左回旋支冠状动脉（LCX）血栓影，从LCX抽吸出3块红色血栓及大量白色血栓，置入支架1枚，诊断为非ST段抬高急性心肌梗死（NSTEMI），病情稳定后出院。出院后2周又因气促加重于2018年3月7日入院，于左前降支冠状动脉（LAD）中段置入1枚支架。

同期心脏超声和心脏磁共振成像（CMR）提示左心室扩大，LVEF明显下降，与同期超声比，CMR所测LV容积明显较大，EF明显较小（表2-4），同时早期灌注成像相当LCX领域无血流灌注，晚期钆成像无灌注区LGE提示该区瘢痕，大量心包积液（图2-41～图2-44）。

表2-4　心脏超声和磁共振成像左心室主要参数（ECHO vs MR）

	2016年 12月11日	2017年 6月12日	2017年 12月28日	2018年 1月5日	2018年 3月8日	2018年 3月13日（核）
EDV（ml）	145	115	96	135	80	157
ESV（ml）		68	64	72	38	111.5
LVEF（%）	49	41	33	47	53	29.4
LVD（mm）B			53	55	47	LV，LA扩大
LVD（mm）M	55	48	54	59	49	LV，LA扩大
心包积液	少量	少-中量	中-大量	少-中量	中-大量	大量
MR	轻-中度	轻度	重度	重度	中度	中度

注：EDV为左心室舒张期末容积；ESV为左心室收缩期末容积；LVEF为左心室射血分数；LVD为左心室舒张期末内径（B型，M型超声）；MR为二尖瓣反流；核为心脏磁共振成像

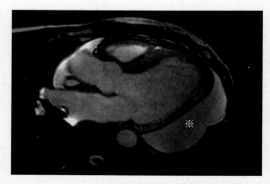

图2-41　CMR提示：LV、LA扩大，LV下壁变薄，大量心包积液（※），心包壁光滑，LVEDV 157.0ml，LVESV 111.5ml，LVEF：29.4%；表明左心扩大，左心功能明显减退

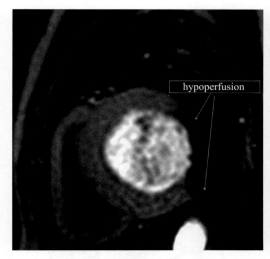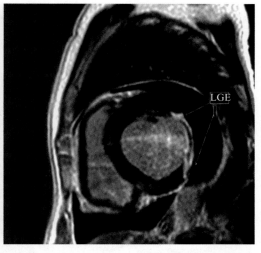

图2-42　晚期钆增强：早期灌注成像，相当LCX领域，无血流灌注，提示心肌梗死（箭头）；晚期钆成像：无灌注区LGE，提示该区瘢痕，大量心包积液

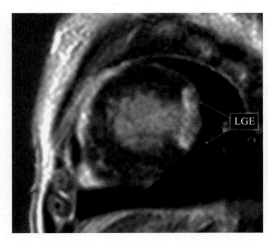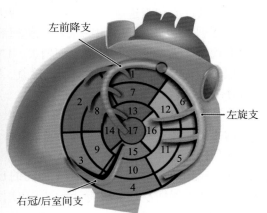

图2-43　晚期钆增强：LGE位于5、6、11、12、17节段，相当LCX冠状动脉供区

【临床特点】

1.左心室扩大，左心室EDV和ESV扩大，无室壁瘤及瓣膜病，符合扩张型心肌病。

2. LCX血栓，LAD局限严重狭窄，无血流限制。此次表现NSEMI，CMR显示有大片透壁性LGE，证明了曾经的心肌梗死，支持本例为缺血性扩张型心肌病。

3.一年来持续有活动性呼吸困难，LVEF减低，NT-proBNP保持在11 185 pg/ml，说明有慢性心力衰竭。

4.很少有心绞痛，ECG无典型急、慢性心肌梗死（MI），心表冠状动脉无严重闭塞，但MR上却显示大片心肌梗死和LVEF 29%。

【诊断思考】

1.关于本例的心包积液：2016年12月出现呼吸困难，同期超声就显示有少量心包积

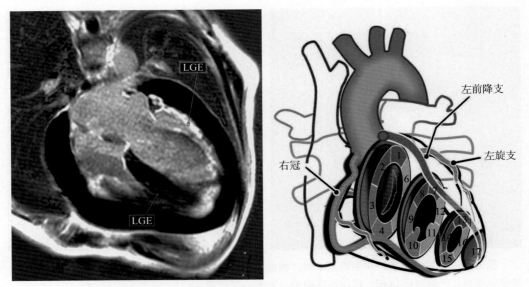

图2-44　晚期钆增强：相当于LCX供血区透壁性LGE，室间隔区散在LGE

液，按结核性心包炎连续治疗8个月；呼吸困难逐渐加重，心包积液量也逐渐增多，由少量发展到2017年12月的中-大量心包积液；2018年CMR提示有大量心包积液，心包膜光滑均匀，无增厚，左心室容积增大，LVEF降低为29%，心脏活动不受限。虽然因心包积液位置偏后，不利于穿刺抽液检查，但系列表现不支持结核性心包炎，而是伴随心力衰竭的结果。

2.关于左心室功能的评估：左心室容积和射血分数（EF）是最广泛评估左心室整体功能的指标，用于决定治疗、随访和预测长期预后；常规应用2D超声方法测量，因受假定几何限制，常低估LV容积，CMR是左心室功能测量的"金标准"，用于需精确评估情况；应用超声增强剂（QEAs）所测的LV容积与CMR相仿，在常规2D超声图像不清晰或要精确评估左心室功能时应常规应用。

3.CMR在心肌病判别上的重要性：扩张型心肌病表现为心脏扩大、心力衰竭、心律失常、心肌梗死。心脏MRI晚期钆增强造影可精确分辨缺血性和非缺血性，延迟功能恢复的冬眠心肌。

4.文献报道，冬眠心肌的延迟恢复，虽然在心肌上没有瘢痕，但反映有心肌收缩和代谢蛋白的持续减少；虽然血管重建可刺激心肌细胞的增殖，但这种小的未成熟心肌细胞是延迟功能恢复的原因。

5.缺血性扩张型心肌病的病理生理基础：包括冠状动脉狭窄与心肌缺血的对应关系：≥50%的有血流动力学意义狭窄和≥85%的缺血性狭窄、冠状动脉粥样斑块的自然病程进展以及MINOCA的冠状动脉病因（详见第五章）。

【总结】

缺血性心肌病是各种原因的联合和交织，心外冠状动脉狭窄、心外冠状动脉痉挛、血栓负荷、斑块不稳定和微血管功能异常等心肌缺血的多样性和动态性组合（图2-45）。

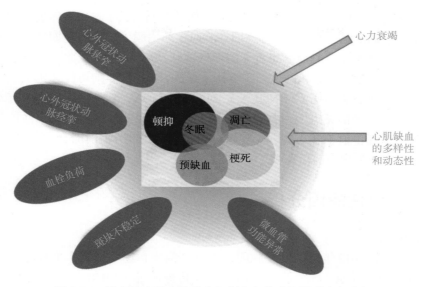

图2-45　缺血性心肌病的发生机制为各种病因的联合和交织

【最后诊断】

1.冠心病，缺血性扩张型心肌病。

2.急性非ST段抬高心肌梗死。

3.缺血性二尖瓣关闭不全。

4.心功能Ⅲ级。

5.2型糖尿病。

【廖禹林专家点评】

大医院的心血管内科医生或许对诊断出"缺血性心肌病"很自信，但阴错阳差而误诊的并不少见。有些慢性多支冠状动脉严重病变而心电图表现为"伪正常"，如果合并肺部疾病，常被多次收住到呼吸内科，或者在心内科理所当然地当成扩张型心肌病治疗而不究其病因。刘教授总结的这一例"缺血性扩张型心肌病"，就是由外院将心力衰竭误诊为"结核性心包炎"，抗结核治疗越治越重后发生急性非ST段抬高心肌梗死后转入我院而确诊的。急性心肌梗死当然不会马上变成缺血性心肌病。事实上这位患者早在一年多前就发现有心脏扩大和明显的心力衰竭症状，这次入院冠状动脉造影心外膜冠状动脉较通畅，左前降支有局限性狭窄，左旋支（LCX）血栓形成而心肌梗死，旋支血栓抽吸后置入支架，2个月后左前降支置入支架。按缺血性心肌病诊断的第一条标准：左主干或左前降支近段或两支以上心外冠状动脉存在 ≥75%狭窄，似乎是外膜下冠状动脉缺血引起的扩张性缺血性心肌病。从录像上看，我认为那两处狭窄不足以解释心脏重构的临床后果。或许刘教授也这么认为，她又一次坚定地选择了MRI。结果发现左心房、左心室明显扩大，EF低至29.4%（超声EF53%），早期灌注成像显示相当LCX领域无血流灌注，提示心肌梗死，晚期钆成像显示LCX无灌注区全层有钆增强显影，提示透壁性心肌梗死后瘢痕形成。虽然2个月前的LCX血栓引起了心肌梗死，但心电图是非STEMI，不支持透壁心肌梗死。患者1年前就已经有心脏扩大和心力衰竭，心肌瘢痕可能在那之前就已经形成，也有可能"旧疤新伤"共同促成了透壁性瘢痕。缺血性心肌病诊断的第二条标准是：MRI提示有陈旧性心肌梗死内膜下或全层晚期钆增强影像（多达13%拟诊缺血性扩张型心肌病患者无阻塞性冠状动脉病变）。据此，刘教授将该病例诊断为缺血性扩张型心肌病，并进一步分析了成因，认为1年前可能发生了冠状动脉无阻塞性病变的急性心肌梗死（MINOCA）。对于MINOCA，刘教授在此书中有专题总结（第五章）。这个病例的亮点之一是让我们认识到MINOCA也可引起缺血性扩张型心肌病，而MRI的诊断价值不容小觑。心脏超声在心功能评价方面有时会"失真"，结合声学造影和MRI，有可能去伪存真。

病例9　心肌病病因分析

【病例简介】

男性，59岁。2012年以来反复胸闷，不典型胸痛，逐年加重，平静心电图为窦性心律，2015年始有间歇－持续性完全性左束支传导阻滞（LBBB）（图2-46，图2-47）。2次冠状动脉CTA和1次有创冠状动脉造影（2017年）均无＞50%病变。有10年以上饮酒史，无高血压病史。抽血检查：三酰甘油（TG）4.69mmol/L，低密度脂蛋白胆固醇（LDL-C）2.56mmol/L。糖耐量试验（OGTT）：空腹血糖5.68mmol/L，2小时血糖8.31mmol/L。NT-proBNP 583.00pg/ml。血常规、肝功能、肾功能、甲状腺功能、凝血功能均正常。

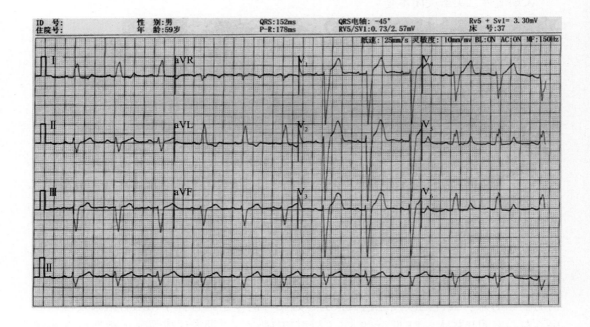

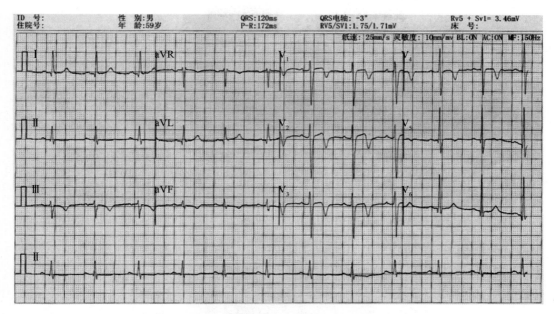

图2-46　心电图提示间歇性LBBB。左图（2015年9月17日）：LBBB；右图（2017年1月3日）：无LBBB

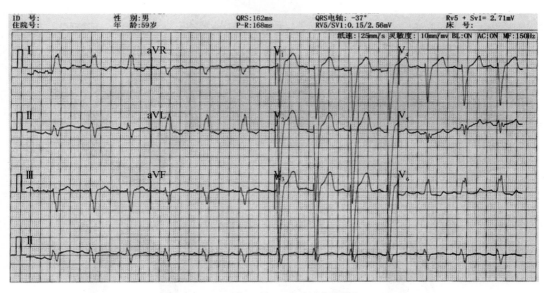

图2-47　2019年6月17日心电图提示LBBB

【辅助诊断】

1.心脏超声提示左心室、右心房腔大小正常高值，左心室室壁运动普遍减弱，以心尖、下壁基底段为著，左心室EF47.7%。

2. 2017年1月10日行核素心肌血流灌注显像（^{99m}Tc-MIBI），左心功能分析提示舒张末期容积（EDV）121ml，收缩末期容积（ESV）75ml，射血分数（EF）38%，左心室间隔、下壁灌注缺损（图2-48）。

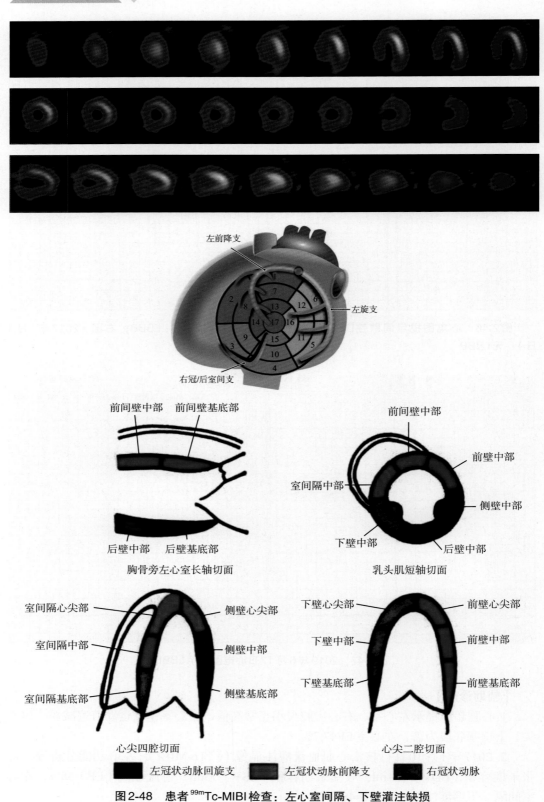

图2-48 患者^{99m}Tc-MIBI检查：左心室间隔、下壁灌注缺损

3. 2019年6月19日心脏磁共振成像（CMR）：①左心功能分析提示左心房、左心室较前增大，左心功能减退，左心室前壁、心尖、下壁运动减低，EDV 161.4ml，ESV 111.0ml，EF 31%；②心肌中部2、3节段，外膜下见条状稍高信号，可疑晚期钆增强（LGE）信号（图2-49）；③左心室中部侧壁（11、12段）心肌增厚，心内膜下见网格状心肌，提示孤立性心肌致密化不全，非致密心肌/致密心肌比值为2.4（2017年CMR未提示有左心室心肌致密化不全）（图2-50）。

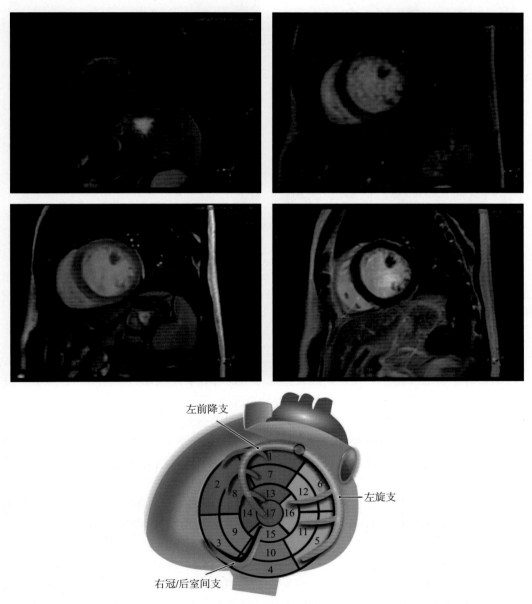

图2-49　CMR提示2、3节段心肌中部外膜下见条状稍高信号，可疑晚期钆增强（LGE）信号蛋白该处心肌纤维化

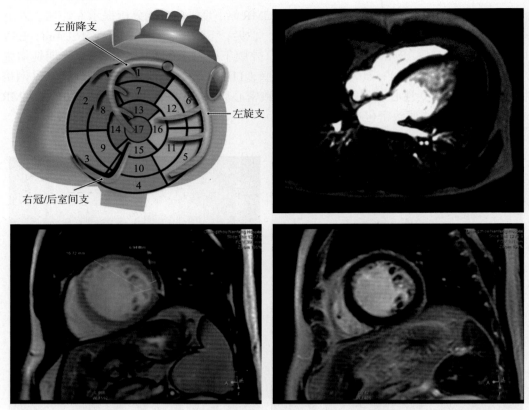

图2-50　CMR提示：左心室中部侧壁（11、12段）心肌增厚，心内膜下见网格状心肌，提示孤立性心肌致密化不全，非致密心肌/致密心肌比值为2.4（2017年CMR未提示有左心室心肌致密化不全）

【临床特点】

1.影像学检查（超声、核素、磁共振成像）的综合表现提示：①左心房，左心室逐渐增大，室壁运动普遍减弱，LVEF降低；②左心室间隔区为主的无血流灌注及心肌坏死及纤维化；③进展的左心室中部孤立的心肌致密化不全。

2.心电图提示逐渐进展的完全性左束支传导阻滞，QRS逐渐加宽，由152～162毫秒以及前壁导联T波深倒置，代表心肌弥漫性进展性损害。同时伴有前体脑利尿钠肽的增多，代表心功能不全。

3.有10年以上饮酒史，TG 4.69mmol/L（↑）；OGTT 5.68/8.31mmol/L，属糖耐量减退（IGT）；无高血压史；CTA及导管室冠状动脉造影均未发现＞50%的冠状动脉狭窄。

【诊断分析】

1.可排除的病因　高血压，冠心病，瓣膜病，先天性心脏病和心动过速性心肌病。

2.左心室致密化不全（LVNC）属特殊的心肌病或不同心脏病共有的特殊表现，本例在发病初期没有LVNC，是在进展中出现的孤立性、获得性LVNC，不能以此解释全貌，但可因此加重心力衰竭。

3.酒精性心肌病（AC）本例虽然长年饮酒，应该有发生AC的基础，但不具备明显的左心室扩张，且不能排除其他病因所致的心肌病，故不能确定为AC，但不能排除酒精加重其他病因对心肌的损害。

4.糖尿病心肌病　糖尿病心肌病（DCM）指糖尿病（DM）伴心功能不全，无高血压、冠心病、瓣膜病、先天性心脏病等其他心脏病证据，促进心功能不全的主要代谢异常，包括胰岛素抵抗、高胰岛素血症。高血糖；除1型和2型DM外，DM前期，如空腹血糖受损、糖耐量受损、代谢综合征和肥胖，均促进心脏损害。DC的两个发展阶段：早期：左心室肥厚和舒张功能减退。晚期：心脏纤维化和收缩功能不全。本例存在糖代谢异常，同时存在血脂代谢异常，故糖尿病心肌病的可能性较大。

【最后诊断】

1.扩张型心肌病、糖尿病病因的可能性大。

2.孤立性左心室心肌致密化不全。

3.完全性左束支传导阻滞。

4.射血分数减少性心力衰竭。

5.心功能Ⅱ级，C阶段。

【总结】

国际上认识心肌病是从1956年发现心肌炎开始的，至今认识到其是一个包含多种病因的复杂实体。临床上要从常见疾病中识别出心肌病，尽可能寻找潜在的原因。

【廖禹林专家点评】

病例9，展示了对1例疑似心肌病的7年追踪和析因，最后认定为"左心室致密化不全（LVNC）心肌病"的精彩过程，并对诊断和鉴别诊断进行了针对性分析，对心肌病的分类进展做了简要综述。这个病例从2012年到2019年表现为逐年加重的胸闷，心电图表现为间歇至持续性的完全性左束支传导阻滞，直到2019年心脏超声只有左、右心房轻度增大和左心室室壁运动减弱且不协调。这些情况很容易让人考虑为"冠心病"而非"心肌病"，事实也的确如此，到2017年为止，主治医生尝试了两次冠状动脉CTA和一次冠状动脉造影，但均未发现＞50%心外膜冠状动脉狭窄。那么是否属于INOCA（ischemia with non-obstructive coronary arteries）呢？2017年的SPECT检查发现左心室心尖、室间隔、前壁及下壁灌注缺损，如果到此为止，诊断INOCA型冠心病也未尝不可。但患者于2019年又住院了，刘教授发扬较真到底的精神，继续不遗余力寻找病因。心脏磁共振成像（CMR）检查发现心脏重构和心功能障碍比超声表现要严重得多，左心室明显扩大，射血分数（EF）低至31%，左心室中侧壁（11和12段）心肌增厚，致密化心肌层（C）6.9mm，非致密化心肌层（NC，心内膜下网格状心肌）16.9mm，提示孤立性心肌致密化不全（NC/C＝2.4）。由于LVNC易于血栓形成，明确诊断后留心抗栓，结合慢性心力衰竭的新四联治疗（ARNI，SGLT2i，β受体阻断剂和抗醛固酮药物），疗效值得期待。近年的两篇systemic review显示LVNC的室性心律失常主要来源并不是NC部分，影响预后的最重要因素也不是肌小梁的形成（即NC部分），而是EF的下降。如果我们把LVNC当成是不同心脏病可以有的病理性改变之一，它引起的病理后果、机制及治疗都是值得进一步研究的。从部分围生期心肌病也可有LVNC的病理表现且可逆的现象中，有可能寻找到治疗靶点。刘教授总结的该患者最后还是表现为扩张型心肌病和心力衰竭，从超声和SPECT的结果，结合临床症状，似乎也不能排除INOCA

引起的缺血性扩张型心肌病。该患者合并的糖尿病及长期饮酒史会不会促进冠状动脉微循环障碍和LVNC的形成，即混合性的心肌病，也是值得研究的。ARNI，SGLT2i和尼可地尔或许都有改善冠状动脉微循环的作用，对类似病例的疗效如何，值得观察和期待。

病例10 扩张型心肌病合并ST段抬高心肌梗死

【病例简介】

男性，41岁，2018年4月4日入院。入院前8天，先有"感冒"，继之出现胸闷气促，夜间不能平卧伴咳嗽、腹胀、体重明显增加，当地医院检查发现心脏扩大，左心功能不全。入院时生命体征正常，心率123次/分，节律整齐，心音减弱，三尖瓣区3/6收缩期杂音，无心包摩擦音。双肺底水泡音，颈静脉显露，肝肋下2cm，下肢不肿。化验：肌钙蛋白I（cTnI）0.04ng/ml，NT-proBNP 5132.00pg/ml，C-CRP 6.19mg/L，LDL 1.72mmol/L，HDL 0.85mmol/L，糖化血红蛋白（HbA1c）5.2%，血肌酐（Scr）124μmol/L，UA588μmol/L，GPT 119U/L，CK 233U/L，甲状腺功能、自身抗体14项、红斑狼疮4项、血管炎2项、抗心磷脂抗体、三大常规及心肌梗死3项均正常。

入院后查胸片提示心脏普遍扩大，双肺门淤血，双侧胸腔积液（图2-51），心脏超声：心脏各腔室普遍扩大：左心室（LV）62mm，左心房（LA）54mm，右心室（RV）37mm，右心房（RA）51mm；左心室容积LVV：舒张末期容积（EDV）137ml，收缩末期容积（ESV）104ml，射血分数（EF）24%，室壁运动普遍减弱；二尖瓣中度关闭不全，三尖瓣重度关闭不

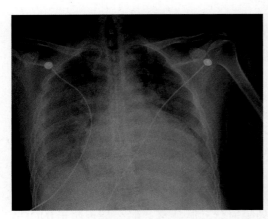

图2-51 X线胸片提示心影增大，双侧肺门淤血，双侧胸腔积液

全（图2-52）。2018年4月9日心电图提示窦性心律，电轴左偏，顺钟向转位，R波为主导联T波低平（图2-53）。

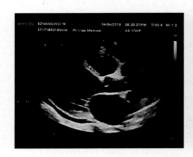
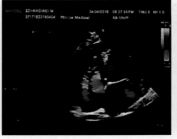
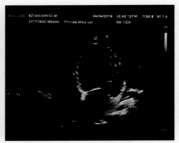

图2-52 心脏超声提示各室腔普遍增大，心功能不全

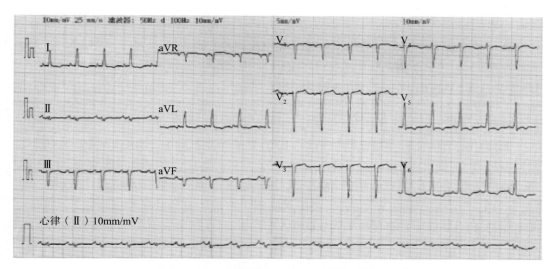

图2-53 心电图提示R波为主导联T波低平

2018年4月10日行冠状动脉造影检查，左主干（LM）、左前降支（LAD）、回旋支（LCX）、右冠状动脉（RCA）4主支冠状动脉均无明显病变（图2-54）。

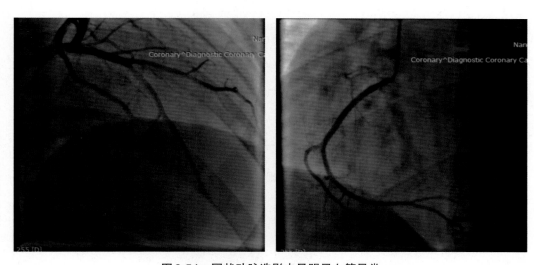

图2-54 冠状动脉造影未见明显血管异常

【诊断分析】

1.病毒性心肌炎 心脏扩大伴心功能明显减退，但cTnI正常，不支持。

2.冠心病 冠状动脉造影正常，无心肌梗死证据，cTnI正常，不支持。

3.扩张型心肌病 临床表现为扩张型心肌病，除外酒精性心肌病、心动过速、左心室致密化不全、心律失常、右心室心肌病（ARVC）及代谢性等继发性心肌病，故支持特发性扩张型心肌病。明确诊断需进行基因筛查，因此目前按照心力衰竭治疗。

【病情突变】

2018年4月15日凌晨1时40分患者突发胸痛，含服硝酸甘油症状不缓解。2时36分急查心电图提示广泛前壁ST段抬高心肌梗死（STEMI）（图2-55）。急诊行冠状动脉造影检查：LAD近中段发出大对角支后完全闭塞，LCX、RCA未见异常（图2-56），指引导丝顺利到达LAD远端，吸出1.5mm×3mm血栓，血流仍为0级，送球囊导管于LAD通行无阻，LAD血流未恢复，注入替罗非班及硝普钠，手术结束。cTnI一过性升高，最高达32.959～24.315ng/ml（图2-57），按急性冠状动脉综合征（ACS）进行双联抗血小板及其他相关抗心力衰竭药物治疗，临床症状逐渐稳定。

2018年4月24日复查冠状动脉造影：LAD复流（图2-58）。2018年4月26日行心脏磁共振成像（CMR）检查：全心扩大（左心室为主）伴左心室收缩功能减退，LVEDV 269.9ml（正常：89.0～138.0ml），LVESV 232.9ml（正常：16.0～49.0ml），LVEF 14%（图2-59）。左心室中部间隔（8段）心尖部间隔（14段）呈条片状延迟强化，以透壁型为主，符合LAD供区心肌梗死（图2-60）。

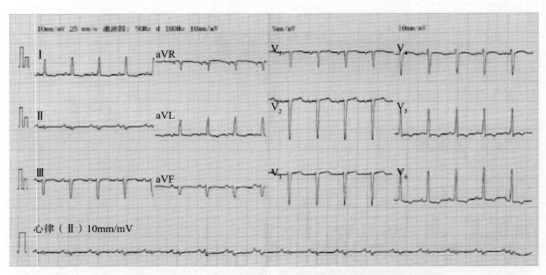

图2-55　心电图出现广泛前壁ST段抬高

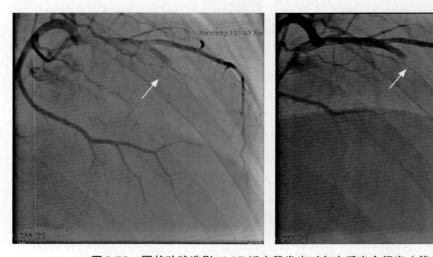

图2-56　冠状动脉造影：LAD近中段发出对角支后完全闭塞（箭头）

超敏肌钙蛋白I定量 cTnI（单位ng/ml）

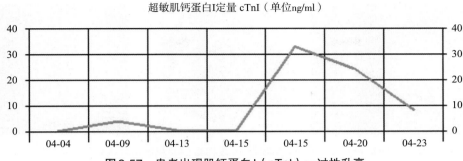

图2-57　患者出现肌钙蛋白I（cTnI）一过性升高

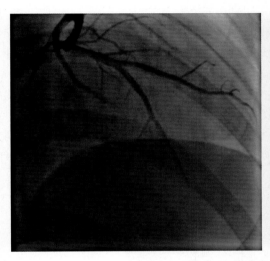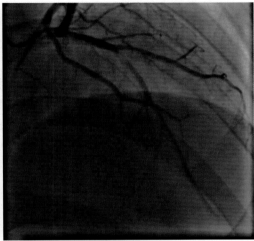

图2-58　冠状动脉造影LAD血流恢复

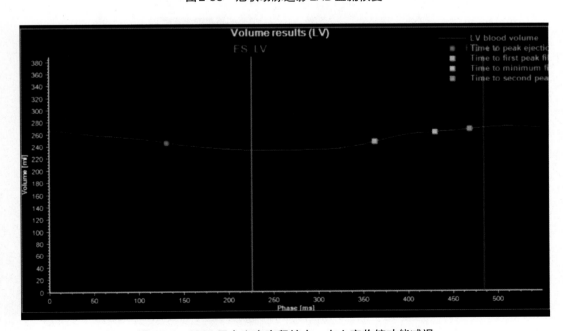

图2-59　CMR示左心室容积扩大，左心室收缩功能减退

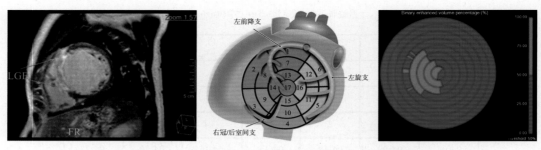

图2-60　CMR检查：左心室节段8段及14段相当LAD供区出现晚期钆增强（LGE）

【临床思考】

本病例患者，冠状动脉突然发生完全闭塞，并且在没有实施直接血管内干预治疗下，血流自行恢复，那么，没有阻塞的冠状动脉在什么情况下会突然闭塞然后又自发开放？主要考虑以下四种情况。

1.冠状动脉痉挛　冠状动脉痉挛常发生于无明显动脉粥样硬化（AS）斑块的冠状动脉，也可发生于斑块形成的冠状动脉，痉挛常发生于冠状动脉的一个区域，在未发生痉挛时常显示正常，但不代表功能正常。冠状动脉痉挛常见于吸烟者、高血压患者或高胆固醇者，诱发因素主要有戒酒、情绪激动、冷的环境、使用刺激血管药物，如兴奋剂、可卡因等（图2-61）。

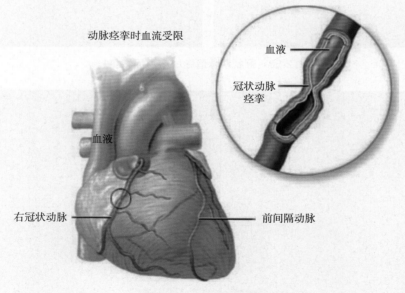

图2-61　冠状动脉痉挛

2.自发性冠状动脉夹层　自发性冠状动脉夹层（spontaneous coronary artery dissection，SCAD）是指夹层病变原发于冠状动脉本身，而非冠状动脉介入治疗、外伤等引起的继发性病变。SCAD是一种罕见的心血管疾病，发病率较低，但死亡率极高，为70%～75%，其中50%直接猝死，约20%在自发层形成数小时内死亡（图2-62）。

3.冠状动脉血栓栓塞　冠状动脉血栓可由遗传性或获得性血栓紊乱引起；同时，冠状动脉栓塞可由冠状动脉或系统动脉血栓引起。遗传性易栓症包括莱顿突变（凝血因子Ⅴ的突变）、蛋白C缺乏（PC）、蛋白S缺乏（PS）等。此外，临床估计冠状动脉血栓栓塞还包括矛盾性栓塞。

4.冠状动脉不稳定斑块破裂　应用IVUS的研究证明，40%冠状动脉无阻塞心肌梗死有斑块破裂或溃疡，斑块腐蚀、斑块上附着血栓、伴有完整或不完整纤维帽、斑块上有钙化结节同样提示是AMI的原因。合并斑块破裂患者的CMR发现有大面积的心肌水肿，伴有或不伴有小范围心肌坏死，提示在较大的血管区有暂时的血流受损伴冠状动脉血栓自溶（图2-63）。

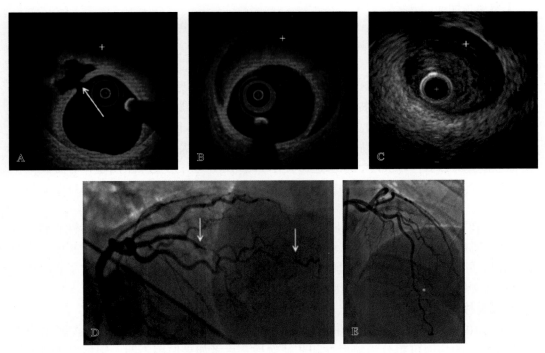

图2-62　自发性冠状动脉夹层（SCAD）的光学相干显影（OCT）（A、B）、血管内超声（IVUS）（C）及冠状动脉造影（D、E）所见：OCT及IVUS见到血管壁内血肿（＋），冠状动脉造影LAD左下段血流突然中断（双箭头间）

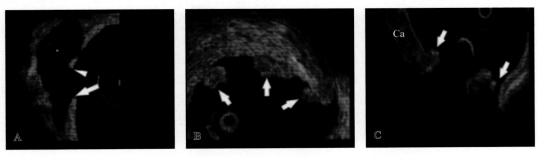

图2-63　冠状动脉OCT提示的不稳定斑块破裂所见

A.斑块破裂；B.斑块腐蚀；C.钙化结节

5.本病例出现冠状动脉突然闭塞的原因分析

（1）本例患者急诊冠状动脉造影未发现有自发性冠状动脉夹层的影像；化验提示抗心磷脂抗体阴性，无心房颤动及其他易形成血栓的心血管疾病，故不支持冠状动脉血栓性栓塞。

（2）急诊冠状动脉造影未做IVUS及OCT检查，不知是否存在斑块破裂或其他不稳定斑块情况；冠状动脉痉挛可发生在无明显狭窄冠状动脉病变的冠状动脉基础上，可由一些诱发因素触发，也可发生于无明确诱因或未知诱因的基础上。根据冠状动脉LAD突发闭塞和自发解除，考虑冠状动脉痉挛可能性大，即在扩张型心肌病的基础上出现了一次急性冠状动脉事件。

【最后诊断】

1.特发性扩张型心肌病，EF减少性心力衰竭，心功能Ⅳ级。

2.急性ST段抬高心肌梗死（STEMI）。

【总结】

本例临床特点：患者临床表现为夜间不能平卧，体重明显增加，查体心音减弱，三尖瓣收缩期杂音，化验结果提示NT-proBNP显著升高，心脏超声提示各个室腔均扩大，室壁运动减弱，左心室收缩功能显著降低（EF 24%）。入院时冠状动脉造影未显示有阻塞性冠状动脉病变，几天后夜间突然出现明显胸痛症状，cTnI显著升高，心电图提示广泛前壁STEMI，再次冠状动脉造影提示LAD发出的对角支完全闭塞，心脏磁共振成像提示全心扩大，心功能明显受损，9天后行冠状动脉造影检查发现LAD血流自行恢复。

该患者在未发生急性冠状动脉事件前心脏已有明显扩张，且排除了病毒性心肌炎及缺血性心肌病所致的扩张型心肌病可能性，而后出现STEMI，考虑为特发性扩张型心肌病和冠状动脉事件的一次偶然叠加，冠状动脉痉挛所致心肌梗死进一步加重了心功能不全，查阅文献未查到类似病例，因此属于罕见病例。

【廖禹林专家点评】

病例10，扩张型心肌病合并STEMI。这是个很有意思的少见病例。扩张型心肌病（DCM）的病因可粗分为缺血性和非缺血性，后者如果原因不明，则称之为特发性DCM。但一时不缺血不等于永远不缺血，在SOLVD临床研究的非缺血性心力衰竭患者中，安慰剂组和依那普利组分别有14.1%和8.9%的患者因心肌梗死或心绞痛入院。除了漏诊和低估冠状动脉病变而诊断为特发性DCM外，确有少部分非缺血性DCM因冠状动脉痉挛或栓塞引起心肌梗死。日本学者报道了一组42例诊断为非缺血性DCM患者，其中20例乙酰胆碱激发试验阳性，冠状动脉造影显示多支冠状动脉痉挛，而另外22例激发试验阴性的才是真的特发性DCM。刘教授报道的这例DCM合并STEMI患者，推测是冠状动脉痉挛的基础上形成了血栓而引起心肌梗死，因未做激发试验和血管内超声内镜，暂无证据推断其是反复冠状动脉痉挛引起的缺血性心肌病，但已经足够考虑在慢性心力衰竭的推荐治疗方案之外加上钙通道阻滞剂抗痉挛和抗血栓的治疗策略。

病例11　射血分数减退的扩张型心肌病转变为射血分数保留的肥厚型心肌病

【病例简介】

男性，1937年4月24日出生（现年84岁）。1988年7月5日（时年51岁），首次因急性痛风性关节炎住院，当时血压140/94mmHg，心电图及心电向量图为左心室高电压，临床诊断高血压2级，高血压心脏病，心功能Ⅱ级。踏车运动试验（－）。1996年神经内科住院诊断为可逆性缺血性神经缺损性疾病（RIND）。

2003年12月19日因胸痛住院，冠状动脉造影提示左前降支（LAD）和左旋支（LCX）弥漫性病变，LAD近段95%狭窄，LCX近段90%狭窄，于LAD及LCX分别置入2枚及1枚药物涂层支架。同时心电图提示完全性左束支传导阻滞（LBBB）。心脏超声提示：左心室（LV）53mm，左心房（LA）47mm，右心室（RV）27mm，右心房（RA）34mm，肺动脉（PA）26mm，左心室射血分数（LVEF）50%。术后常规阿司匹林和氯吡格雷双抗、阿托伐他汀降脂等治疗，LDL-C维持在2.78mmol/L。

2011年12月30日因反复出现左心衰竭入院，超声提示LV增大到62mm，LVEF降至28.6%，NT-proBNP达14 266pg/ml，心电图仍为LBBB，遂置入心脏再同步化起搏（CRTP）及除颤（CRTD）装置，同时给予培哚普利、螺内酯、美托洛尔等金三角抗心力衰竭药物及加强利尿对症治疗。

左心衰竭仍反复出现和加重，常有夜间不能平卧，剧烈咳嗽，致每年多次住院。2019年10月4日加用沙库巴曲缬沙坦钠片25mg，一日2次；LV内径保持在54～67mm，LVEF维持在25.346%～40%，多数在40%以下。

2020年6月15日起应用钠-葡萄糖协同转运蛋白2（SGLT2）抑制剂达格列净5mg，一日1次，沙库巴曲缬沙坦钠片50mg，一日2次。近2年因阵发性心房颤动间断应用胺碘酮。

因胸闷气促加重一周于2021年月6日再次入住CCU。入院时见全身消耗状态。呼吸稍促，高枕卧位。P 102次/分，R 22次/分，BP 144/86mmHg。心律整，心音正常，双肺底密布小水泡音，肝未触及，下肢不肿。意外地发现从2020年下半年开始，超声心动图提示LV内径逐渐缩小，室壁逐渐增厚，LVEF逐渐增加（图2-64，表2-5），心电图生理学起搏功能正常（图2-65）。胸部CT提示双肺间质性肺炎明显加重（图2-66，图2-67）。目前已针对间质性肺炎应用抗纤维化及抗感染治疗。

【辅助检查】

1.超声心电图　2013年以来，多次住院行超声心心动图检查，提示左心室逐渐扩大，LVEF逐渐下降。从2020年下半年起，意外发现左心室容积逐渐缩小，左心室腔径由最大67mm，降至37mm（图2-64，表2-5）。

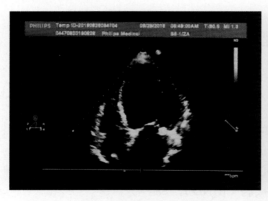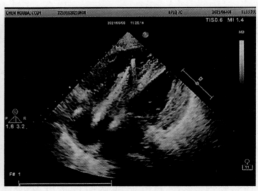

图2-64　不同时间患者心脏超声检查：左图（2018年8月28日）：LV 62mm，LA 50mm，室间隔舒张末期厚度（IVSd）1mm，左心室后壁厚度（LVPWd）10mm，肺动脉压（PG）34mmHg，LVEF 29.60%；右图（2021年6月8日）：LV 38mm，LA 39mm，IVSd 12mm，LVPWd 12.5mm，PG 36mmHg，LVEF 47.16%

表2-5　近4年超声左右心腔径、室间隔舒张末期厚度、左心室后壁厚度、肺动脉压及左心室EF测值比较

日期	LV（mm）	LA（mm）	RV（mm）	RA（mm）	IVSd（mm）	LVPWd（mm）	PG（mmHg）	LVEF（%）
2018年8月28日	62	50	32	42	10	10	34	29.66
2019年10月7日	67	54	38	50	11	10	20	30.00
2020年6月2日	57	43	29	37	12	12	30	25.34
2020年7月3日	59	46	32	46	11	12	37	38.87
2021年1月25日	37	38	31	39	11	12	62	55.00
2021年6月8日	38	39	35	51	12	12.5	36	47.00

2.心电图　提示窦性心律，呈心房-心室，三腔起搏模式，QRS波宽度正常（图2-65）。

3.胸部CT　2019年胸部CT提示双肺间质性肺炎，2021年双肺间质性肺炎明显进展（图2-66，图2-67）。

【病例讨论】

1.关于本病的动态诊断　我们有幸能观察到本病例33年的演变和进展过程。最早出现的是以原发性高尿酸血症及痛风为主的代谢综合征，伴有高血压及血脂异常，当时心电图仅有左心室电压增高，踏车运动试验正常。经过不规则的对症治疗，10年后发生显著的冠状动脉阻塞性病变及心肌弥漫性缺血损伤（LBBB），诊断慢性冠状动脉综合征（稳定型心绞痛），但LVEF仍保持在50%左右，心功能评估为Ⅲ级。

虽经冠状动脉重建及规范的二级预防药物治疗，心肌病变仍在继续进展，超声左心室内径增大到60～67mm，LVEF降到30%以下。临床表现为慢性左心功能不全及间断出现急性左心衰竭，遂于2011年置入三腔起搏及除颤器（CRTD），此阶段诊断转为缺

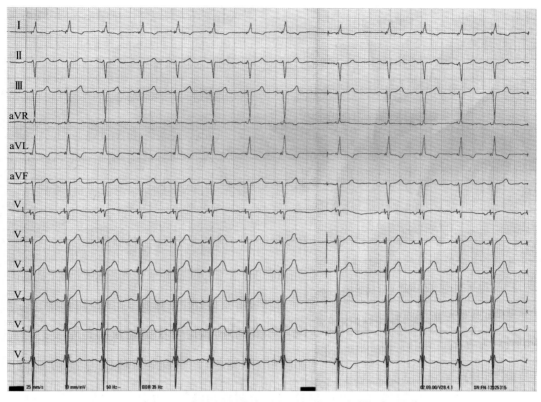

图2-65　心电图显示窦性心律，房室顺序起搏功能正常

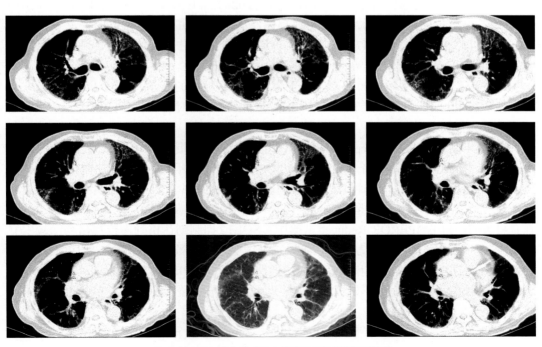

图2-66　2019年胸部CT提示双肺间质性肺炎

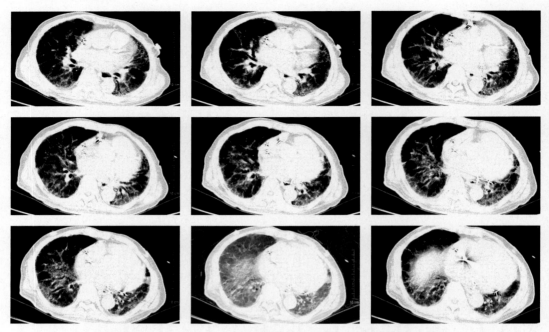

图2-67　2021年6月10日胸部CT提示双肺间质性肺炎较前进展

血性扩张型心肌病，心功能Ⅳ级，为EF减少的心力衰竭。

在ACEI、β受体阻滞剂、螺内酯等金三角药物治疗下，仍因心力衰竭反复住院，LVEF仍在30%以下，NT-proBNP常达20 000pg/ml以上，阵发性心房颤动，2019年起将ACEI培哚普利改为沙库巴曲缬沙坦钠片，2020年6月15日加用SGLT2抑制剂达格列净。从2020年下半年开始，意外发现超声左心室内径明显缩小，同时左心室厚度由10mm增到12.5mm，LVEF 47%～55%，但胸部CT显示有明显的间质性肺炎。目前诊断为缺血性EF保留的心力衰竭，间质性肺炎，心功能Ⅳ级。

2.关于本例左心室缩小的问题　关于患者左心室缩小的问题，我们认为可能与联合应用沙库比利/缬沙坦及SGLT2抑制剂达格列净有关；同时说明，虽然患者心功能明显减退，但仍保留收缩储备。

药物抑制脑啡肽酶（neprilysin）和钠-葡萄糖转运蛋白2（SGLT2）已分别在射血分数减少的心力衰竭患者中证明能减少心血管死亡和因心力衰竭住院的风险。在PARADIGM-HF试验中，沙库比利/缬沙坦较依那普利减少20%的心血管死亡和心力衰竭住院风险；认为主要机制是增加细胞内环磷鸟苷水平，从而增加内源性血管扩张肽。在DAPA-HF和EMPEROR-Reduced试验中，SGLT2抑制剂达格列净或恩格列净较安慰剂减少25%心血管死亡和心力衰竭住院风险。主要的机制虽然不太清楚，但可能是作用到细胞内，与减少氧化应激和减轻致炎的通路有关。EMPEROR-Reduced试验证明联合两类药物可产生明显的增量效益（图2-68）。这种增量效益能逆转左心室的重构尚未经文献报道。

3.关于本例间质性肺炎问题　间质性肺炎（interstitial pneumonia）是由多种原因引起的肺间质炎性和纤维化疾病，病变主要侵犯肺间质和肺泡腔，包括肺泡上皮细胞、毛

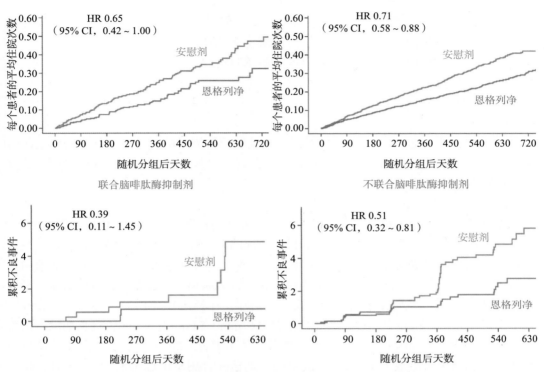

图 2-68　恩格列净联合脑啡肽酶抑制剂或不联合脑啡肽酶抑制剂对心血管预后影响

细血管内皮细胞、基底膜以及血管、淋巴管周围的组织，最终引起肺间质的纤维化，导致肺泡-毛细血管功能的丧失。

本例间质性肺炎应为继发的原因，与反复肺淤血、肺部感染及应用胺碘酮等药物有关。患者呼吸困难除源于左心衰竭外，同时还源于与间质性肺炎导致的肺泡功能障碍。双肺始终可闻及密布的细小有响性水泡音、三尖瓣反流逐年加重、肺动脉压增高以及右心室、右心房增大均与间质性肺炎的进展关联。由于患者存在较难处理的间质性肺部病变，会给治疗和预后提出挑战。

4.关于本例的高尿酸血症　研究发现，较高的血尿酸浓度是冠心病（CAD）的独立危险因子；另外一些研究证明，尿酸和CAD的联系是通过尿酸与已知的危险因子的关联而起作用的。尿酸是高血压、胰岛素抵抗、肥胖和高脂血症的生物标志，不是尿酸直接导致动脉粥样硬化病变。

本病例是在30多年前以原发性高尿酸血症和痛风性关节炎开始的，同期发现有高血压和高甘油三酯血症；在以后的过程中又曾经诊断过2型糖尿病。因此，代谢综合征是本病例冠心病的先驱，15年后发展为严重的多支冠状动脉弥漫性病变，并伴有局部显著性狭窄和广泛心肌缺血性损害，以及完全性左束支传导阻滞。如教科书一样验证了冠心病的发生和发展过程。遗憾的是，进入到了21世纪，我们作为心血管医生，却没能控制好常见的心血管的危险因子。这说明如果我们对尿酸、高血压等这些心血管危险因子没有足够的重视和坚持控制的毅力，这些危险因子就会潜在地默默地损伤我们的心脏。

【最后诊断】

1.代谢综合征（高血压、高血脂、高血糖、高尿酸）。

2.冠心病，缺血性扩张型心肌病，PCI及CRTD后。

3.心功能Ⅳ级。

4.间质性肺病。

【总结】

进入到21世纪20年代了，我们对冠心病及其危险因子的防治有了许多观念上的转变，一些新的药物已上市。这又给顽固性心力衰竭患者带来曙光。通过对本病例的反思，我们会把今后的工作做得更好一些。

【廖禹林专家点评】

本例是一例黄金三角时代的"难治"性心力衰竭在进入新四联时代后变得"可治"的典型案例。对本病例的治疗，跌宕起伏、峰回路转。在这个病例总结中，体现了最重要的基本功：掌握病史全貌，分门别类，洞若观火。84岁老人，33年病史。基础病是高血压冠心病，发展成缺血性扩张型心肌病并心力衰竭和完全性左束支传导阻滞，经过PCI、CRTD置入以及所在年代的最优化药物治疗，在长达10年的反复心力衰竭和多次住院中，左心室、左心房和右心房最大分别为67mm、54mm和50mm，且长期没有显著逆转，EF值大多在30%以下，每年多次住院，苦不堪言。2019年开始加用1/8负荷量的ARNI治疗，8个月后效果不佳，将ARNI剂量加倍并合用SGLT2抑制剂，6个月后超声数据显示心脏重构完全逆转（以上三腔直径分别为37mm、38mm和39mm），射血分数正常（55%），室壁厚度由心室扩张引起的变薄转至稍厚。心脏重构的抑制是心力衰竭好转的基础，抑制有三个境界：延缓进展、维持现状、部分乃至完全逆转。这位患者在黄金三角（RAS抑制剂、β受体阻滞剂和抗醛固酮）方案下维持了现状，在新四联方案（ARNI、SGLT2抑制剂、β受体阻滞剂和抗醛固酮）下出现了逆转。与时俱进的思维、药物的选择、剂量的滴定等，或许是我们从这个病例中需要体会的要点。

至此，算是粗略点评完了刘教授倾心总结的这11例精彩的心肌病病例。与其说是点评，不如说是学习体会。如果以自己是主治医生来研读这些病例，应该会有完全不一样的感觉。人道是诗读百遍，其意自见。那么，经典病例的反复玩味，也会有进得桃源而豁然开朗的感觉吧。

第三章

冠心病猝死

　　本章包含的病例1、2、3三例患者都是从刀尖上走过来的珍贵病例，值得和大家分享。根据文献报道，急性透壁性心肌梗死即使在12小时内成功进行了冠状动脉重建，术后仍会出现致命的恶性室性心律失常（1.3%持续性室性心动过速，1.5%心室颤动）和很高的死亡率。恶性室性心律失常集中在术后48～96小时，触发的原因并不清楚，且有1/3出现在后期。本章病例1、2均于PCI后48小时出现电风暴。病例3是在院外心脏停搏得到及时心脏按压而获救的。此例后来证明没有冠状动脉的阻塞性病变，说明功能性的冠状动脉痉挛同样可以是致命性的。

病例1　迟发的室性心动过速和心室颤动

【病例简介】

　　病例1-1：男性，46岁，2018年5月28日急诊收治。胸痛10天，临床表现为呼吸急促，呈端坐体位，经心电图、超声、胸片及化验检查，迅速确诊为急性广泛前壁STEMI、急性左心衰竭、左心室附壁血栓，经积极处理心力衰竭后于6月7日行冠状动脉造影，同时将濒临闭塞的左前降支冠状动脉（LAD）和左旋支冠状动脉（LCX）分别置入1枚支架，手术顺利。6月9日，上午9时40分，术后48小时突发心室颤动风暴。无休止的心室颤动反复发作，持续了90分钟，至11时09分，患者恢复窦性心律，第一回合抢救成功。心室颤动风暴终止后患者高热、昏迷、无尿，肝功能急剧恶化，肺炎，进入多器官功能衰竭阶段的抢救，每天有1～2次心室颤动发作。救治效果显著，患者成功苏醒，各项指标都在恢复，患者继续穿着除颤背心。6月27日停用了呼吸机，拔除气管插管，解去除颤背心，未再出现发热及心律失常，各项指标都在恢复，患者抢救成功。

　　病例1-2：男性，62岁。胸痛3小时，于2020年8月11日急诊入院，诊断急性广泛前壁STEMI，心源性休克、急性心肌梗死（Killip）Ⅳ级，急性肾功能不全。急诊当日行冠状动脉造影，提示三支主要冠状动脉阻塞性病变，给予呼吸机支持，主动脉内球囊反搏（IABP）支持，于左前降支冠状动脉置入3枚支架，血流恢复。8月12日凌晨2时（支架置入后8小时）突发室性心动过速及心室颤动，经抢救于3时恢复窦性心律，但神志未能恢复，在持续呼吸机和IABP及各种药物支持下血压持续下降，于8月15日凌晨死亡。

【最后诊断】

　　病例1-1：①急性广泛前壁ST段抬高心肌梗死（STEMI）伴左心室心尖附壁血栓；

②左前降支及左旋支闭塞性病变，PCI术后；③心室颤动风暴复苏成功。

病例1-2：①急性广泛前壁STEMI；②心源性休克、急性心肌梗死分级（Killip方法）Ⅳ级；③左前降支PCI后；④迟发性心室颤动，复苏失败。

【病例讨论】

1. STEMI迟发性室性心动过速/心室颤动（VT/VF）的发生率、危险因素和对预后影响　早发性VT/VF在入院前或入院48小时内、急诊转运时，急诊室内或导管室内发生；迟发性VT/VF在入院48小时后或PCI术后发生。迟发性VT/VF的住院期和一年后的死亡率均较早发性VT/VF为高（24% vs. 58%）；迟发性VT/VF出现的高峰时间为住院后8天左右（6～10天），死亡时间高峰与发病高峰相一致。Killip分级、CK-MB峰值、迟发性VT/VF是住院心源性死亡的独立预测因素（Takada T et al.Journal of Interventional Cardiology Volume 2019）。

2. STEMI后VT/VF的可能机制

（1）早发VT/VF：急性冠状动脉闭塞导致的急性缺血和交感张力增高。

（2）再灌注后的VT/VF：①毒性代谢产物和离子（如乳酸和钾）进入周围冠状动脉；②心肌缺血导致的线粒体功能不全；③Barron等证明：白细胞增高伴随心外血流和心肌灌注减少，PCI时代，炎症和白细胞增多本身直接与冠状动脉血栓、再灌注损伤相关。

（3）在心肌梗死进展阶段，存活但功能不全的浦肯野纤维是主要的致心律失常病灶；在缺血1小时以后，浦肯野和存活的肌肉纤维出现静息电位下降、动作电位振幅减低和上升速度减慢；动作电位在肌肉纤维延长，而在浦肯野纤维缩短，有利于形成折返。折返、损伤电流和异常的自律性（延迟的后除极）导致心律失常。

（4）迟发性VT/VF的机制目前不很清楚，目前认为是由于严重的心力衰竭导致压力或容量负荷或在心室肌的瘢痕组织产生电生理或结构改变等而导致心律失常。

3. 迟发性VT/VF的防治

（1）发作时按指南规定的高级生命支持流程和急性心律失常用药。

（2）置入心脏转复除颤器（ICD）：ICD在减少全因死亡率和SCD上起到重要的作用，心肌梗死后较长时间（尤其在11个月以后）置入ICD减少SCD的风险和死亡更明显，LVEF＜40%比较高LVEF者接受ICD的必要性更大。

【临床特点】

病例1-1：发病至冠状动脉重建时间长，PCI前临床表现为左心衰竭，同时左心室心尖已有附壁血栓，已具备发生心室折返性心律失常的病理基础；在PCI术后，再灌注损伤诱发了电风暴。

病例1-2：虽然起病后3小时就来急诊，且在起病后12小时内成功完成靶病变支架成形，但因三支冠状动脉均为闭塞或接近闭塞病变，长期处于缺血性心功能不全，在经历了一次急性缺血和再灌注损伤后诱发了VT/VF。

【总结】

1. 在PCI及药物合理应用的时代，STEMI患者出现心源性猝死的情况大为减少。

2. 仍有一部分STEMI患者在PCI后不同时间出现VT/VF，甚至电风暴，称为迟发性VT/VF；迟发性VT/VF与左心室功能低下密切相关。

3.心肌梗死后的心源性猝死具有明确的时间依赖性；同时，PCI后ICD的一级预防效果也有明确的时间依赖性。

4. LVEF≤35%是预测心源性猝死最重要的因子，PRD（周期性复极动力学）是预测心源性猝死的一个新的心电图指标。

病例2 心肌梗死伴心室颤动风暴

【病例简介】

男性，46岁，2018年5月28日急诊收治。胸痛10天，临床表现为呼吸急促，呈端坐体位，经心电图、超声、胸片及化验检查（图3-1～图3-3，表3-1），迅速确诊为急性广泛前壁心肌梗死、急性左心衰竭、左心室附壁血栓。经积极处理心力衰竭后于6月7日行冠状动脉造影，同时将濒临闭塞的LAD和LCX冠状动脉置入支架（图3-4），手术顺利，术后48小时突发心室颤动风暴。

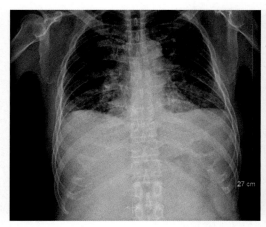 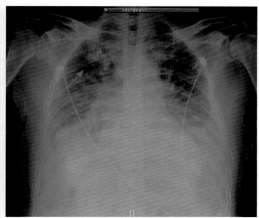

图3-1 胸片提示肺水肿及双侧胸腔积液

表3-1 双侧胸腔积液检测

项目	5月27日	6月1日	6月6日
NT-proBNP（pg/ml）	4466	3936	5602
肌钙蛋白I（ng/ml）	3.793	12.641	2.514

针对心室颤动风暴，医护轮流连续进行了多次的电除颤，但是心室颤动仍反复发作，连续进行胸外按压、镇静、吸氧、气管插管、呼吸机支持，持续静脉滴注艾司洛尔、胺碘酮、利多卡因三联抗心律失常药，碳酸氢钠不断纠酸，同时反复应用肾上腺素和硫酸镁，至11时09分，患者恢复窦性心律。全程持续了90分钟。

心室颤动风暴终止后患者高热、昏迷、无尿，肝肾功能急剧恶化，患者合并肺炎。痰培养可见多种致病菌：嗜麦芽寡养单胞菌、铜绿假单胞菌、沙门菌（图3-5～图3-9）。

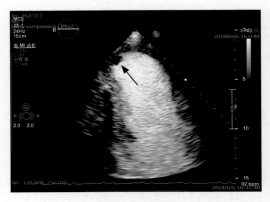

图3-2 左心室声学造影：左心室心尖室壁瘤形成，伴心尖附壁血栓，LVEF 39%

持续呼吸机支持，头部冰帽、全身降温。去甲肾上腺素、血液透析、护肝、抗心律失常、抗生素、抗凝、稀释痰液、肺部灌洗、肠内外营养支持以及口腔、皮肤和气道护理等措施有序进行。经过救治，患者各项指标恢复，但是心室颤动风暴于当天下午共发作8次，均经电击除颤恢复。此后每天均有室性心动过速或心室颤动发作，持续穿戴除颤背心。安排电生理会诊，安置心房临时起搏器（图3-10，图3-11）。

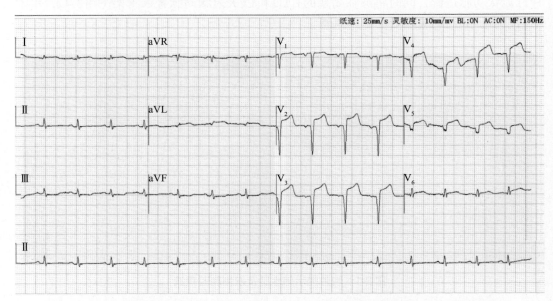

图3-3 入院心电图（距发病10天）：窦性心律，广泛前壁心肌梗死（ST段仍抬高）

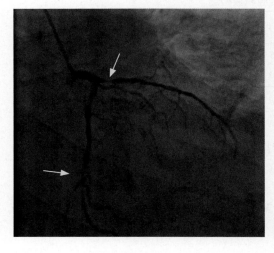

图3-4 6月7日冠状动脉造影示LAD近段和LCX远段濒临闭塞狭窄，各置入1枚支架

日 期	2018-06-18	06-19	06-20	06-21	06-22	06-23	06-24
住院日数	22	23	24	25	26	27	28
或产后日期							

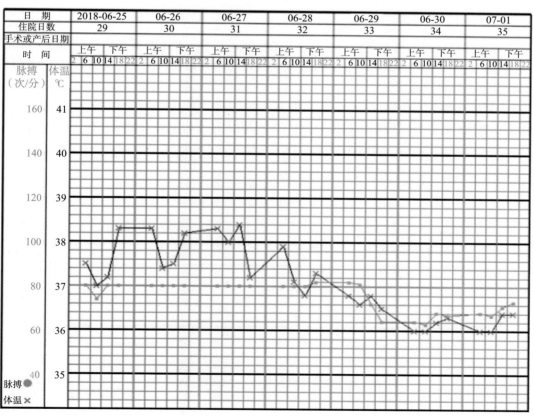

日 期	2018-06-25	06-26	06-27	06-28	06-29	06-30	07-01
住院日数	29	30	31	32	33	34	35
手术或产后日期							

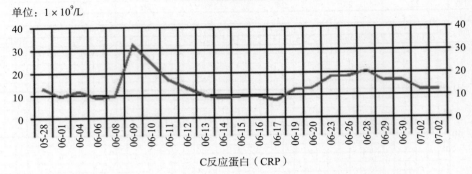

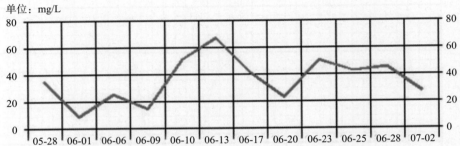

图3-5 患者体温及炎症指标变化：发热呈弛张型，白细胞达32.44×10^9/L，CRP达67.36mg/L

心房起搏后患者再无室性心动过速和心室颤动发作，6月26日停止临时起搏，除去除颤背心，6月27日停用呼吸机，拔除气管插管，患者无发热，无心律失常，各项指标都在恢复。患者获救了。

【最后诊断】

1.急性广泛前壁ST段抬高心肌梗死（STEMI）伴左心室心尖附壁血栓。

2.左前降支及左旋支闭塞性病变，PCI术后。

3.心室颤动风暴复苏成功。

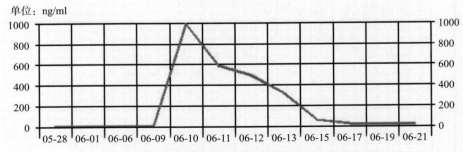

图3-6 患者血清降钙素原PCT最高达32.310ng/ml

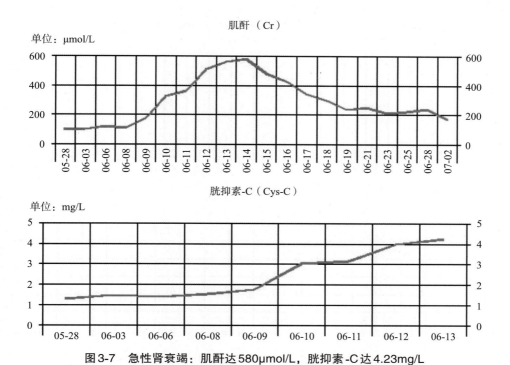

图 3-7　急性肾衰竭：肌酐达 580μmol/L，胱抑素 -C 达 4.23mg/L

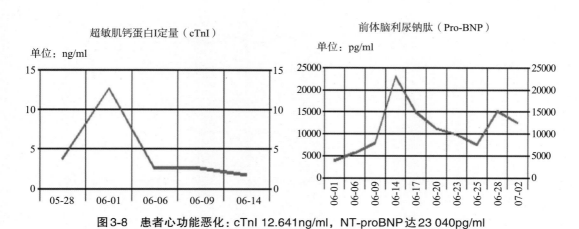

图 3-8　患者心功能恶化：cTnI 12.641ng/ml，NT-proBNP 达 23 040pg/ml

谷丙转氨酶（GPT）

单位：U/L

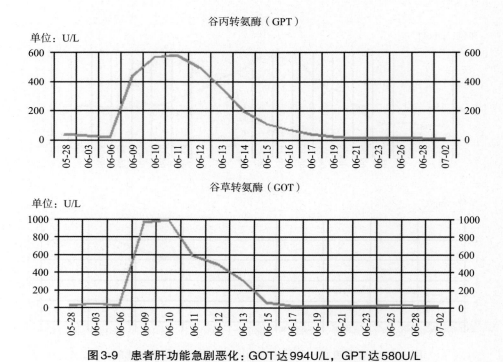

图3-9　患者肝功能急剧恶化：GOT达994U/L，GPT达580U/L

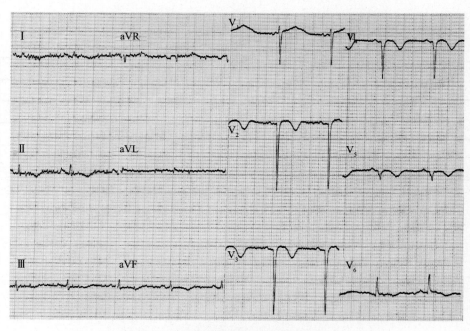

图3-10　患者起搏前心电图为窦性心动过缓

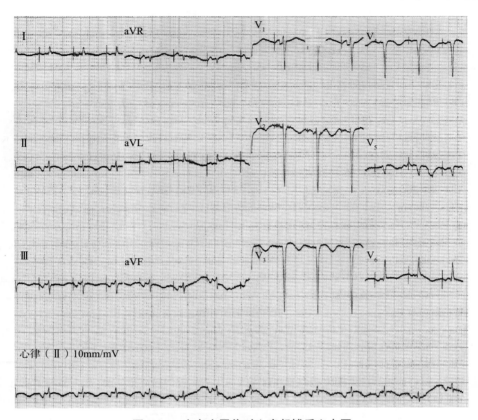

图3-11　患者安置临时心房起搏后心电图

【病例讨论】

1.各种类型冠心病是引起心室颤动风暴最常见的病因见图3-12。

2.根据 Albanese 等有关急性透壁心肌梗死成功 PCI 后致死性心律失常的报道,研究入选975例检测心律失常,共有142个恶性心律失常事件,发生在急性透壁心肌梗死成功 PCI 后致死性心律失常的时间多数在 PCI 后24～48小时,个别出现在700～800小时。出现致死性心律失常预测因子包括年龄大、左心室 EF＜30%、白细胞＞$10×10^9$/L、CK＞100U/L。975例 STEMI 支架术后 VF 的发生率为1.5%,死亡率为93.3%。

3.本例心室颤动风暴的处理流程如下。

(1)第一回合心室颤动风暴(6月9日9时40分～11时09分):心室颤动—室性逸搏—室性心动过速,不断轮流交替,处理:200J双向非同步除颤8次,持续心脏按压,呼吸球囊辅助呼吸;9时48分气管插管,呼吸机应用。

(2)药物:①镇静剂,如咪达唑仑、芬太尼;②去甲肾上腺素、钾镁、碳酸氢钠注射剂持续应用;③肾上腺素每支1mg共14支静脉注射;④抗心律失常药:胺碘酮共0.6g、艾司洛尔共0.4g、利多卡因0.1g三联抗心律失常药先后同步静脉注射及静脉滴注。

(3)后续心室颤动,室性心动过速发作不断。

6月9日同日下午:7次心室颤动发作,均电击转为窦性心律。6月10日～6月12日:

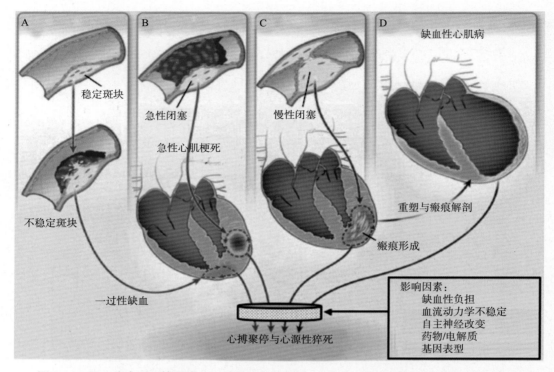

图 3-12　冠心病出现心搏骤停和心脏性猝死的原因。A.暂时的心肌缺血；B.急性冠状动脉闭塞，致急性心肌梗死；C.慢性冠状动脉闭塞，愈合的心肌梗死伴/不伴暂时性心肌缺血；D.长时间的缺血性心肌病，伴心力衰竭，形成VT/VF底物，以上情况易导致反复VT/VF

6次心室颤动，均电击转为窦性心律。继续应用：胺碘酮、艾司洛尔、利多卡因三联滴注，后因肝功能异常改为艾司洛尔、利多卡因二联滴注，直至6月20日安装心房起搏器后，室性心律失常终止。

【总结】

1.根据Albanese等观察，急性透壁心肌梗死即使在12小时内成功进行了冠状动脉重建，术后仍会出现致命的恶性室性心律失常（1.3%持续性室性心动过速，1.5%心室颤动）和很高的死亡率。

2.恶性室性心律失常集中在术后48～96小时，触发的原因并不清楚且有1/3出现在后期。

3.抢救心室颤动风暴最重要的是迅速识别、立即电击、持续心脏按压、胺碘酮、β受体阻滞剂，必要时利多卡因2～3联的抗心律失常药物静脉注射和持续静脉滴注；团队的反应和多项措施的同步实施是获得成功的保证。

病例3　冠状动脉痉挛与心室颤动风暴

【病例简介】

男性，54岁。2008年2月起，时有胸痛发作，伴出汗，约30分钟自行缓解，数周发作一次。6月以来，胸痛发作每周一次，不伴晕厥。吸烟史30余年，每天2～3包。2018年7月20日上午9时就诊于某医院。当时心电图（图3-13）正常，肌钙蛋白 I ＜0.01μg/L。为了进一步检查，患者徒步由某医院到我院，途中出现胸痛，晕厥倒地，经路过的我院CCU护士就地心脏按压获救后，120将患者再次送到某医院。到某医院再次出现胸痛，继之发生室性心动速（VT）-心室颤动（VF）（图3-14）。电击复律后的心电图提示 Ⅱ、Ⅲ、aVF 导联 ST 段抬高，其余导联 ST 段下降（图3-15）。

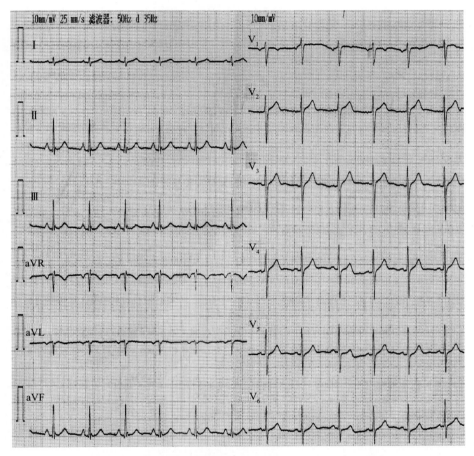

图3-13　2018年7月20日上午9时心电图提示未见异常

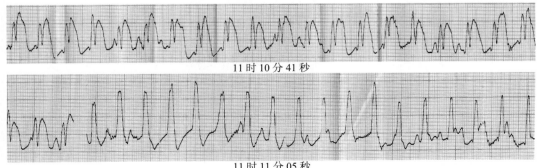

11时10分41秒

11时11分05秒

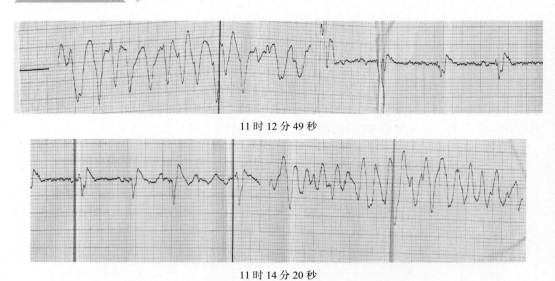

11时12分49秒

11时14分20秒

图3-14　提示阵发性VT-VF心电图

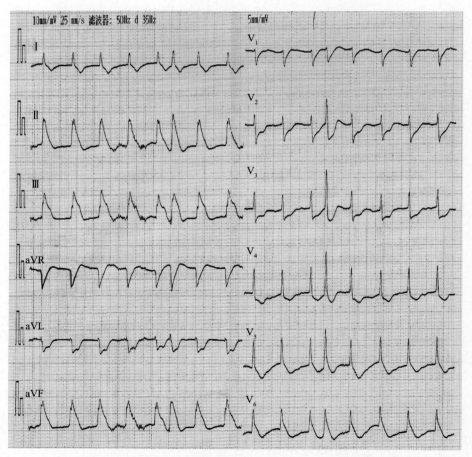

图3-15　右冠状动脉供区心电图导联（Ⅱ、Ⅲ、aVF）ST段高抬，左冠状动脉供区心电图导联（Ⅰ、aVL、$V_2 \sim V_6$）ST段下移

在某医院抢救恢复窦性心律后，于当日中午12时40分，转送到我院急诊科，进一步诊断治疗。当时心电图为窦性心律，无ST段偏移（图3-16）。在急诊室又经历了多次心室颤动发作，经抢救病情稳定，在气管插管、呼吸机和多巴胺维持下，神志清楚，血压145/90mmHg，急送心导管室。冠状动脉造影提示左、右冠状动脉正常（图3-17），转送到CCU，按急性冠状动脉综合征处理。

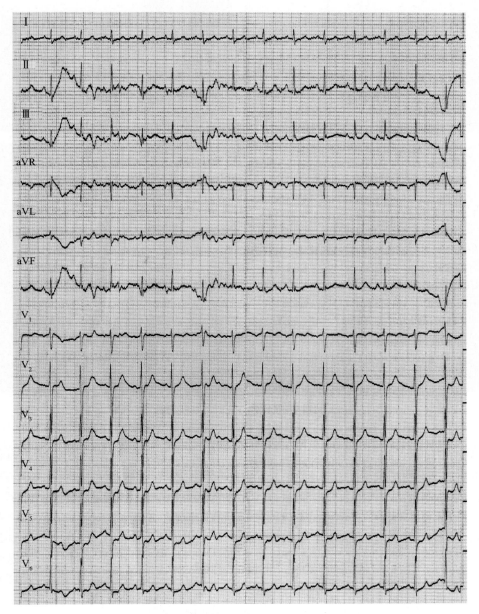

图3-16　心电图提示窦性心律，ST-T正常

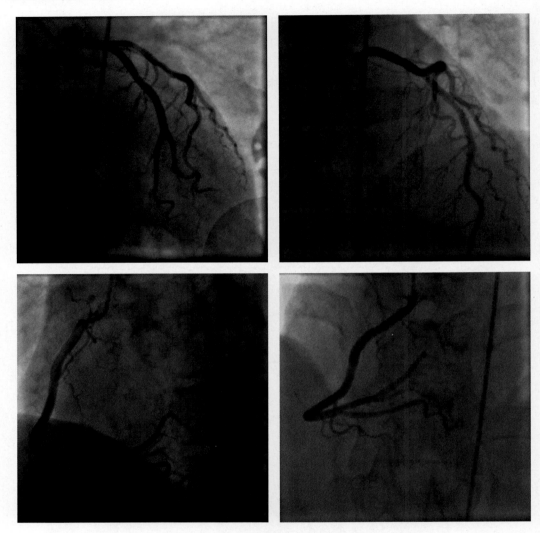

图3-17　正常的左、右冠状动脉

　　住院第4天，再次出现心绞痛，正在进行的动态心电图记录到了前壁缺血证据（图3-18），前壁ST段抬高持续1小时，期间血压无明显影响，心率稍减慢。再次冠状动脉造影中，先后出现左旋支冠状动脉（LCX）及右冠状动脉（RCA）痉挛，经冠状动脉内注射硝酸甘油后痉挛解除（图3-19）。同步进行的冠状动脉血管内超声（IVUS）提示LAD、LCX、RCA三主支冠状动脉均有动脉粥样硬化斑块，管腔无明显狭窄（图3-20）。

　　发病后第4天心脏磁共振成像提示心肌有水肿及广泛斑点状条片状延迟强化（图3-21），说明心肌炎症和坏死及纤维化。肌钙蛋白和前体脑利尿钠肽增高。给予地尔硫䓬90mg/d及硝酸甘油治疗，未再有胸痛发作，继续按ACS治疗，8月1日动态心电图正常，8月3日出院。

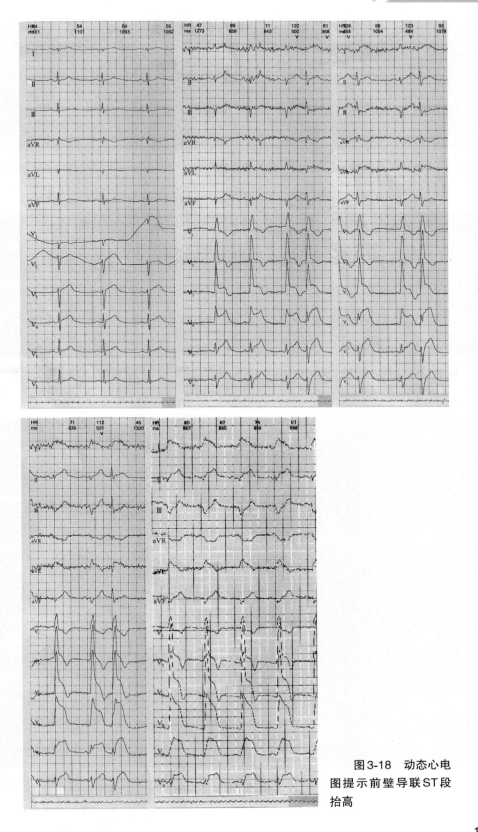

图3-18 动态心电图提示前壁导联ST段抬高

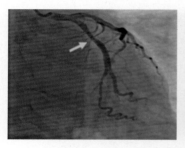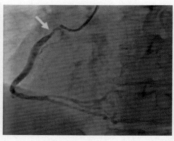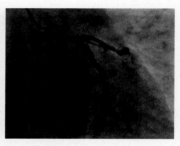

图3-19 第二次冠状动脉造影，由左至右分别提示LCX痉挛、RCA开口处痉挛及冠状动脉内注射硝酸甘油后痉挛缓解

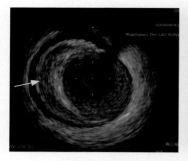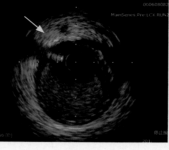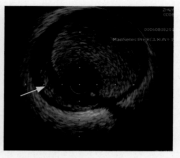

图3-20 冠状动脉血管内超声（IVUS），LAD、LCX、RCA（从左到右）3主支冠状动脉均有粥样硬化斑块（箭头）

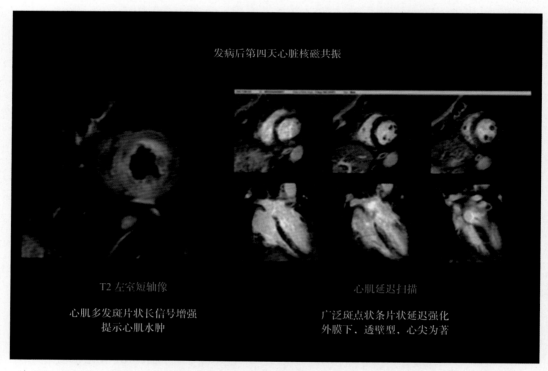

图3-21 发病后第4天心脏磁共振成像。箭头提示为广泛斑点状条片状延迟强化，外膜下，透壁型，以心尖为著

【最后诊断】

1.冠心病，冠状动脉痉挛，Ⅱ型急性心肌梗死。

2.多支冠状动脉粥样硬化。

3.变异性心绞痛，室性心律失常（室性心动过速，心室颤动）。

4.心功能Ⅰ级。

【病例讨论】

1.关于冠状动脉痉挛　Dr.Myron Prinzmetal（1908—1987）是19世纪著名的美国医生，他发表的"变异型心绞痛"（A variant form of angina pectoris）是第一次里程碑式的报道：描述了不同于Heberden的典型心绞痛，从此有了变异型心绞痛和冠状动脉痉挛的概念。

冠状动脉痉挛是指心外膜下传导动脉发生一过性收缩引起血管部分或完全闭塞，导致心肌缺血的一组临床综合征。冠状动脉痉挛是构成冠心病多种心肌缺血性疾病的基本病因，主要包括变异型心绞痛、不稳定型心绞痛、急性心肌梗死和猝死等。冠状动脉痉挛易发生于有粥样硬化的冠状动脉，也可发生于表面"正常"的冠状动脉，冠状动脉任何一个分支或多个分支均可发生。

2.冠状动脉的激发试验

（1）麦角新碱（ergonovine，ER）：作用于平滑肌，主要通过激活5-羟色胺受体产生血管收缩和激活内皮素引起释放抑制前列腺物质。具有内皮功能不全者，可引起显著的血管收缩。ER主要由肝脏代谢，是CYP3A4肝酶的主要物质。

（2）乙酰胆碱（acetylcholine，ACH）：ACH通过毒蕈碱受体作用在内皮和平滑肌。在健康的内皮，ACH引起血管扩张；内皮功能不全时，内皮细胞产生一氧化氮（强有力的平滑肌松弛剂）不充分，引起血管收缩而不是扩张。通过冠状动脉导管，在1～3分钟，手动逐渐增量（2—20—100mg）推入ACH到LAD（或RCA），每个剂量后重复冠状动脉造影，同时观察症状和心电图，如果冠状动脉内径减少>90%（弥漫或局限），则心外冠状动脉痉挛诊断成立。

目前临床主要应用ACH进行激发试验，其安全性与冠状动脉造影及相关手术相当；亚洲及其他洲大组发表的数据显示，严重的并发症（如冠状动脉夹层、心肌梗死和室性心律失常）的发生率低于1%；常见小的并发症是阵发性心房颤动（1.6%），在注射ACH，尤其RCA注入ACH时发生阵发性房室传导阻滞（2.2%），减慢手推速度时可消失。

【总结】

1.院外心脏停搏得到及时心脏按压往往是开启重获生命的第一扇大门。

2.冠状动脉痉挛有宽广的临床谱，从不典型胸痛到典型变异型心绞痛，本例以心室颤动风暴发病实属少见。

3.冠状动脉痉挛可发生于动脉粥样硬化形成斑块的早期，对冠状动脉造影无明显狭窄的患者应注意对冠状动脉痉挛的筛查。

4.吸烟是冠状动脉痉挛的主要诱因，故戒烟是治疗变异型心绞痛的首要措施，同时要进行动脉粥样硬化二级预防。

【吴爵非专家综合点评】

心脏性猝死（SCD）是指急性症状发作后1小时内发生的以意识突然丧失为特征的

由心脏原因引起的自然死亡。1979年国际心脏病学会、美国心脏学会以及1970年世界卫生组织定义的猝死为：急性症状发生后即刻或者24小时内发生的意外死亡。目前大多数学者倾向于将猝死的时间限定在发病1小时内。其特点有三：①死亡急骤；②死亡出人意料；③自然死亡或非暴力死亡。近年来，我国随着心血管病发生率的增高，心脏猝死的发病率也明显增加。

心脏性猝死者绝大多数患有器质性心脏病，主要包括冠心病、肥厚型和扩张型心肌病、心脏瓣膜病、心肌炎、非粥样硬化性冠状动脉异常、浸润性病变、传导异常（QT间期延长综合征、心脏阻滞）和严重室性心律失常等。另外，洋地黄和奎尼丁等药物中毒亦可引起。大多数心脏性猝死则是由室性快速心律失常所致。一些暂时的功能性因素，如心电不稳定、血小板聚集、冠状动脉痉挛、心肌缺血及缺血后再灌注等使原有稳定的心脏结构异常发生不稳定情况。某些因素，如自主神经系统不稳定、电解质失调、过度劳累、情绪压抑及应用致室性心律失常的药物等，都可触发心脏性猝死。

根据文献和临床实践，急性心肌梗死是SCD最常见的原因，且大部分患者在院前发生SCD，住院患者因及时开通梗死相关血管等治疗，SCD的发生率已大为减少，但SCD仍是STEMI患者常见的并发症，其中最主要原因为威胁生命的室性心律失常。心肌梗死后30天的致命性室性心律失常约为1.4%，30天后约为0.2%。

心肌梗死后出现持续性室性快速性心律失常，如早期出现的室性心动过速（ventricular tachycardia，VT）或心室颤动（ventricular fibrillation，VF），可能提示持续心肌缺血、致心律失常性心肌瘢痕组织形成、交感神经张力增加或循环儿茶酚胺浓度升高，或是电解质紊乱（如低钾血症）。在心肌梗死进展阶段，存活但功能不全的浦肯野纤维是主要的致心律失常病灶；在缺血1小时以后，浦肯野和存活的肌肉纤维出现静息电位下降、动作电位振幅减低和上升速度减慢；动作电位在肌肉纤维延长，而在浦肯野纤维缩短，有利于形成折返。折返、损伤电流和异常的自律性延迟后除极导致心律失常。MI后发生VT或VF的患者，院内死亡率达到20%或更高。因此，迅速识别并治疗这些心律失常可以挽救生命。虽然既往有MI的患者发生恶性心律失常的风险均升高，但风险大小因人而异，其中左心室射血分数（left ventricular ejection fraction，LVEF）降低是最重要的危险分层因素。

心室电风暴是心肌梗死后猝死的重要原因，系列病例中均涉及心肌梗死后住院期间患者反复发作心室电风暴。心室电风暴又称室性心动过速/心室颤动风暴，其定义目前尚未统一。临床上普遍认可的定义为24小时内持续性室性心动过速/心室颤动反复发作3次及以上，引起血流动力学不稳定，需要治疗才能终止发作；对于已置入埋藏式心脏转复除颤器的患者，心室电风暴是指24小时内出现3次及以上需要埋藏式心脏转复除颤器干预的情况。

心室电风暴是心室电活动极其不稳定的一种状态，患者大多患有严重的心脏基础疾病。电风暴的诱因包括：①心源性，如心肌缺血、心力衰竭、心肌炎、心肌病和离子通道遗传病等；②非心源性，如电解质紊乱、卒中、器官衰竭、精神心理疾病等；③医源性，如致心律失常药物、围手术期、有创操作等。上述诱因引发电风暴的机制包括：①交感神经过度激活。电风暴发生时，体内儿茶酚胺水平短时间内急剧上升，导致心肌离子流紊乱，进而引起恶性心律失常。②β受体敏感性增高。③希氏束-浦肯野纤维传导异常，可阻止窦性激动夺获，并驱动室性心动过速和心室颤动的发生。

　　一旦发生致命的心室电风暴，应立即进行电复律，同时应用恰当的抗心律失常药以防止电风暴再次发生。β受体阻滞剂可作用于电风暴发生机制的核心环节，是防治心室电风暴最有效的药物，临床上与胺碘酮等药物联合使用。非药物的治疗手段包括通气支持、自主神经调节、麻醉、导管消融等，可在必要时应用。最后，针对心室电风暴的病因或诱因进行治疗是预防其再次发作的根本措施。因此，心肌梗死后室性心律失常的多方法综合防治策略包括积极进行血运重建治疗心肌缺血、酌情补充电解质以及使用β受体阻滞剂。而预防性应用抗心律失常药物并没有证据能改善患者预后，因此，无须预防性使用抗心律失常药物，仅在发作快速心律失常时使用。ACEI、醛固酮受体拮抗剂、ARB以及ARNI的治疗虽然不是抗心律失常药物，但却可以降低心力衰竭患者SCD的发生率。

　　目前FDA批准的有关ICD的置入指征已被广为接受，且有大量证据表明这些高危患者置入ICD能够减少猝死。但对于有高危风险、但尚未确定ICD置入能带来益处的患者，处理方式一直存有争议。

　　例如，心肌梗死40天内伴左心室功能不全的患者，急性心肌梗死后除颤器的应用研究（DINAMIT研究）、即刻风险评估改善生存率研究（IRIS研究）两项前瞻性、随机对照的临床研究结果表明，心肌梗死早期置入ICD，尽管能降低SCD的发生率，但不降低全因病死率。2014年美国心律学会（HRS）联合美国心脏病学会（ACC）和AHA发布的专家共识，建议对于急性心肌梗死合并左心室收缩功能障碍并符合心脏性猝死一级预防指征的患者，在发生急性心肌梗死的40天内，不推荐置入ICD。而这些患者在等待的40天内面临着SCD的危险，比如本次病例均为住院期间发生心室电风暴。

　　在等待期可穿戴式除颤仪（WCD）的使用被认为是有潜在应用价值的手段，FDA已经批准了WCD在经过筛选的具有心搏骤停猝死危险因素的患者中应用。对WCD进行临床评估最早的两项研究分别是穿戴式除颤仪研究型试验（WEARIT研究）和ICD患者等待期心律失常致死的危险研究（BIROAD研究）。这两项前瞻性研究入组的289例患者中，8次放电中有6次（75%）WCD复律成功。12例死亡患者中一半是突发的，且患者未按照指导的方式佩戴WCD。但由于WCD舒适度问题和不良反应，约1/3的患者（289例中的89例）中止了研究。尽管WCD的使用量在临床上不断增加，但提高SCD风险患者生存率的证据仍很有限。由于对比数据的缺少，WCD治疗的成本收益比也仍不确定，但成本收益比肯定会受使用过程中需WCD放电治疗心律失常事件或死亡患者数量的影响。通过增强危险分层，减少在低危患者中WCD的使用，可大幅度地降低救助患者生命所需要的整体成本。

　　通过进一步危险分层，识别出心肌梗死后40天发生恶性室性心律失常事件的人群，更精准地进行ICD置入或者WCD的佩戴是目前研究的热点，临床实践中应在指南基础上，力求细化不同状态下根据不同人群的危险性分层，以更好地把握适应证和置入时机。LVEF是ICD置入最重要的指标。一些早期左心室功能不良患者接受了急性再灌注治疗，部分或全部恢复了左心功能。因此，在心肌梗死后"等待"置入ICD的时期，定期重新评估LVEF对决定手术时机是有益的。也有研究在急性心肌梗死后对高风险患者进行电生理检查，以判断是否存在瘢痕折返通路等恶性心律失常基础来指导ICD置入或导管消融。

第四章

乱象中求本质——鉴别诊断的灵魂

本章所包含的5个病例都是在病程中经过一番周折最后才确诊的。从这些经验教训中对我们应有所启发。病例1，多发性浆膜炎，如果能在第一次就诊时就注意到浆膜腔积液是漏出液这个本质，就不会误诊为结核性多浆膜炎，也不会在后来多次就诊中仍沿袭以前的诊断。病例2，本来是很典型的感染性心内膜炎，但却被肾栓塞和脾栓塞导致的急腹症所迷惑，忘记追寻栓子来源这个本质，直到发生急性心肌梗死才想到请心内科会诊。病例3，大量腹水、长期酗酒是这个病例的本质，完全可用酒精性肝硬化和酒精性心肌病的两源论来解释。病例4，急性上腹痛，让我们认识了急性心力衰竭导致的大循环淤血，引起肝脏急性充血时，临床会表现为急性上腹痛。因此，发现脏器淤血，而不是炎症是此病例的本质。病例5是最沉痛的教训，住院16次都没有看出来是嗜铬细胞瘤，原因是住院期间都没有发现有高血压，甚至在腹部超声明明有肾上腺肿大，但偏偏只注意肾囊肿。详细的诊治过程在病例中描述得很清楚。

病例1 多发性浆膜炎

【病例简介】

男性，36岁。2015年3月11日在非洲工作1年，期间患5～6次"疟疾"，均治愈；2016年3月16日因发热，畏寒半天在广西某医院住院，出院诊断：恶性疟；2016年7月24日在某县医院心脏超声，发现右心房、右心室大，右心室到右心室流出道内有强回声团（血栓？），同日胸部CT发现右胸腔积液、心包积液及腹水。2016年7月25日因"胸闷待查"到某自治区人民医院心内科住院，心脏超声、肺动脉CTA、冠状动脉造影均无重要发现。但检出血嗜酸性粒细胞增高及低氧血症，出院诊断：低氧血症，多发性浆膜腔积液；2016年8月1日仍因胸闷气促到某三级甲等教学医院心内科住院，出院诊断：胸闷气促查因，多发性浆膜炎，结核可能性大，给予三联抗结核及泼尼松治疗；症状进一步加重，2016年8月1日入某市级医院，以"多发浆膜炎积液"查因，对症治疗无好转，2016年11月11日入我院心内科CCU。

【诊断过程】

1.发现患者的浆膜腔积液为漏出液。心包穿刺液和胸腔穿刺液常规检查见表4-1。

2.发现患者有明显体循环淤血症、缺氧和重度发绀、多器官衰竭。

（1）体循环淤血：全身皮肤黏膜发绀，巩膜黄疸，颈静脉怒张，腹胀，肝触诊不满意，腹水征（＋），下肢凹陷水肿；中心静脉压25～32mmHg；腹部超声示三支肝静脉扩张。

表4-1　心包穿刺液和胸腔穿刺液常规检查

项目	心包穿刺液	胸腔穿刺液
蛋白定性	弱阳性（±）	弱阳性（±）
总蛋白	26.9g/L	25.9g/L
乳酸脱氢酶	258U/L	268U/L
葡萄糖	4.75mmol/L	5.66 mmol/L
白细胞计数	60/μl	240/μl
单个核细胞	70%	60%
多个核细胞	30%	40%
腺苷脱氨酶	–	3

（2）缺氧：动脉血气提示如下。PO_2 6.19kPa，SO_2 79.70%；Hb 188g/L。

（3）多器官功能不全，血栓负荷：NT-proBNP 4231pg/ml，cTnI 0.627（正常0＜0.040）；GPT 102U/L，TBIL 49.9μmol/L；Cr 119μmol/L，Cys-C 1.52mg/L；PT 21.9秒（↑），D-Dimer 4.55（↑）。

3.初步病情分析：多发性浆膜积液是心源性的，右心排血量减少致体循环淤血，静脉压增高，浆膜腔积液，下肢水肿，重度缺氧导致多器官功能不全，在周围型发绀基础上，不除外有右向左分流。

4.超声心动图的重要发现：①巨大右心房，房内有附壁血栓。②右心室心尖增厚，右心室腔缩小，腔内充满血栓样物质（图4-1）。③经右颈内静脉置管生理盐水气泡造影提示右心室流出道阻塞性狭窄，同时左心室可见气泡，说明有肺血管床水平的右向左分流（图4-2）；经周围静脉行左心声学造影也提示右心室流出道狭窄（图4-3）。

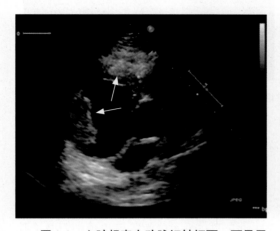

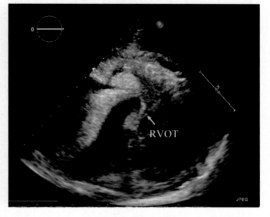

图4-1　心脏超声大动脉短轴切面，可见巨大右心房，右心房附壁血栓（下箭头），右心室心尖增厚（上箭头），右心室腔缩小，腔内可见血栓样物质

图4-2　经右颈内静脉置管生理盐水气泡造影显示右心室流出道（RVOT）阻塞性狭窄（箭头），左心室可见气泡

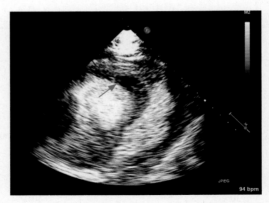

图4-3　左心声学造影，心尖四腔心切面：左心室心尖（右侧）显影良好，右心室心尖由增厚的心内膜及黑色物质（血栓）取代（箭头）

5.心脏磁共振成像（CMR）进一步明确了病变性质（图4-4）。CMR确定了巨大右心房和房壁血栓、右心室心尖增厚达25.2mm和右心室腔小。

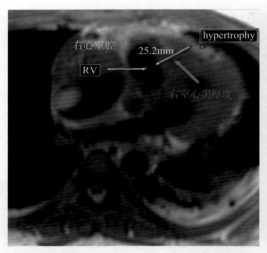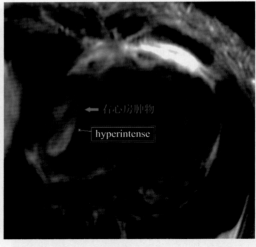

图4-4　心脏磁共振成像：左图显示右心室心尖增厚达25.2mm，右图提示巨大右心房和血栓

6.诊断进一步明确：心脏的结构性改变符合右心室限制型心肌病，嗜酸性粒细胞心内膜心肌纤维化？右心房占位性病变，血栓？右心室流出道严重狭窄。

【治疗措施】

2016年11月22日心血管内外科专家会诊意见：心脏超声、CT、MRI都提示右心房肿物血栓性可能性大；右心室及心尖增厚病变性质未明；手术可解除流出道梗阻及清除血栓，术中取得心肌病理检查有助于明确病变性质；麻醉科认为目前患者心、肺、肝、肾功能可耐受手术；与患方详细沟通，使其了解风险及可能的不良后果。

2016年11月24日手术记录如下。

右心房中度扩大并张力大，右心房侧壁明显增厚，僵硬，舒缩受限，心内探查见右心房内暗红色血栓形成，约200g，血栓附着于右心房前侧壁，三尖瓣口明显梗阻，陈旧性黄色血栓样物堵塞瓣口，前隔交界下可探及一约5mm通道通向右心室流出道，隔瓣轻度受累（图4-5，图4-6）。

完成的手术：清除右心房内血栓，剥除大部分增厚内膜，清除右心室血栓，剥除右心室增厚内膜，包括右心室流入道及流出道，三尖瓣梗阻明显改善，可通过2横指，探查右心室流出道通畅。

术后诊断：右心房内膜增厚伴血栓形成，右心室内膜增厚伴血栓形成，三尖瓣梗阻，右心室流出道狭窄，右心室舒张功能受限并右心功能不全，低氧血症，多脏器功能损害。术毕循环稳定，中心静脉压从术前23mmHg降到15mmHg，氧饱和度100%。

心脏组织病理检查结果：右心房肿物，右心室肿物，血栓伴机化，右心房壁、右心室内膜纤维瘢痕组织增生伴附壁血栓。

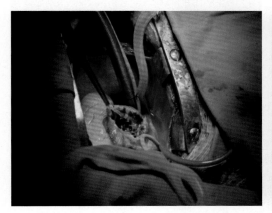
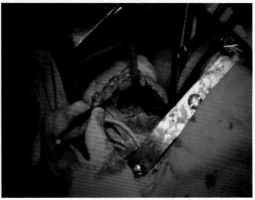

图4-5 手术过程：右心室心尖部心肌呈帽状增厚，较厚处约2.5cm，右心室向心性缩小，切开右心室流出道可见右心室腔大量陈旧性黄色血栓向流入道生长梗阻三尖瓣，向流出道生长到肺动脉瓣下

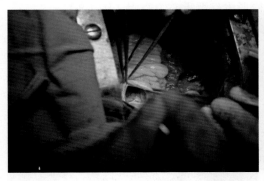
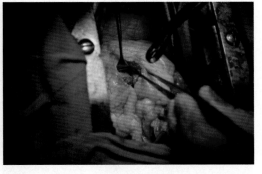

图4-6 手术中从肺动脉口向心内观察，可见血栓（左）；增厚的右心室壁及黄色血栓（右）

【最后诊断】

1.右心室限制型心肌病。

2.嗜酸性粒细胞浸润性心肌病。

3.右心房及右心室血栓负荷，右心室流出道严重狭窄，大循环淤血，多浆膜腔积液。

【随访情况】

2017年2月21日：PO$_2$ 9.39kPa（术前6.19 kPa），静息SO$_2$ 94.5%（术前79.70%），EOS 1.63×10^9/L（术前3.16×10^9/L），EOS%：14.8（术前33.0）。患者浆膜腔积液消失，一般情况明显好转。生理盐水右心造影示右心房肿物消失，右心尖仍明显增厚；右心室流出道明显通畅（图4-7）。

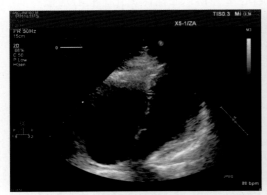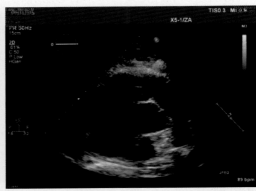

图4-7　生理盐水右心造影：左图示右心房肿物消失，右心尖仍明显增厚；右图示右心室流出道明显通畅

【病例讨论】

1.病因探讨　患者表现为右心室限制型心肌病，以心尖增厚、心室变小为特征；最常见的原因为心内膜心肌纤维化，早期常为嗜酸性粒细胞浸润性心肌病（Löffler病），（见第二章病例6）；本例为Löffler病晚期，以纤维化为主，广泛的瘢痕导致心室限制，病变波及右心室流出道及三尖瓣，伴广泛血栓形成，严重心力衰竭（图4-8）。

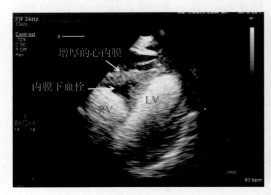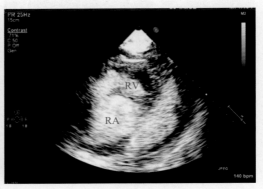

图4-8　左图示Löffler早期（第二章病例6），右图为本病例Löffler病晚期，RV更小，RA巨大

虽然周围血嗜酸性粒细胞（EOS）仍增多：EOS（2.02～3.16）×10^9/L（0.02～0.52），EOS% 21.7%～33.0%（0.4～8.0）。但心肌组织学检查仅见慢性炎症细胞浸润，以纤维瘢痕组织增生为主；骨髓活检见增生活跃，未见EOS比例增多。

2. 经验教训　本病例是一例少见、复杂而危重的患者，历经近2年，先后住过5家医院最后才确诊。诊治过程中包含了大量的有关思维方法、临床基本功、技术水平和知识面的问题，重要的经验教训值得大家共享。

经验一：对复杂病例的诊断首先要找到突破口，本例的突破口是多发性浆膜腔积液，首先要回答的问题是浆膜腔积液是漏出液还是渗出液？如果总体衡量是漏出液，就要展开有关全身疾病的鉴别诊断。

经验二：确定是否为心源性多发浆膜腔积液，就要寻找以下最重要的、最基本的而又经常被忽略的证据：有无颈静脉怒张，测定周围静脉压，注意有无肝静脉扩张，测定前体脑利尿钠肽。

经验三：超声心动图在诊断心肌病中的重要性，要有一名有经验的超声心动图操作者，打出好的图像，对复杂病例要反复看，心内科医生应和超声科医生一起推敲，当右心图像显示不清时，要应用右心和左心声学造影。

经验四：晚期的Löffler病是以内膜增生和血栓负荷为主，通过外科清除右心房和右心室内血栓，剥除大部分增厚内膜，包括清除右心室流入道、流出道和三尖瓣的梗阻，使右心通道明显改善，患者存活下来；继续应用足够量华法林抗血栓治疗，用激素控制周围血嗜酸性粒细胞数量，寻找并消除引起EOS的病因，延缓复发，延长寿命。

【总结】

本例是晚期嗜酸性粒细胞浸润性心肌病导致的限制型心肌病，局限在右心室，伴严重血栓负荷，致三尖瓣口及右心室流出道阻塞，经外科清除而获救。病情复杂，经验难得。

【查道刚专家点评】

本病例是一例少见的好转病例。患者以多发性浆膜腔积液原因待查就诊，伴多器官功能受累，病情危重。入院后心包及胸腔穿刺液均为漏出液；超声心动图检查提示右心房、右心室附壁血栓，右心室流出道严重梗阻。为此，医疗组迅速决定行心脏外科手术治疗。清理心房、心室内血栓、解除右心室流出道梗阻后，患者病情迅速好转。结合术中所见及手术标本病理报告，患者确诊为嗜酸性粒细胞浸润性心肌病。回顾诊治经过，有很多我们值得学习的地方。

临床上嗜酸性粒细胞增多可由多种原因引起，包括过敏性、感染性、炎性或肿瘤性疾病。其中嗜酸性粒细胞浸润性心肌病（Löffler病）是嗜酸性粒细胞增多患者死亡的一个重要原因。嗜酸性粒细胞增多，以及其他尚未查明的刺激因素在心脏组织内募集和（或）激活嗜酸性粒细胞，导致心脏损伤。其过程可分为三个阶段：①急性坏死阶段；②中间阶段，特征为受损心内膜区域形成血栓；③纤维化阶段，特征是限制型心肌病引起的心功能改变、心力衰竭，并可能因腱索损伤或卡压导致二尖瓣、三尖瓣关闭不全。本例患者在此次就诊时，周围血嗜酸性粒细胞（EOS）仍增多，但心肌组织学检查仅见慢性炎症细胞浸润，以纤维瘢痕组织增生为主；骨髓活检见增生活跃，未见EOS比例增多。故该病例应归为Löffler病晚期，即纤维化阶段。如能早期诊断，早期干预，对于延缓病情有重要意义。

患者之前多次住院未能确诊，一方面与疾病早期阶段诊断相对困难有关，另一方面也可能与诊断思路相关。回顾本病例诊断过程思路清晰，环环相扣：多发性浆膜腔积液——漏出液——颈静脉怒张、肝静脉扩张——心源性浆膜腔积液——心脏超声右心占位、RVOT梗阻——血嗜酸粒细胞增多、术中所见及病理报告证实——嗜酸性粒细胞增多心内膜心肌炎。确定右心室流出道梗阻是目前主要问题后，当机立断行手术治疗，亦是一个英明的决定。流出道梗阻解除后，患者症状迅速缓解，为后续的干预治疗奠定了良好的基础。另外，刘伊丽教授在该病例分析中总结的四点临床经验，值得读者们细细品味。

病例2　感染性心内膜炎

【病例简介】

男性，27岁。2014年3月23日出现发热，最高体温达42℃，经当地医院抗生素治疗后，体温转为间歇性发热。有吸食冰毒史6个月，2014年3月26日出现腹痛和腹胀，给予禁食、禁水，补液及抗感染治疗，症状无好转，2014年3月29日因腹痛、腹胀加重到我院急诊室。查体示腹部膨隆，全腹压痛及轻度反跳痛，急行腹部立位X线片（图4-9）及腹部增强CT（图4-10）提示肠梗阻、双肾梗死及脾梗死。化验检查示：白细胞29.76g/L，CRP 120.1mg/L，肌酐180μmol/L，白蛋白27.8g/L。

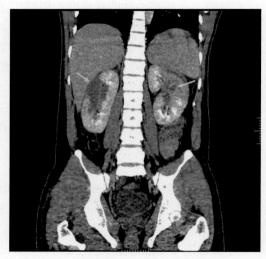

图4-9　立位腹部平片，见双肾梗死

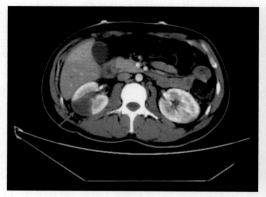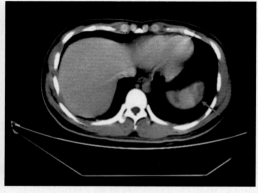

图4-10　腹部增强CT（箭头所指）：左图为肾梗死，右图为脾梗死

【诊治经过】

1.请普通外科、泌尿外科、血管外科、消化科、感染科和介入科等相关科室会诊，经抗感染和急腹症对症处理后，腹痛减轻，有排气，生命体征趋于平稳，血培养（-）

2.在急诊室观察期间，患者一直有发热，化验炎症指标明显增高。数日来每日都主诉胸痛，多次心电图均提示窦性心动过速（图4-11）。

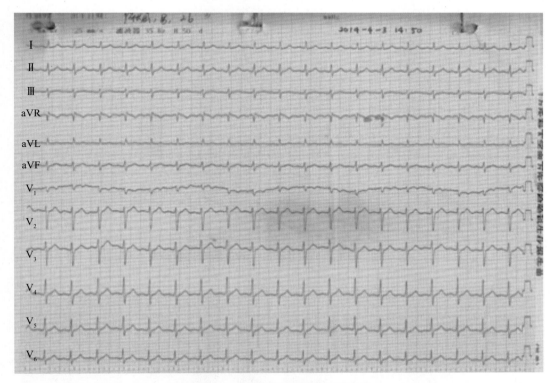

图4-11　心电图提示窦性心动过速

3. 2014年4月6日胸痛加重，上午11：17心电图示下壁STEMI，首次急请心内科会诊，提出"感染性心内膜炎"可能，14：00急送心导管室行冠状动脉造影。2014年4月6日心电图示下壁STEMI（图4-12），血cTnI＞47.150ng/L。

4.冠状动脉造影显示左冠状动脉正常，右冠状动脉未能显示，但可见到一个球形显影，可疑右冠窦（图4-13）。升主动脉造影：未显示右冠状动脉，未提示主动脉夹层，有显著的主动脉瓣关闭不全。

5.转入CCU时临床表现为急性肺水肿和心源性休克，在抗感染、抗休克、抗心力衰竭及对症支持下，神志清楚，体温37.5℃，心率130次/分、血压96/60mmHg；心律整，心音低，未闻及心杂音；主要化验：WBC 30.39×10⁹/L, Hb 77g/L, cTnI＞47.150ng/ml, GPT 2423.3U/L, Cr 137μmol/L, CRP 175.5mg/L, D-Dimer 5.57mg/L（↑↑）, PCT：3.57ng/ml（↑↑）。

6.急诊床边超声示主动脉瓣似为二叶，右冠瓣多个巨大赘生物致瓣膜破损、脱垂，伴重度主动脉瓣关闭不全；主动脉右冠窦内膜裂口，收缩期主动脉血流进入右冠窦壁

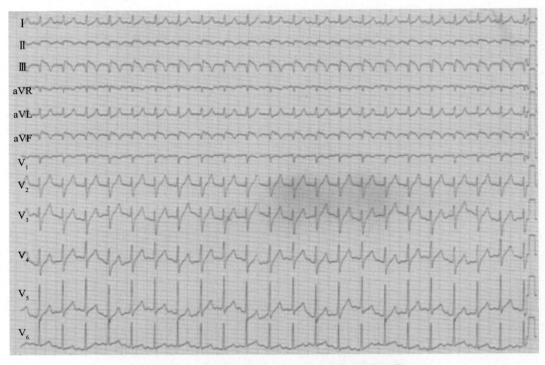

图4-12　心电图提示Ⅱ、Ⅲ、aVF导联ST段抬高

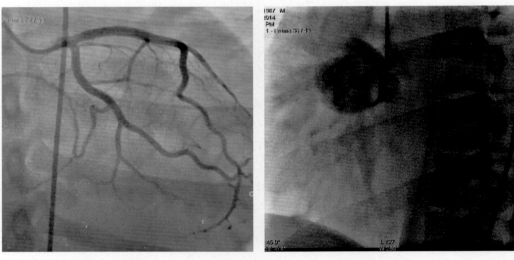

图4-13　冠状动脉造影：左图示左冠状动脉正常。右为右冠状动脉造影，提示为球形影像，后经证实此"球"为主动脉右冠窦内膜破裂引起夹层，压迫右冠状动脉开口

内；左心室下壁及右心室壁运动减弱（图4-14，图4-15）。急诊床边胸片示心脏扩大伴肺水肿征。胸骨旁长轴血流显示主动脉瓣重度反流，主动脉血流经破口与右冠窦壁内夹层相通（图4-16）。

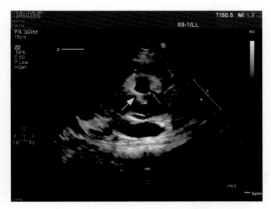

图4-14　心脏超声长轴切面：主动脉瓣右冠瓣赘生物，主动脉右冠窦内壁破损，血流自主动脉流入右冠窦壁内，形成右冠窦夹层，黄色箭头为赘生物，红色箭头为右冠窦内壁破损处

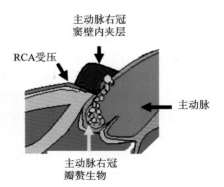

图4-15　主动脉右冠窦夹层的形成

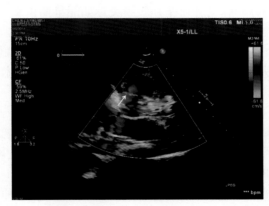

图4-16　心脏超声胸骨旁长轴血流显示：主动脉瓣重度反流，主动脉血流经破口（箭头）与右冠窦壁内夹层相通

【最后诊断】

1.感染性心内膜炎。

2.主动脉瓣右冠瓣赘生物、脱垂伴重度主动脉瓣关闭不全。

3.主动脉右冠窦内膜炎、破裂、右冠窦壁内夹层致右冠状动脉开口受压闭塞。

4.急性下壁和右心室STEMI。

5.急性肺水肿伴心源性休克。

6.急性肾和脾栓塞。

【后续结果】

入CCU当日明确诊断后即转入心胸外科治疗。在心胸外科继续抗感染、抗休克、抗心力衰竭及对症治疗。6日后，患者体温正常，血流动力基本稳定，做术前准备。但患者要求转另一家医院治疗，在到达该院后下轮椅当时发生猝死。猝死的原因可能为严重心肌缺血致心室颤动，或右冠状窦破裂。

【经验教训】

1.本例病因为感染性心内膜炎（infective endcarditis，IE），主动脉右冠瓣赘生物，形成严重主动脉瓣关闭不全，同时炎症延伸到主动脉右冠窦内膜，造成右冠窦内膜破裂、右冠窦壁夹层致右冠状动脉受压和闭塞，临床由心绞痛发展到STEMI，实属罕见。

2.超声心电图在诊断IE中的关键作用：本例发热病史已有10余日，直至出现STEMI才请心内科医生会诊，会诊医生当即想到IE，但因无心杂音，血培养阴性，门诊超声未提供重要线索以及冠状动脉造影结果的奇特表现，使诊断一时间感到扑朔迷离，直至超声检查才迅速真相大白。

3.IE的主要诊断标准：①血培养阳性；②心内膜有感染证据。次要诊断标准：①有基础心血管病；②发热；③血管损害现象（栓塞，出血）；④免疫现象（肾炎 Osler结节、Roth斑、类风湿因子阳性等）。本例以急性腹膜炎和肠梗阻的急腹症形式就诊，尽管患者有发热及脾、肾动脉栓塞现象，本应及早想到IE，但还是将急诊医生的注意力吸引到了外科系统，直至患者发展到左心衰竭和STEMI才想到请心内科医生会诊。

4.本例患者属左心自体瓣膜IE，以急性发热起病，全身炎症反应重，迅速发生主动脉瓣赘生物脱落，肾动脉和脾动脉栓塞并腹膜炎。如能早期识别，可能避免后续的心脏事件。

5.本例患者到达心内科CCU后数小时内即确诊，且当日就转到心胸外科，经过及时和正确的治疗，患者病情已趋于稳定，但终因不能接受手术风险导致不幸，实为遗憾。

【总结】

IE的临床表现常缺乏特异性，不同患者间差异很大，一些老年或免疫受损的患者甚至没有明确的发热病史。因此，IE的及时检出首先依靠临床医生的高度诊断警觉性和"一旦怀疑立即求证"的较低实验检查门槛。

超声心动图和血培养是诊断IE的两块基石。本例发生IE的原因可能与先天性二叶主动脉瓣及吸食毒品相关。欧洲国家的最新调查显示，约50% IE患者需要接受手术治疗。早期手术的目的是通过切除感染物质、引流脓肿和修复受损组织，避免心力衰竭进行性恶化、不可逆性结构破坏，预防栓塞事件。

但是在疾病活动期进行手术的风险很大，因此须掌握适应证，IE患者早期手术的三大适应证是心力衰竭、感染不能控制和预防栓塞。

【查道刚专家点评】

感染性心内膜炎是指由病原微生物经血行途径引起的心内膜、心瓣膜、邻近大动脉内膜的感染并伴赘生物形成一种疾病，属于"致命性感染性疾病综合征"之一，延迟诊断和治疗可引起多种并发症，包括瓣膜反流、心力衰竭、栓塞事件和脓毒症，严重者可导致死亡。部分患者临床表现不典型，可能造成诊断困难。但如果能有高度的警觉性和"一旦怀疑立即求证"的行动力，早发现、早诊断并非是不可能的。

该患者以高热为首发症状，之后出现腹痛、腹胀，CT提示"肠梗阻、肾动脉、脾动脉栓塞"，因为临床医生缺乏求证精神，一头扎进"头痛医头、脚痛医脚"的泥潭，导致诊断延误。

患者为年轻人、高热，伴有肠梗阻、肾动脉栓塞、脾动脉栓塞，鉴别诊断中应该很容易想到感染性心内膜炎的可能。因为不明原因发热、伴有多发栓塞症状的发热、吸毒患者出现发热等众多线索，均强烈提示临床医生要排查感染性心内膜炎的可能。

一般说来，腹腔脏器急性动脉栓塞原因有原发性血栓形成、心房颤动血栓脱落、心室附壁血栓脱落、感染性心内膜赘生物脱落、脓毒血症致菌栓、肿瘤所致癌栓、腹主动脉夹层等。超声心动图对于上述众多疾病的诊断有重要参考价值。遗憾的是，临床医生因为听诊未发现心脏杂音、心电图未见心房颤动、既往无心肌梗死及心肌病病史而忽略了心脏超声的价值，错过了早期诊断的重要机会。

该患者还有一个重要病史，就是"吸毒"史。但临床医生对此重视程度显然不够，未进一步记录吸食毒品的途径。一般说来，经静脉注射毒品，也是感染性心内膜炎的一个常见病因。因此，发热伴有吸毒史，常规排查感染性心内膜炎是必需的。但管床医生因为缺乏相关的警觉性，再次错过早期诊断的重要线索。

另外，对于发热患者，即使问诊未发现"吸毒"史，而查体发现患者手臂或身体其他部位有串珠样"针眼"，也要警惕其有无隐瞒静脉注射毒品的可能。

本例患者临床表现为发热、贫血、瓣膜赘生物形成、多发动脉栓塞，符合典型的感染性心内膜炎诊断标准，但治疗过程却一波三折，教训应该是深刻的。临床上如何避免"一叶障目"？答案很简单，"多问几个为什么"。该患者发热原因是什么？该患者为什么会出现腹腔脏器多部位动脉栓塞？既往吸毒史与现病史是否有关联？通过抽丝剥茧，必然能在纷乱之中找到真相。

病例3 腹水的鉴别

【病例简介】

男性，56岁。反复腹胀伴下肢水肿6余年，再发加重20余天，于2019年8月入住心血管内科。2014年以来反复心悸气促，曾先后被诊断"酒精性肝硬化失代偿，腹水"及"扩张型心肌病"。2017年曾经大量放腹水及白蛋白治疗。饮白酒史40年，每次约1斤（1斤=500g），不规律，戒酒3年。

生命体征正常，可见肝掌及多处蜘蛛痣，腹部膨隆，腹水征（＋）见脐疝，腹壁静脉曲张（图4-17）；肝脾未触及，阴囊肿胀，下肢无水肿，颈静脉怒张，周围静脉压

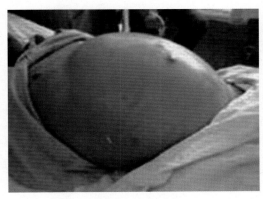

图4-17 患者床边照片提示大量腹水，伴腹壁静脉曲张及脐疝

17cmH$_2$O（↑），听诊心尖可闻及3级收缩期杂音。

主要化验检查：hs-TnI 0.061ng/ml（0.000～0.040），NT-proBNP 3807.00 pg/ml（0～300）。肝脏功能检测：谷丙转氨酶7 U/L（9～50），谷草转氨酶17U/L（15～40），球蛋白22.6 g/L（20.0～40.0），白蛋白/球蛋白1.0（1.2～2.4），谷草转氨酶/谷丙转氨酶1.5（1.0～1.5），总蛋白41.9 g/L（65.0～85.0），白蛋白22.2 g/L（44.0～55.0），总胆红素10.9 μmol/L（3.4～20.5），直接胆红素7.9μmol/L（0.0～6.8），间接胆红素3.0μmol/L（5.0～13.2）。

腹水化验结果如下：蛋白定性（＋），总蛋白46.7g/L（0.0～25.0），白细胞计数164/μl，乳酸脱氢酶92U/L（0～130），单个核细胞90.2%，葡萄糖5.67 mmol/L（3.50～5.50），多个核细胞9.8%，腺苷脱氢酶6.8 U/L（0.00～20.0）。提示为漏出液。乙型肝炎病毒检验提示无乙肝病毒携带；血、尿、便常规正常；凝血功能正常；肾功能正常；甲状腺功能、血脂、血糖测值正常。

【辅助检查】

1.心电图改变　房性心动过速（或低频心房扑动），不全右束支传导阻滞，整体ST段轻度下移，T波低平－浅倒（图4-18），窦性和房性停搏，交界性逸搏心律（图4-19）。动态心电图示基本心律为房性（窦房结停搏），心房扑动或房性心动过速，交界性逸搏（窦房结，房室结静止），室性期前收缩，短阵室性心动过速。

2.X线胸片　双膈因大量腹水高抬，致心脏横位；双肺门不大，肺血不多（图4-20）。

3.超声　全心扩大，普遍运动减弱，LVEF 32.74%，二尖瓣、三尖瓣脱垂伴二、三尖瓣重度关闭不全，右心室心尖区心尖致密化不全（图4-21）。

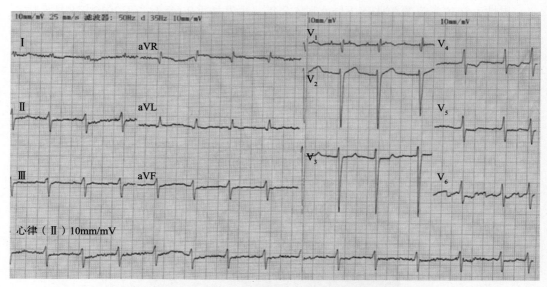

图4-18　心电图提示为房性心动过速（或低频心房扑动），不全右束支传导阻滞，整体ST段轻度下移，T波低平－浅倒

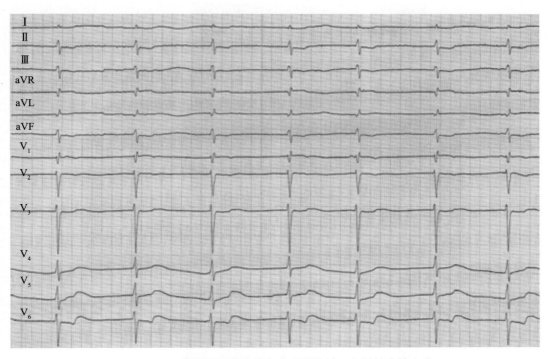

图4-19　心电图提示窦房结和房室结停搏，交界性逸搏心律

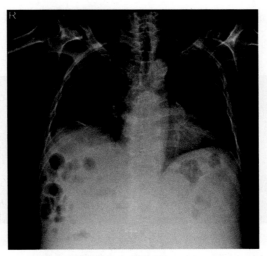

图4-20　胸部平片提示双膈因大量腹水高抬，致心脏横位，双肺门不大，肺血不多

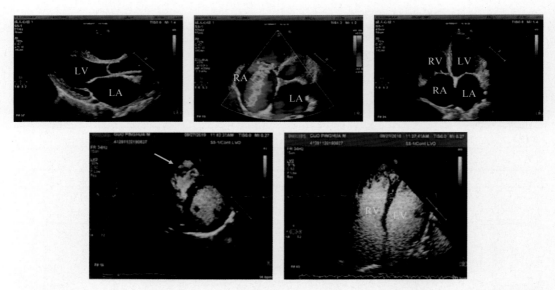

图4-21　上行：从左到右依次为经胸2D超声长轴切面及四腔心切面，提示双房扩大，二尖瓣、三尖瓣脱垂伴二、三尖瓣重度关闭不全，普遍运动减弱，LVEF 32.74%；下行：左心室声学造影，提示左右心室扩大，右心室心尖区心肌致密化不全（箭头）

4.心脏磁共振　心脏普大，以右心室扩大为主，右心室心尖心肌致密化不全（左），左心室收缩力减弱，LVEF 21%，左心室心尖散在延迟强化（右）以心肌中部及外膜下为主，说明有广泛心肌纤维化，首过灌注成像未见低灌注区，T_2WI未见炎性水肿（图4-22）。

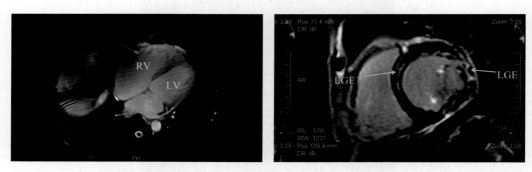

图4-22　CMR提示左、右心室普大，以右心室扩大为主，右心室心尖心肌致密化不全（左），左心室收缩力减弱，LVEF 21%，左心室心尖散在延迟强化（右）以心肌中部及外膜下为主

5.冠状动脉CTA　各主支冠状动脉散在混合斑块、非钙化斑块、多发钙化斑块，各支冠状动脉最狭窄处＜50%，冠状动脉呈中度钙化积分（图4-23）。

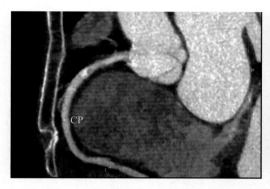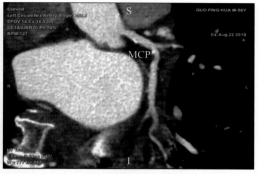

图4-23 冠状动脉CTA：各支冠状动脉最狭窄处＜50%，冠状动脉呈中度钙化积分

6.上腹CTA 下腔静脉及三条肝静脉增宽说明有大循环淤血（图4-24）。经连续引流腹水4天，输白蛋白及强化心力衰竭药物治疗后，经导管左、右心腔压力完全恢复：右心房压力（RAP/下腔V）8/0/4mmHg，右心室压力（RVP）41/-7/10mmHg，肺动脉压力（PAP）44/9/21mmHg，左心室压力（LVP）104/-10/24mmHg，主动脉压力（AOP）91/39/58mmHg，左心室至主动脉无压力阶差。

7.肝脏组织扫描测值 肝脂肪测值为151，肝硬度值为24.3（图4-25），符合肝硬化；同时，上消化道内镜检查提示有食管静脉扩张和胃窦部溃疡（图4-26）。

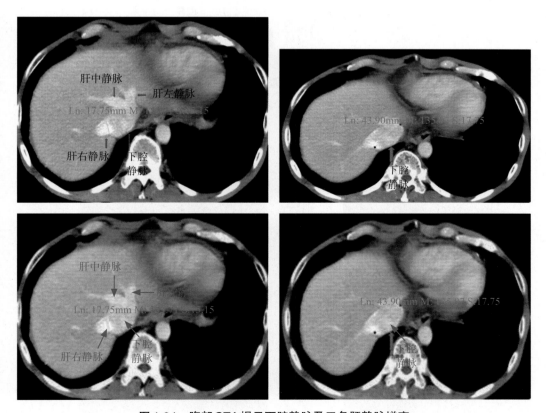

图4-24 腹部CTA提示下腔静脉及三条肝静脉增宽

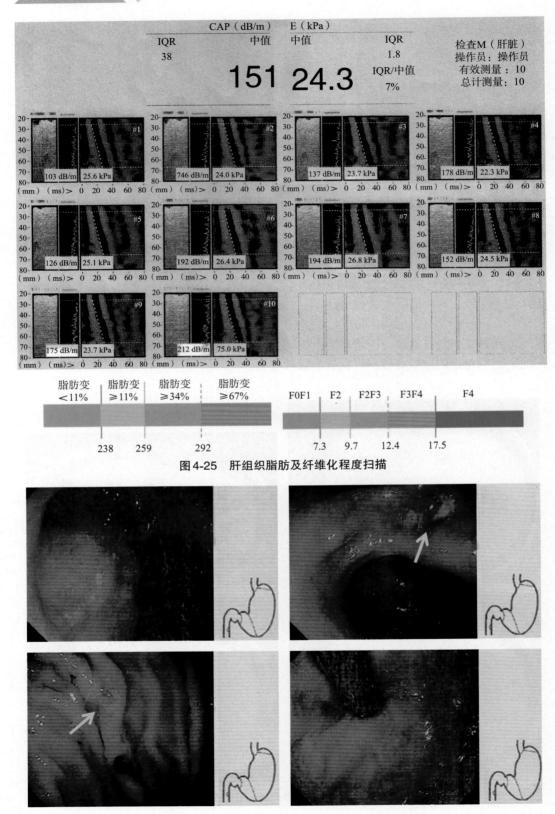

图 4-25　肝组织脂肪及纤维化程度扫描

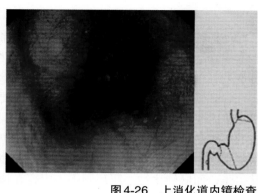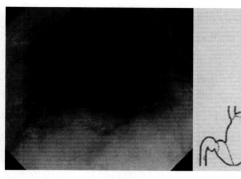

图4-26　上消化道内镜检查：食管静脉曲张，胃窦部溃疡

【临床思考】

1.本例有明确的心脏病变　心脏普大，以右心室扩大为主，心肌中部及外膜下心肌纤维化，右心室心尖心肌致密化不全，左心室收缩力减弱，LVEF 21%；持续性心房扑动，肌钙蛋白及前体脑利尿钠肽增高；下腔静脉及三条肝静脉增宽。

以上改变支持左心室射血分数减低的扩张型心肌病。关于病因，患者无冠心病、炎性心肌病、高血压、瓣膜病、先天性心脏病病因，没有家族遗传心脏病病史，但有40年大量饮酒的历史，符合酒精性心肌病。

2.本例有明确的肝硬化征象　有肝掌，前胸及颈部多处蜘蛛痣，腹部增强CT提示门静脉主干增宽（15.58mm），腹壁静脉曲张及食管静脉曲张，总蛋白↓41.9 g/L（65.0～85.0），白蛋白↓22.2 g/L（44.0～55.0），血浆蛋白电泳提示α↓β↑γ↑。肝组织扫描纤维化比值高，且有食管静脉曲张，支持肝硬化诊断。患者无肝炎，无血吸虫病，但有大量饮酒史，支持酒精性肝硬化。

【最后诊断】

①酒精性扩张型心肌病；②酒精性肝硬化。大量腹水是以上两种病因，即门静脉性高压、心源性下腔静脉淤血和低蛋白血症共同作用的结果。

【总结】

临床工作中我们常遵循一元论解释病情的原则。本例患者就曾在肝病科和心内科之间都想用一元论解释：心源性腹水或肝源性腹水；实则用哪一种解释都不圆满，肝源性腹水为什么脾不大？心源心腹水为什么肝不大？综合看来，应该是常年酗酒对肝和心共同损害的结果。

【查道刚专家点评】

如果想深入了解酒精性心肌病及其相关并发症，这是一个非常好的学习病例。临床上"一元论"思维在这个病例也得到很好地诠释。

对于长期饮酒患者，若出现心脏扩大或心力衰竭症状、体征，就应怀疑酒精性心肌病的可能。如患者符合以下三点，即可诊断"酒精性心肌病"。①长期大量饮酒（乙醇摄入量＞80g/d，持续时间＞5年）；②扩张型心肌病的影像特征，例如，超声测量左心室内径比正常值大2个标准差（LVEDd：男＞58mm，女＞52mm）以及LVEF低于正常值；③无其他导致扩张型心肌病病因。

戒酒是本病治疗的一个重要手段，特别是在疾病的早期，部分患者通过彻底戒酒，病情可有明显好转。

该患者有大量饮酒史、超声示全心扩大、LVEF约32%，无高血压、瓣膜病或缺血性心肌病等病史。故临床诊断酒精性心肌病基本成立。有调查研究显示，酗酒致酒精性心肌病患者中约50%存在肝硬化。该患者无肝炎及其他肝病病史，根据一元论，临床诊断"酒精性心肌病合并心力衰竭、酒精性肝病合并肝硬化"没有疑问。不过大家也需要了解一下该疾病的另一个重要鉴别诊断，即"肝硬化性心肌病"。

肝硬化性心肌病是一种发生于肝硬化患者的心肌功能不全。详细的病史采集和超声心动图（或其他无创心脏影像学检查）可帮助鉴别肝硬化心肌病与酒精性心肌病等其他扩张型心肌病。酒精性心肌病一般存在左心室扩张，而肝硬化性心肌病则不一定存在该特征。本病例报告显示，该患者除嗜酒外，无肝炎、血吸虫、肝吸虫等其他肝病史，查体肝脾不大，不支持典型的肝硬化腹水形成。其心肌损害也符合酒精性心肌病表现，故临床诊断酒精性肝病+酒精性心肌病是成立的。

病例4 急性上腹痛

【病例简介】

女性，37岁。2020年4月19日进食菠萝后感剑突下持续性钝痛，伴恶心和无力；当地医院初诊"胃炎"，对症治疗无好转。发病后无发冷发热，心律整，血压偏低（90/60mmHg），剑突下压痛，腹肌软，无反跳痛。心电图：心前导联（$V_3 \sim V_5$）ST段水平下移1mm（图4-27）。化验结果显示如下。心脏指标：肌钙蛋白升高〔7.12ng/ml

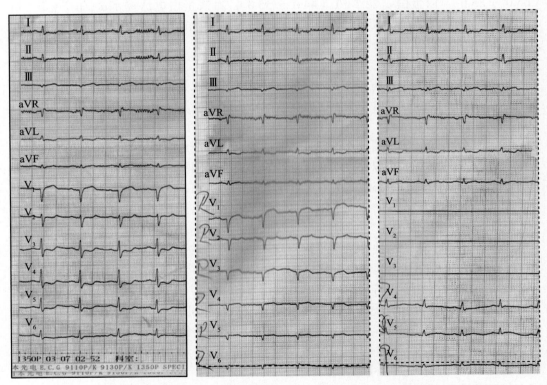

图4-27　窦性心律 ST段$V_2 \sim V_6$轻度水平下移（由左至右：左心、右心、后壁导联）

（4月20日）～ 8.05ng/ml（4月21日）］，后逐渐下降，NT-proBNP升高（10 419.00pg/ml）（图4-28）。炎症指标：白细胞总数稍高，C反应蛋白增高，病程中有数天嗜酸性粒细胞增多，但总数均＜1.5×10^9/L（图4-29）。肝功能指标提示肝酶（GPT，GOT）一过性改变（图4-30）。

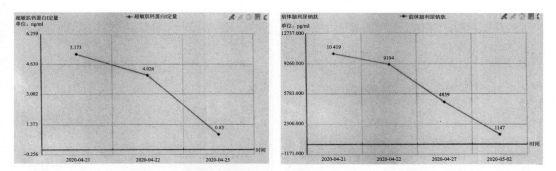

图4-28　左图：超敏肌钙蛋白呈升高—下降形式；右图：前体脑利尿钠肽由升高逐渐下降

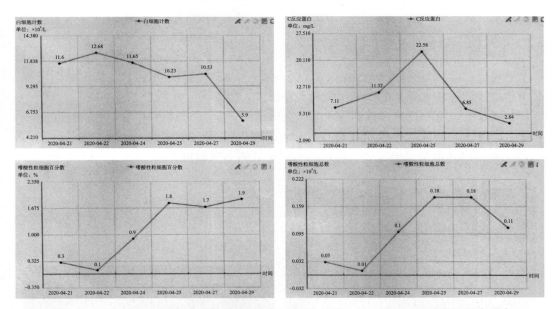

图4-29　上排：发病早期白细胞及CRP轻度升高；下排：约1周后，嗜酸性粒细胞增高

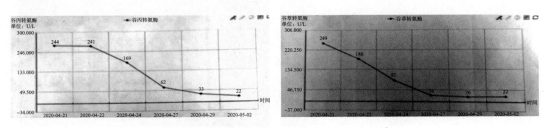

图4-30　发病后肝功能（GPT，GOT）升高

影像所见：双侧胸腔积液，致邻近肺组织膨胀不全，少量心包积液（图4-31），胸腔积液常规蛋白定性弱阳性。细胞数：白细胞35个/μl，单核30%，多核70%。胸腔积液生化：总蛋白22.2g/L（0.00～25.0），乳酸脱氢酶126U/L（1～130），CRP 3.8mg/L，葡萄糖9.63mmol/L（3.5～5.5），腺苷脱氨酶3.6U/L（0.00～20.0）。细胞学检查未见恶性肿瘤细胞。

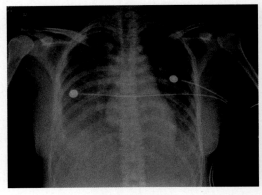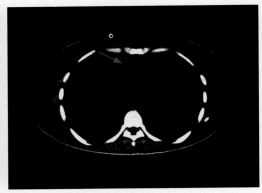

图4-31　胸片（左）及胸部CT（右）提示胸腔积液及心包积液

【其他检查】

1.腹部CT：胆囊壁增厚水肿（CT）（图4-32），肠系膜静脉淤血，下腔静脉稍增宽，超声也提示胆囊壁增厚（0.7cm），胆囊大小正常，囊腔无异常回声（图4-33）。

2.冠状动脉造影正常，有创冠状动脉造影正常。

3.心脏磁共振成像提示左心室心底部前间隔内膜下（第2段）及心尖部间隔壁（第13段）灌注较其他节段稍减低，提示心肌缺血可能（图4-34）。

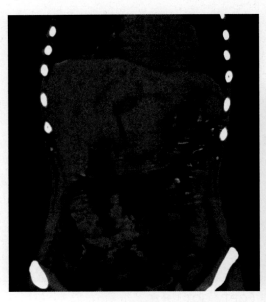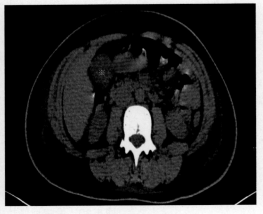

图4-32　腹部CT提示胆囊壁水肿。左图：冠状位胆囊；右图：轴位胆囊

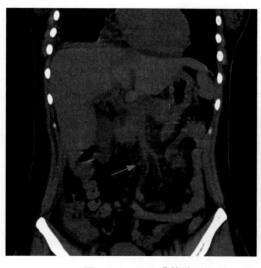
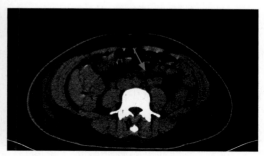

图 4-33 肠系膜静脉淤血。左图：冠状位；右图：轴位（箭头所指）

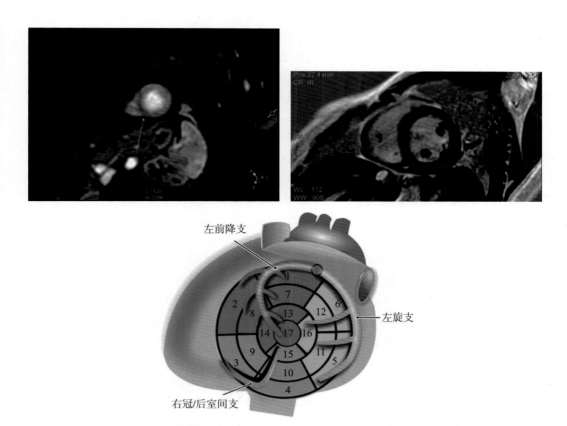

图 4-34 心脏磁共振成像提示无心肌水肿、早期钆增强（EGE）及晚期钆增强（LGE）但有节段性内膜下灌注减少（左）

【临床思考】

1.患者主要特点

（1）急性上腹痛起病，不伴发冷、发热及急腹症体征。

（2）血肌钙蛋白曲线呈急性升高－下降形式，伴有血NT-proBNP明显升高。

（3）心脏超声提示左心室节段性运动减低，LVEF 52.89%。

（4）腹部超声提示肝右静脉扩张，门静脉血流缓慢，胆囊壁水肿。

（5）全身CT提示双侧胸腔积液、少量心包积液、少量腹水及盆腔积液；下腔静脉稍增宽，胆囊壁增厚、水肿，肠系膜静脉淤血。

（6）心脏磁共振成像无心肌水肿、早期钆增强（EGE）及晚期钆增强（LGE）但有节段性内膜下灌注减少。

2.区分胆囊壁水肿和急性非结石性胆囊炎　急性胆囊炎是一种急腹症，本例起病无发冷、发热和急腹症的临床表现；超声及CT均提示为胆囊壁水肿增厚，不伴胆囊膨胀，故不支持"急性非结石性胆囊炎"诊断。

3.胆囊壁水肿的原因　超声及CT检查提示除胆囊壁水肿外，尚有肠系膜静脉淤血、多发浆膜腔积液（胸腔积液检查为漏出液）、右肝静脉扩张、下腔静脉稍宽、门静脉血流缓慢等，支持心力衰竭伴大循环淤血。胆囊的浆膜下层的结缔组织较为疏松，故水肿易发生在浆膜下层。NT-proBNP明显增高也支持心力衰竭诊断。

4.急性心力衰竭的原因　患者起病即有血肌钙蛋白升高和前体脑利尿钠肽升高、心前导联ST段水平下移及左心室节段运动低下，说明有心肌损伤及心力衰竭；LVEF 52.89%，故为射血分数正常的心力衰竭，且以大循环淤血为主。由于患者年龄较小，首先想到是急性心肌炎。

5.心脏磁共振成像（CMR）不支持心肌炎　虽然心内膜心肌活检是心肌炎的确诊标准，但由于它的有创性，故目前全球都公认CMR是诊断急性心肌炎的主要手段。

6.一过性心功能不全的病因探讨　排除了急性心肌炎的病因后，就应考虑为缺血性病因了。本例冠状动脉造影正常，但有肌钙蛋白升－降及CMR显示的节段性内膜下灌注减少提示为心肌缺血，考虑为原因不明的MINOCA诊断。

【最后诊断】

1.无冠状动脉闭塞性病变的急性心肌梗死（MINOCA），病因不明。

2.急性心力衰竭，大循环淤血。本例的病因尚不明确，初步认为是心力衰竭导致的胆囊壁及肠系膜等腹腔器官水肿，而非因急性胆囊炎导致的心力衰竭；要进一步随访患者心力衰竭的恢复情况，进行冠状动脉储备功能测定（如腺苷心肌声学造影）以确定是否存在冠状动脉微血管功能不全。

【总结】

对诊断不明的病例要反复了解病史和重复分析影像。本例经与影像科仔细分析CT，发现除胆囊壁水肿外，尚有下腔静脉淤血征；结合超声科报告的肝右静脉扩张及门静脉血流缓慢和胆囊壁水肿，使诊断有了明确思路，本病例的诊断尚不是十分清晰，思路也可能有错误，待随访中调整。

【查道刚专家点评】

本病例是本书系列病例报告中少有的未确诊病例，详细阅读刘伊丽教授在病例报告中的分析讨论，相信大家获益匪浅。在此谈谈个人拙见，以期抛砖引玉。

年轻女性、肌钙蛋白及脑利尿钠肽前体升高，心肌炎应该是常见病因之一。但该患者没有相关病史，心脏超声及MRI检查（特别是钆延迟增强显像）不支持相关诊断。另外，该患者心脏室壁功能、心肌损伤标志物等指标在短期内迅速改善，冠状动脉造影未见明显异常，故我们需要考虑"应激性心肌病"诊断的可能。

应激性心肌病，最早称之为"章鱼篓心肌病（takotsubo cardiomyopathy）"，后又称为"心尖球形综合征、心碎综合征……"。其临床表现酷似急性冠状动脉综合征，但冠状动脉造影通常无明显异常。本病以年轻女性多见，诱因常为强烈的情绪或躯体应激，但有部分患者发病前无明显的应激因素。根据文献报道，应激性心肌病发生严重院内并发症的风险与急性冠状动脉综合征患者相似 ［N Engl J Med.2015，373（10）：929］。该病院内死亡率介于0%～8%，国际Takotsubo注册研究中心报告为4.1%。急性发作后存活的患者通常在1～4周恢复心室收缩功能。

综上所述，该患者临床诊断不除外"应激性心肌病"可能。不过以下几个方面问题，仍值得我们思考。

1.发病诱因　根据病史记载，该患者发病前无明确的躯体或精神应激因素。菠萝含有某些"植物苷类物质"及"蛋白酶成分"，部分人食用后可能产生过敏或其他不适。该患者在食用菠萝后出现持续性腹部钝痛，是否与之有关，尚待确认。从病史调查来看，该患者自诉腹痛与食用菠萝有关。最好进一步详细询问"是否为初次食用菠萝？如果不是，既往食用菠萝有无异常？有无食物药物过敏史"等病史，相关病史对于鉴别诊断可能有所帮助。

2.胆囊壁增厚　心力衰竭所致胆囊壁水肿可以作为胆囊壁增厚的原因，但是否有其他原因，仍值得探讨。临床上严重的右心衰竭患者，我们较为关注的体征包括颈静脉怒张、双下肢凹陷性水肿、胸腔积液或腹水等，但对于胆囊壁水肿我们关注不多。就本病例而言，如果在其住院期间，心力衰竭症状明显好转之际，立即复查一个胆囊超声，观察其转归就更完美了。另外，对于这种以胆囊壁水肿为表现的胆囊，墨菲征是否阳性，也是我们要学习的。

3.腹痛原因　该患者首发症状是腹痛，查体有上腹部压痛。如果为"心力衰竭"所致，稍有牵强。如果是某种因素致腹痛在前，心肌损伤在后，也许就更符合"应激性心肌病"的诊断。

总之，对于临床未确诊病例，带着问题详细追问病史，密切观察疾病转归具有重要意义。

病例5　嗜铬细胞瘤

病例5-1

【第一次住院病例简介】

男性，1934年出生，2009年1月22日第一次入院，时年76岁。入院前21小时先有发热（38℃）继之晕倒5分钟，醒后胸痛、气促、恶心呕吐、大汗淋漓。血压

120/80mmHg→108/66mmHg→102/66 mmHg，伴皮肤湿冷；胸片提示肺水肿；心脏超声：左心室射血分数（LVEF）68%，无明显室壁运动异常；化验：白细胞（WBC）23.39 g/L，中性粒细胞百分比（NEU%）97.1%，心肌钙蛋白I（cTnI）4.31 ng/ml；血糖8.9mmol/L，甲状腺功能正常。心电图为完全性右束支传导阻滞伴电轴左偏（图4-35）。

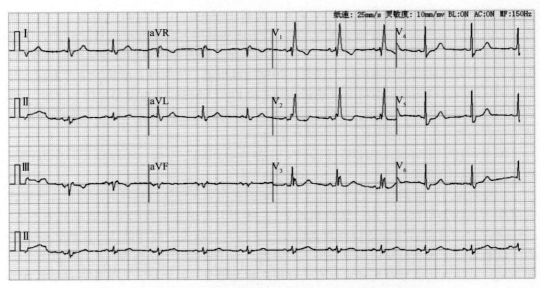

图4-35　完全性右束支传导阻滞（RBBB）伴电轴左偏

冠状动脉造影：左前降支中段肌桥收缩期狭窄60%，右冠状动脉（RCA）近端50%狭窄，血流 TIMI 3级。右冠状动脉血管内超声（IVUS）：近端AS斑块，管腔面积8.84mm²，斑块面积12.67mm²，血管面积：21.51mm²，管腔狭窄59%，未介入。

出院诊断：冠心病，急性冠状动脉综合征；完全性右束支传导阻滞，心源性休克，Killip 4级。

【反思】

1.这是一次典型的心血管急性缺血事件发作。当冠状动脉未显示阻塞性病变时，应考虑应激性原因，儿茶酚胺是最主要的应激源。

2.住院中血压始终正常，掩盖了事情的真相，因为我们看到患者时，发作已经错过。

3.住院期间曾做过腹部超声，仅提示"左肾囊肿"，因为没有申请看肾上腺，可能是"视而未见"了。首次诊断方向的错误，对以后的诊断有误导。

【病例第二次到第四次住院简介】

当年年底（2009年11月27日）又因反复胸闷、气促、心悸、大汗发作入院。住院中动态心电图、动态血压均正常，心肌酶谱正常，心脏超声正常，腹部超声提示左肾囊肿。出院诊断：稳定性冠心病。距离高血压和嗜铬细胞瘤诊断越来越远了！

关键的第三次和第四次入院（2010年1月7日和2011年4月13日）：入院当日凌晨5时，突然心悸发作，自测血压为190/110 mmHg，脉搏140次/分，到我院急诊室。心电图：快速心房颤动，毛花苷 C 0.2mg 转复。入院后，动态心电图和动态血压测量均正常，出院沿袭以前的诊断：稳定型冠心病，阵发性心房颤动。3 个月后，又因心悸发作入院，给予心房颤动射频消融治疗。

【反思】

1.患者给我们提示了在发作心悸时血压达 190/110 mmHg，这是给我们提出的警示，这也是第一次证明患者会有极高的血压，但我们未理睬患者提供的重要信息，而被心房颤动的表型掩盖了。

2.快速心房颤动发作时，因心排血量减少，一般血压是偏低的，甚至会有休克表现；如果心房颤动时伴有极高的血压，应理解为有应激因素，最常见的应激源是儿茶酚胺。

【病例第五次到第十六次住院简介】

从 2011 年 4 月 13 日第四次入院后到 2016 年 10 月 15 日共有 12 次入院。共同主症均为发作性胸痛，大汗，心悸。患者未再提示自测血压情况，多次动态血压正常，有 3 次心房颤动发作，均用胺碘酮转复。

3 次冠状动脉造影（1 次在省级医院），1 次冠状动脉 CTA 均提示 3 支冠状动脉有 ≤50% 狭窄，住院期间有症状发作，但多次值班医生床旁监测心电图、血压、氧饱和度、血糖均正常。此时，对冠心病的诊断动摇了，对心源性的诊断也动摇了。

【病例第十七次住院简介】

2017 年 2 月 13 日第 17 次住院，10 天前，卧床休息时，突发头痛，心悸，头晕，胸闷，大汗，收缩压最高 280 mmHg，心率 240 次/分，含硝酸甘油症状缓解，血压降至 98/48 mmHg（以上在外院住院）。

2 天前，夜间如厕时发生头痛，头晕，气促，心悸，大汗，血压最高 280 mmHg，用硝酸甘油后降至 140 mmHg，入我科时，体温 36.2℃，脉搏 67 次/分，呼吸 18 次/分，血压 120/73 mmHg。

当日查道刚教授查房思路：患者反复胸痛，3 次冠状动脉造影均无阻塞性病变，不考虑冠心病；阵发性高血压伴头痛，大汗，心悸和气促，不排除嗜铬细胞瘤，嘱完成血尿儿茶酚胺检查、肾上腺增强 CT，结果见表 4-2 和图 4-36。

表 4-2 血尿儿茶酚胺检测结果

项目	2017年2月14日	2017年2月22日	参考值
血浆肾上腺素（pg/ml）	422.73	347.39	（0.00～100.00）↑
血浆去甲肾上腺素（pg/ml）	181.07	411～66	（0.00～600.00）
血浆多巴胺（pg/ml）	65.05	31.97	（0.00～100.00）
血浆甲氧基肾上腺素（mmol/L）		5.24	（≤0.50）↑
血浆甲氧基去甲肾上腺素（mmol/L）		1.85	（≤0.90）↑
尿肾上腺素（μg/d）	79.26		（0.00～20.0）↑
尿去甲肾上腺素（μg/d）	95.16		（0.00～0.90）↑
尿多巴胺（μg/d）	291.93		（0.00～600.00）
尿香草扁桃酸（mg/24h）	12.52		（0.00～13.60）

【治疗结果】

患者于2017年3月17日手术切除左肾上腺。病理诊断:(左侧肾上腺)嗜铬细胞瘤。

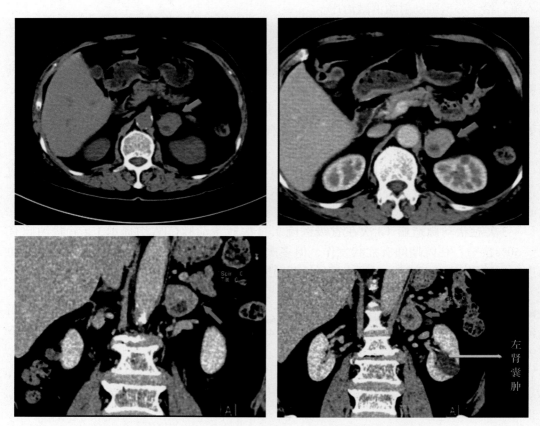

图4-36　肾上腺CT增强:左侧肾上腺区占位性病变,性质考虑为嗜铬细胞瘤(3.6cm×2.8cm)

【最后诊断】

本病例诊断为左侧肾上腺嗜铬细胞瘤。

【总结】

这个病例让我们重新认识了嗜铬细胞瘤;本患者症状和高血压发作如此短暂,我们看到患者时都是发作后状态,一切都已平息;但是,当症状平息2天后,直到10天后血和尿中的儿茶酚胺仍明显增多,是否说明嗜铬细胞瘤会持续分泌儿茶酚胺,但只有发作性分泌更多的儿茶酚胺时才能引起症状发作?嗜铬细胞瘤可酷似冠心病,如发作性胸痛严重,冠状动脉造影又正常时,要想到应激因素,进行嗜铬细胞瘤筛查。

病例 5-2

【病例简介】

男性,64岁,2015年6月6日入院。入院主要主诉为反复胸痛10余日,咳嗽咳痰3天,呼吸困难7小时,入院前睡眠中突发胸痛,气促,全身大汗。入院时体温(T)

39.8～40℃，心率（HR）155次/分，血压（BP）115/90 mmHg。白细胞（WBC）：25.54 g/L，中性粒细胞百分比（NEU%）：87.8%，前体脑利尿钠肽（NT-proBNP）9743 pg/ml。肌酐（Cr）448μmol/L，胱抑素-C（Cys-C）3.34 mg/L，尿酸（UA）768μmol/L；C反应蛋白（CRP）223.1 mg/L，心肌钙蛋白I（cTnI）47.15 ng/ml，肌红蛋白（myo）＞1000 ng/ml；肌酸激酶同工酶MB质量（CK-MBm）135.52 ng/ml。心电图示：窦性心动过速，完全性右束支传导阻滞（RBBB）心前导联T波高耸（图4-37），继之出现广泛前壁导联ST段抬高（图4-38）。超声心动图示：左心室射血分数（LVEF）38%；左心室前壁心尖段及后壁中段室壁运动减弱，余左心室壁运动稍减弱。

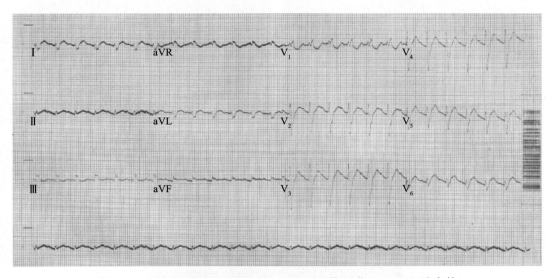

图4-37 窦性心动过速，完全性RBBB，心前导联 $V_2 \sim V_6$ T波高耸

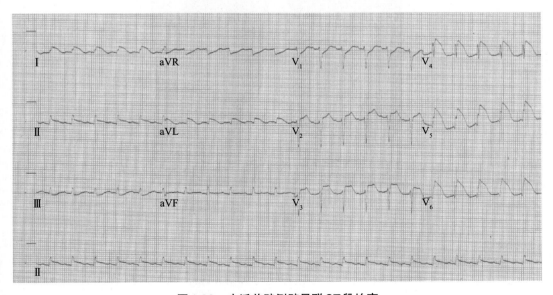

图4-38 广泛前壁侧壁导联ST段抬高

【诊治过程】

1.急诊冠状动脉造影 左、右冠状动脉造影未显示有阻塞性病变（图4-39）。

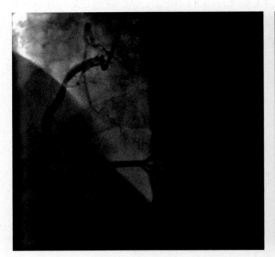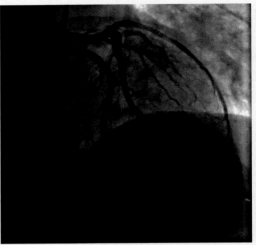

图4-39 冠状动脉造影：左、右冠状动脉未提示有病变

2.腹部超声 肝右叶位置可见一个6.3cm×7.2cm混合性回声团，边界清，规则，低回声，可疑肝脓肿。在超声引导下行肿物穿刺，抽出暗红色黏稠液体50ml。穿刺后CT提示右侧肾上腺区占位病变，性质考虑脓肿并出血（图4-40）。

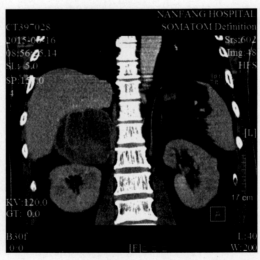

图4-40 腹部CT：右侧肾上腺区占位病变，性质考虑脓肿并出血

3. 2015年6月26日行"脓肿切开术" 术中见右侧肾上腺区暗红色肿物，7cm×7cm×6cm；切开肿物后，血压突然升至190 mmHg，触肿物搏动。立即意识到是嗜铬细胞瘤，迅速改变术式为肾上腺肿瘤切除。

4.手术及病理诊断　右肾上腺区肿物符合副节瘤伴多量出血坏死。副神经节源肿瘤起源于副交感神经节（简称"副节"）。副神经节瘤有嗜铬性与非嗜铬性之分。嗜铬性副节瘤以肾上腺髓质为主要代表，由其发生的肿瘤习惯称"嗜铬细胞瘤"（pheochromocytoma）。

5. 2015年7月16日行^{99m}Tc-MIBI　静息心肌血流灌注断层显像示左心室下壁中部及基底段、前壁中部局部心肌节段见放射性分布稀疏，提示以上多个部位心肌节段血流灌注降低（图4-41）。

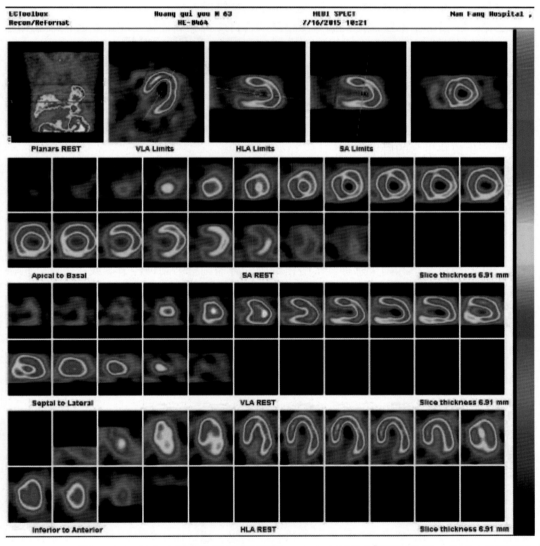

图4-41　^{99m}Tc-MIBI静息心肌血流灌注断层显像：左心室下壁中部及基底段、前壁中部局部心肌灌注降低

【最后诊断】

1.右侧肾上腺嗜铬细胞瘤伴肿瘤出血性坏死。

2.脓毒血症伴急性肾功能不全。

3.应激性心肌病急性心肌梗死。

4.急性心力衰竭。

【临床反思】

1.因高热，极高的白细胞和C反应蛋白（CRP），超声又诊断"肝脓肿"，开始诊断脓毒血症应该是常规思维；心电图表现急性心肌梗死，冠状动脉造影正常及心功能不全想到是脓毒血症导致的"中毒性心肌炎"也不能算错误。

2.第一个错误是不应该仅根据急诊超声就盲目应行穿刺抽脓，应该先做CT来定位；第二个错误的关键是当CT提示为"肾上腺占位，性质考虑脓肿及出血"时只认准了脓肿，而忽略了肾上腺占位的鉴别；外科在没有准备的情况下做这个手术，没有出任何风险实属万幸！

【总结】

1.嗜铬细胞瘤虽然少见，但临床表现非常多变，错综复杂，如果未能认识和及时治疗，可产生威胁生命的后果。

2.典型症状是持续或阵发高血压，伴严重头痛、心悸、出汗三联征，以急性发作为特点，任何反复急性发作的病症，即使就诊时血压不高，也应想到此病。

3.最重要的诊断根据是血和尿中的儿茶酚胺本身或它们的代谢产物增多。

【查道刚专家点评】

肾上腺嗜铬细胞瘤是指起源于肾上腺髓质嗜铬细胞的肿瘤，是肾上腺内交感副神经节瘤。而起源于交感和副交感神经节嗜铬细胞的肿瘤则称为副神经节瘤或肾上腺外嗜铬细胞瘤。尽管该病不常见，但是如果患者表现为阵发性血压升高伴有"头痛、心悸、出汗"三联征，临床医生很容易做出正确的判断。对于临床上表现不典型的嗜铬细胞瘤，则非常容易漏诊。如何透过现象看本质？怎样从蛛丝马迹中寻找到诊断线索？本文两个病例报告给了我们很好的启示。

通读全文，揭开谜底后，我们可以发现这两个病例都是以"应激性心肌病"形式展现在我们眼前的。

病例1是高龄患者。第一次来我院就诊是以"急性心血管事件"入院。有心肌损伤标志物的升高，但冠状动脉造影（包括冠状动脉血管内超声）检查未见"罪犯病变"。急性心肌梗死的诊断显然存在疑问。如果临床医生多问一个为什么，"该患者心肌梗死的诊断如果不成立，会不会是应激性心肌病"？那么在应激心肌病诱因筛查时，也许会想到"嗜铬细胞瘤"，从而少走弯路。该患者此后多次冠状动脉造影检查未见异常，也曾偶然发现患者有一过性血压升高，最高达190/110mmHg，却又以"应激反应导致血压升高"而错过确诊"嗜铬细胞瘤"的机会。试想一想，血压如此之高，且又是在阵发性心房颤动发作之时，以应激反应来解释血压升高肯定不妥。种种迹象表明，这位患者的诊断存在疑问！若能以疑问为线索，多问几个"为什么"，该患者也就不用等到第17次住院才确诊了。

病例2则是不幸中的万幸。据文献报道，术前未明确诊断的嗜铬细胞瘤患者，手术死亡率高达80%。该患者术前没有血压升高病史，较病例1更不容易想到嗜铬细胞瘤的可能。但患者入院时肌钙蛋白升高、冠状动脉造影未见异常，"应激性心肌病"的诊断不能完全排除。影像学检查发现肾上腺部位巨大的占位性病变，嗜铬细胞瘤的诊断呼之欲出。可惜临床医生已经深深掉到"肝脓肿"的陷阱之中。该患者"脓肿穿刺活检"过程顺利，实属侥幸。穿刺检查的病理诊断未能确定"脓肿诊断"，临床医生亦未能及时提出"肝脓肿诊断"是否有疑问的问题。之后盲目手术显然不妥。幸运的是术中血压骤升之际，术者能够迅速想到嗜铬细胞瘤可能，并做出正确应对，侥幸地避免了悲剧的发生。

从这两个病例中，我们应该学到以下经验。

1.不是所有的嗜铬细胞瘤均有典型的"头痛、心悸、出汗伴阵发性高血压"表现。部分患者血压升高的时间可以非常短暂，甚至有的患者临床上观察不到高血压的表现。

2.嗜铬细胞瘤多见于20～50岁，但对于80岁高龄患者，诊断嗜铬细胞瘤的可能性也是存在的。

3.临床酷似急性心肌梗死，但未见相关冠状动脉病变患者，要考虑到"应激性心肌病"可能，而嗜铬细胞瘤有可能是重要诱因之一。

4.发现肾上腺占位，一定要注意排除嗜铬细胞瘤可能。盲目手术有可能导致灾难性的结果。

5.临床诊断有疑点，一定不能将就，应该重新进行鉴别诊断。

第五章

无冠状动脉阻塞性病变的急性心肌梗死

近年注意到，多达14%的急性心肌梗死（AMI）患者冠状动脉造影无阻塞性病变，即冠状动脉狭窄＜50%，它代表一组诊断和治疗不确定的患者，因为有的患者直到出院也缺乏明确的病因判定。

Gross H等（1939）和 Miller RD等（1951）尸解发现心肌坏死，不伴冠状动脉粥样硬化；1980年，冠状动脉造影先驱 DeWood 等发现约5%的急性心肌梗死不伴阻塞性冠状动脉病变；2015年 Pasupathy 等进行了27个大型临床试验荟萃分析，共176 502例有造影的 AMI 不伴阻塞性冠状动脉病变，总流行率为6%，女性占46%。

2016年欧洲心脏病学会发表了工作组意见书，将这组患者称为无冠状动脉阻塞性病变的急性心肌梗死［myocardial infarction（MI）with non-obstructive coronary arteries］，正式命名为 MINOCA。将其病因分为四类：①冠状动脉病变，包括斑块破裂或腐蚀、冠状动脉痉挛、自发性冠状动脉夹层、急性主动脉夹层扩展到冠状动脉、冠状动脉微血管病变及自发性冠状动脉血栓，即易栓症、冠状动脉栓塞及应用拟交感神经药物（如可卡因等）；②非冠状动脉病因的心脏病变，包括心肌炎、心尖球形综合征（Takotsubo cardiomyopathy）、心脏创伤、剧烈运动、心动过速和心脏毒素（如化疗药物）等；③心脏外的严重疾病，如肺动脉栓塞、脓毒血症、成人呼吸窘迫综合征和终末期肾病等；④病因不明。

2019年美国心脏学会（AHA）提出 MINOCA 的3条诊断标准。①符合4版全球 MI 标准：发现肌钙蛋白至少有1个值超过或下降第99百分位参考上限；至少有以下一种心肌梗死临床证据，即心肌缺血症状、新出现心电图改变、影像学有新室壁运动异常或冠状动脉造影或尸解证明冠状动脉血栓。②冠状动脉无阻塞性病变，指冠状动脉无病变、冠状动脉轻度不规则伴＜30%狭窄、冠状动脉中度狭窄＞30%但＜50%。③不存在其他病因，如脓毒血症、肺栓塞和心肌炎等。

本章包括的5例患者，包括了不同的病因，是我们近年来遇到的一些病例。从中可悟出 MINOCA 的多源性。

病例1 冠状动脉不稳定斑块

【病例简介】

男性，53岁。入院前3天晨练后出现胸闷、头晕、恶心呕吐，当地急诊，血压96/62 mmHg，肌钙蛋白7.97 ng/ml（↑），心电图有阵发性室性心动过速；冠状动脉造影提示4支冠状动脉主支无明显狭窄（图5-1），心电图提示心前导联 T 波高耸（图5-2），阵发性室性心动过速（图5-3）。拟诊"急性心肌炎"于2020年11月14日转至我院 CCU。

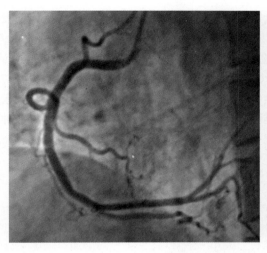
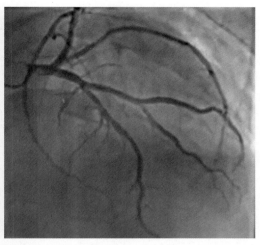

图5-1　入院前3天冠状动脉造影

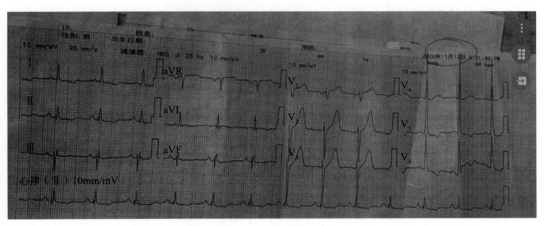

图5-2　入院前3天心电图

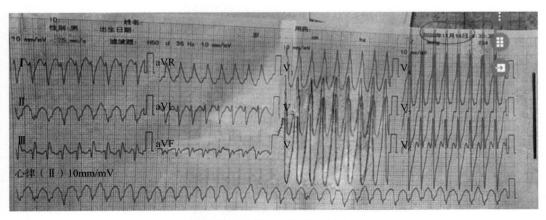

图5-3　阵发性室性心动过速

转入我院CCU时神志清楚，自动体位，体温正常，血压129/89 mmHg；双肺呼吸音清晰，心律齐，无心杂音，肝不大，下肢不肿。高敏肌钙蛋白（hs-TNT）4.34 ng/ml，肌红蛋白（MYO）：81.2 ng/ml，肌酸激酶同工酶MB质量（CK-MBm）：15.62 ng/ml；肌酐（Cr）：89 μmol/L，谷丙转氨酶（GPT）：141 U/L，谷草转氨酶（GOT）：177 U/L；N端−前体脑利尿钠肽（NT-proBNP）：5183 pg/ml。心电图：$V_4 \sim V_6$导联ST段水平下移伴T波高耸，下壁ST段下移及T波倒置（图5-4）。胸片：左心室增大及肺水肿（图5-5）。心脏超声：左心房、左心室增大，左心室下后壁运动减弱，重度二尖瓣反流，左心室射血分数（LVEF）31.90%。

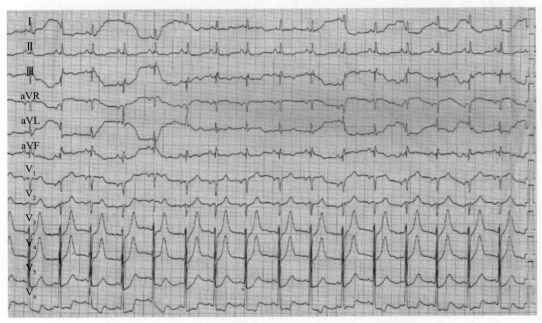

图5-4　$V_4 \sim V_6$导联ST段水平下移伴T波高耸，下壁ST段下移及T波倒置

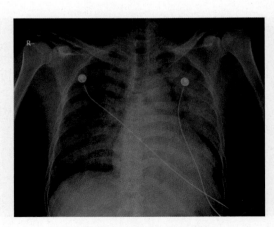

图5-5　左心室增大，双肺肺水肿

2020年11月19日冠状动脉造影＋左心室造影＋IVUS：冠状动脉造影提示左回旋支中段弥漫性病变，管腔不规则，局部＜50%狭窄，血流TIMI 3级。IVUS提示左回旋支病变处见斑块浸润，负荷64%，面积3.41 mm^2，斑块有衰减（图5-6，图5-7）。左心室造影见室壁运动普遍减弱，未见心尖球形。

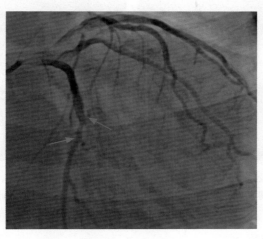

图5-6　箭头处提示左回旋支冠状动脉局部不规则，伴轻度狭窄（＜50%）

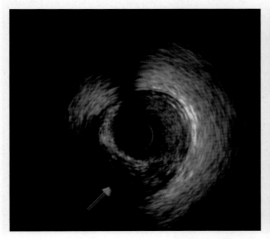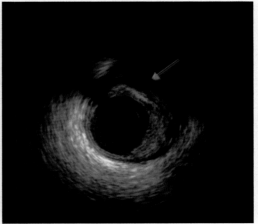

图5-7　IVUS提示衰减斑块（箭头）

心脏磁共振成像（CMR）：①心影增大，以左心房和左心室增大为主；②左心室基底段至心尖段下壁及侧壁（第4、5、6、10、11、12及16段）心肌变薄伴运动减低，并早期和晚期延迟强化（代表局部心肌组织水肿、坏死和纤维化），部分呈透壁性改变，灌注明显减低，病变范围与左旋支冠状动脉分布区一致，左心功能减退（图5-8，图5-9）。

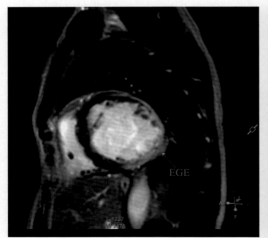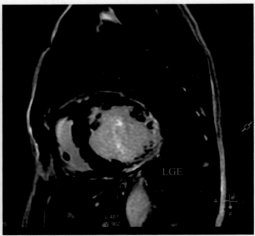

图5-8 CMR左心室基底段至心尖段下壁及侧壁（第4、5、6、10、11、12及16段）心肌变薄伴运动减低，并早期（EGE）和晚期延迟强化（LGE，代表局部心肌组织水肿、坏死和纤维化），部分呈透壁性改变，灌注明显减低，病变范围与左旋支冠状动脉分布区一致

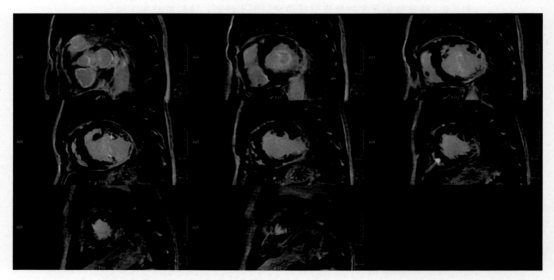

图5-9 心脏磁共振成像：从基底段到心尖段（图从左到右、从上到下）下壁及侧壁心肌见线状斑片状外膜下区及心肌中层延迟强化，部分为透壁性改变

【诊断分析】

1.急性胸痛发病，伴缺血性ST-T改变，肌钙蛋白升高，符合非ST段抬高急性心肌梗死；急诊冠状动脉造影未提示4主支冠状动脉有阻塞性病变，符合无冠状动脉阻塞性病变的急性心肌梗死（MINOCA）的诊断标准。

2.血管内超声提示左回旋支冠状动脉中段有局限性衰减斑块，代表不稳定斑块，可能是触发旋支一过性突然闭塞的根源。

3.心脏磁共振成像提示有心肌水肿、坏死和纤维化，分布范围与旋支供区一致，结合左旋支IVUS发现有不稳定斑块，支持急性冠状动脉事件，不支持急性心肌炎诊断。

4.超声及MRI均提示患者左心室和左心房增大，左心室射血分数（LVEF）明显减低（22%），不支持左心扩大与本次旋支事件关联，病变范围不涉及前壁，不至于在短期引起左心室重构；推测为在原有不明原因扩张型心肌病的基础上合并此次冠状动脉事件。不定因素较多，要在随访中进一步探讨。

【治疗及转归】

抗血小板：阿司匹林＋氯吡格雷；改善心脏功能：沙库巴曲缬沙坦钠片＋螺内酯；降脂治疗：普伐他汀＋依折麦布；护肝及代谢改善：多烯磷脂酰胆碱＋门冬氨酸钾镁＋辅酶Q10＋曲美他嗪等治疗。住院10天后各项指标逐渐好转：hs-TNT由入院时4.34 ng/ml降到0.039 ng/ml；NT-proBNP由入院时5183 pg/ml降到788 pg/ml。于2020年11月24日好转出院。

【最后诊断】

1. MINOCA（冠状动脉不稳定斑块）。

2.特发性扩张型心肌病。

【刘伊丽专家点评】

病例1为一例男性患者，53岁，3天前在运动中出现胸痛，肌钙蛋白增高，心电图提示$V_4 \sim V_6$导联ST段水平下移伴T波高耸，下壁ST段下移及T波倒置，心脏超声见左心室下后壁运动减弱，符合非ST段抬高急性心肌梗死，但冠状动脉造影未见＞50%的狭窄，冠状动脉主支TIMI血流均为3级，故临床诊断为MINOCA。进一步做冠状动脉血管内超声（IVUS）检查发现左回旋支（LCX）有斑块浸润，负荷64%，面积3.41mm²，斑块呈衰减现象，提示为不稳定斑块；左心室造影未见心尖球形，排除了心尖球形综合征。心脏磁共振成像（CMR）发现早期和晚期延迟强化（代表局部心肌组织水肿、坏死和纤维化），部分呈透壁性改变，灌注明显减低，病变范围与LCX分布区一致，除外急性心肌炎。此例MINOCA的病因分析为LCX冠状动脉不稳定斑块导致一过性闭塞致AMI。此例临床资料完整，对病例进行了深入的检查，得出了有说服力的诊断依据。

病例2　心尖球形综合征

【病例简介】

女性，57岁。入院前晚与家人交流时情绪激动，次晨9：00突感头晕、胸闷及胸部钝痛，恶心呕吐1次。9：30到社区医院，测血压为220/130 mmHg。10：00到我院急诊科，10：32心电图提示广泛前侧壁及下壁导联ST段抬高（图5-10），10：30肌钙蛋白0.938 ng/ml，NT-proBNP 130.70 pg/ml。拟诊STEMI，行急诊心导管检查。

急诊冠状动脉造影：左主干（LM）正常；左前降支（LAD）末梢90%狭窄，TIMI 3级；左回旋支（LCX）动脉粥样硬化（AS）斑块（＜50%狭窄），TIMI 3级；右冠状动脉（RCA）动脉粥样硬化（AS）斑块（＜50%狭窄），TIMI 3级（图5-11）。

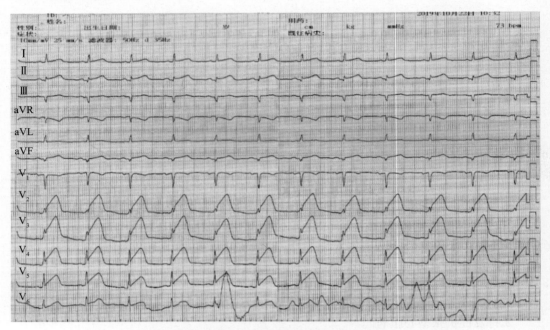

图5-10　广泛前侧壁及下壁导联ST段抬高

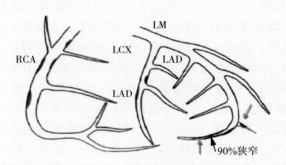

图5-11　冠状动脉分布模式图左主干（LM）正常；左前降支（LAD）末梢90%狭窄，TIMI 3级；左回旋支（LCX）动脉粥样硬化斑块（＜50%狭窄），TIMI 3级；右冠状动脉（RCA）动脉粥样硬化斑块（＜50%狭窄），TIMI 3级

　　左心室造影：收缩期左心室中部及心尖无运动，基底部收缩增强，形成心尖球形如"章鱼篓"，舒张期左心室形态恢复正常（图5-12）；左心室超声造影提示左心室心尖收缩异常，心尖灌注缺损（图5-13）。住院1周后心电图、超声心动图、肌钙蛋白、前体脑利尿钠肽等各项指标尚未完全恢复。发病后1个月余仍见胸前导联T波深倒置，病理Q：Ⅱ、Ⅲ、aVF（图5-14）。

　　发病1个月后CMR提示左心室心尖部前壁、间隔、下壁、心尖（13～15段、17段）心肌变薄，广泛透壁延迟强化，心肌局部运动减弱并反向运动，考虑心肌梗死；左心室基底部各壁内膜下灌注减低（1～6段）考虑心肌缺血；左心室基底部下间隔壁（3段）心中部前、下间隔壁（8、9段）延迟强化；左心室基底部、中部间隔、前间隔（1、2、7、8段）信号增强，考虑心肌梗死（图5-15，图5-16）。

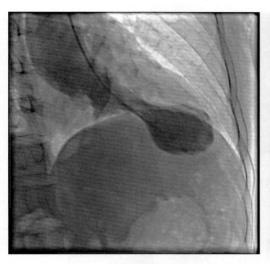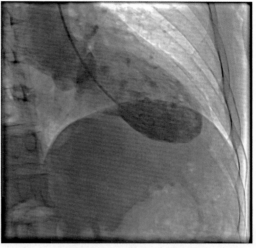

图5-12　左心室造影提示收缩期左心室中部及心尖无运动，基底部收缩增强；舒张期左心室形态恢复正常

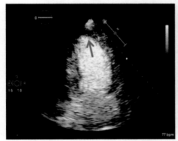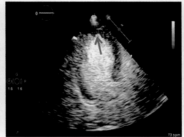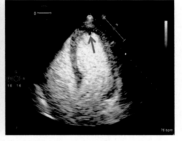

图5-13　超声造影由左至右分别代表2D、3D、4D切面，提示左心室心尖收缩异常减弱和心尖部血液灌注缺损

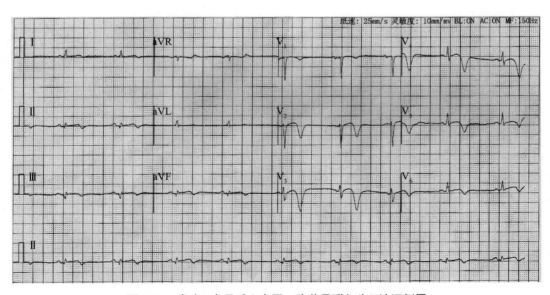

图5-14　发病1个月后心电图：胸前导联仍为T波深倒置

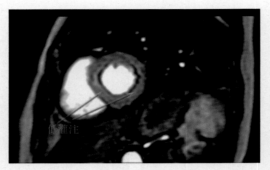

图5-15　CMR示内膜下低灌注区（箭头所指黑色暗区）

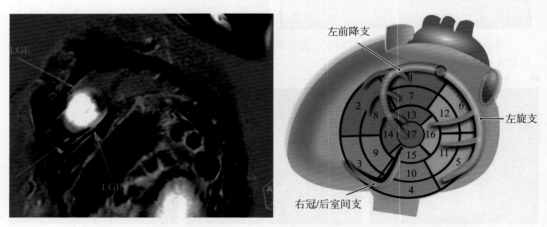

图5-16　CMR晚期钆增强区（LGE）（箭头所指）心肌全层白色信号增强区

【诊断分析】

1.中老年妇女、情绪激动发病、心电图呈STEMI无对应性ST段下移、冠状动脉造影无主干闭塞性病变、左心室造影呈心尖球形，支持MINOCA、心尖球形综合征（Takatsubo心肌病）诊断。

2. Takatsubo心肌病（TTC）应指一类特殊类型心肌病，与儿茶酚胺的急性应激相关联，发病1周后多有恢复。心尖球形综合征应指包括Takatsubo心肌病在内的各种病因所致的、在急性期可出现左心室心尖呈球形改变的临床情景（广义名称）。

3.本例发病1个月后室壁运动尚未恢复，CMR提示有与左前降支分布一致的心肌梗死和心内膜下缺血，支持ACS所致的心尖室壁瘤诊断。

4.本例的缺陷和遗憾是没有在急诊冠状动脉造影的同时完成IVUS/OCT检查（因怀疑左前降支末梢的闭塞为血栓性栓塞）。

【最后诊断】

1. MINOCA。

2.心尖球形综合征。

【总结】

经典的TTC指特发性的可逆性急性心肌病，常见于绝经后妇女精神应激后，发病与ACS相似：急性胸痛、心电图ST-T改变、肌钙蛋白升高，但冠状动脉造影无＞50%的冠状动脉狭窄，IVUS/OCT无斑块破裂，左心室造影或心脏超声提示左心室中部及心尖部收缩期无运动，左心室基底部收缩增强，构成"章鱼篓"样形态，且除外嗜铬细胞瘤、急性心肌炎及其他全身急性疾病（如脓毒血症、卒中等）导致的急症伴心尖球样形态。

本例患者支持MINOCA诊断，病因可能为LAD事件导致的急性冠状动脉事件及左心室心尖呈球形表现。

【刘伊丽专家点评】

病例2是一位57岁妇女，入院前晚与家人交流时情绪激动，次晨9：00突感头晕、胸闷及胸部钝痛，伴恶心呕吐，急诊血压为220/130mmHg，心电图提示广泛前侧壁导联ST段抬高，同时肌钙蛋白（TNT）明显增高，拟诊STEMI。但急诊心导管检查冠状动脉造影无主干闭塞性病变，左心室造影呈心尖球形，故诊断为心尖球形综合征（Takatsubo心肌病）。1个月后室壁运动尚未恢复、CMR提示有明显的心肌缺血和纤维化，与左前降支冠状动脉分布一致，与一般的Takatsubo心肌病不同，需要和广泛前壁STEMI并发心尖室壁瘤相鉴别。遗憾的是冠状动脉造影时未同时进行IVUS或OCT检查，以明确是否存在潜在的冠状动脉病因。

病例3　1例心肌病的病因分析

【病例简介】

男性，62岁。2016年1月23日无任何诱因出现活动时胸闷气促，伴恶心，休息后可自动缓解，未给予诊治；症状逐渐加重，并于夜间出现端坐呼吸，遂于2016年1月26日前往某医院住院。当时心电图示窦性心律，阵发性室性心动过速（181次/分），Ⅱ、Ⅲ、aVF、$V_{7\sim9}$ST段抬高，提示STEMI（急性下壁及后壁心肌梗死）（图5-17）。化验：NT-proBNP 22 200ng/L，cTnI 50.000ng/ml，D-二聚体13.9mg/L，谷丙转氨酶（GPT）：2080U/L，血肌酐（Cr）158μmol/L。心脏超声提示全心扩大，左心室壁运动弥漫减弱，主动脉瓣、二尖瓣轻度反流，三尖瓣轻中度反流，左心室射血分数（LVEF）42%。冠状动脉造影示左前降支（LAD）近段有斑块，无明显狭窄，血流Ⅲ级，左主干（LM）、左旋支（LCX）、右冠状动脉（RCA）无明显病变。

住院期间经抗凝、抗血小板、应用胺碘酮、抗心力衰竭等治疗后病情稳定，于2月15日出院（住院20天）。出院诊断：扩张型心肌病（心力衰竭、心功能Ⅳ级）；冠状动脉粥样硬化；左肺结节；肝肾功能不全。

出院后仍反复心悸胸闷，于2016年4月8日再次入某院时心电图示室性心动过速，复律后心电图示陈旧性下壁梗死。化验：NT-proBNP 612ng/L，cTnI 0.39ng/ml，超敏C反应蛋白（HsCRP）27.06mg/L。出院诊断：左心室致密化不全，阵发性心房颤动，心功能Ⅳ级，冠状动脉粥样硬化。

2016年5月24日入住我院，胸部CT及PET-CT诊断左上肺癌。于2016年6月15日经胸腔镜行左上肺叶切除。病理诊断：微小浸润性腺癌（图5-18）。继续在心内科做进

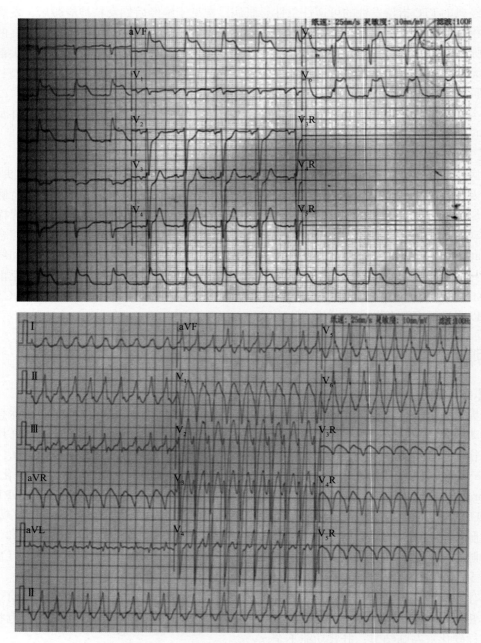

图5-17 上图：Ⅱ、Ⅲ、aVF 导联 ST 段抬高；下图：阵发性室性心动过速

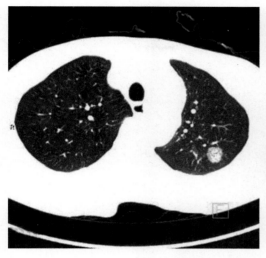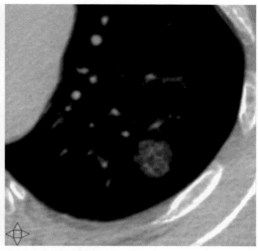

图5-18　胸部CT提示左上肺结节

一步心脏评估。

【诊断过程】

1. 2016年5月24日至我院就诊。动态心电图提示窦性心律，亚急性下壁梗死、频发室性期前收缩（部分呈短阵二、三联律）、ST-T全程异常改变。心电图提示阵发多形性室性心动过速（图5-19）。NT-proBNP 963.40pg/ml。超声心动图提示全心增大，肺动脉压升高、左心室舒张顺应性减退、心包少量积液。心肌声学造影提示左心室（LV）多个部位运动及灌注异常（图5-20）。

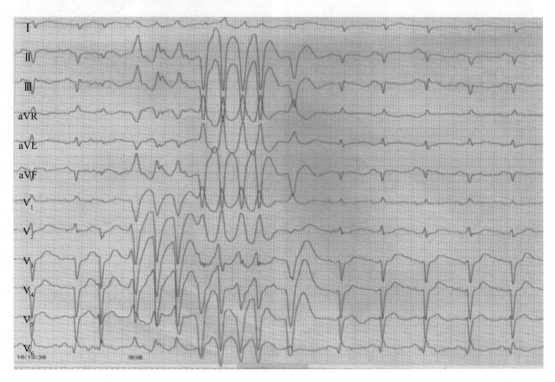

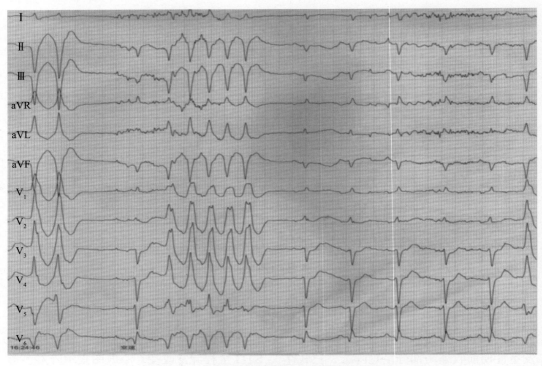

图 5-19　心电图提示阵发多形性室性心动过速

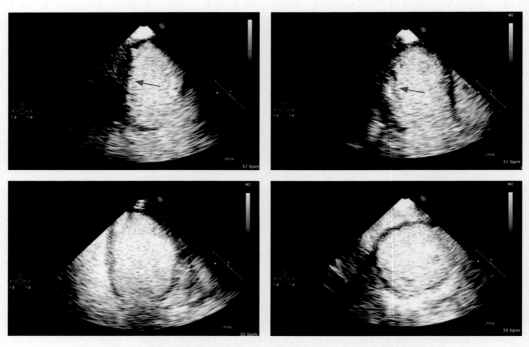

图 5-20　心脏声学造影提示左心室多个部位运动及灌注异常

2.静息^{99m}Tc心肌核素灌注扫描：短轴（SA）成像示侧壁-下壁-室间隔下部心肌灌注缺损（图5-21），垂直长轴（VLA）成像示左心室下壁-下壁心尖部心肌灌注缺损（图5-22），左心室水平长轴（HLA）成像示左心室心尖部-侧壁心肌灌注缺损（图5-23）。

3. 2017年11月30日（发病22个月后）患者返院复诊：患者一般情况良好，无心悸、气促等主诉。心音正常，心律齐，无心杂音，双肺清音，无啰音，无颈静脉怒张，肝不大，下肢无水肿。心电图提示陈旧下壁心肌梗死，动态心电图平均心率52次/分，未出现心房颤动，24小时有1次室性心动过速（5个心搏）。胸片提示心影增大，心脏超

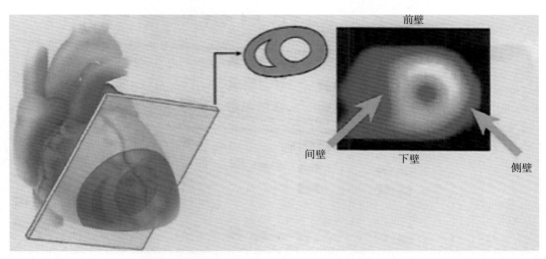

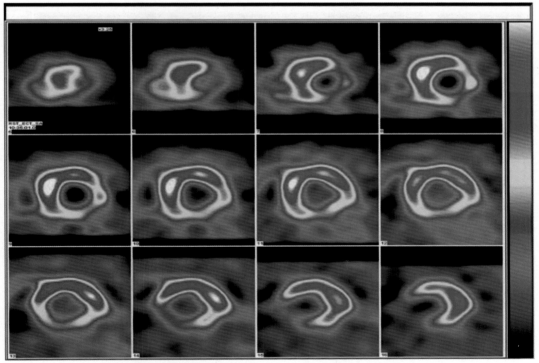

图5-21 短轴（SA）成像：侧壁-下壁-室间隔下部心肌灌注缺损

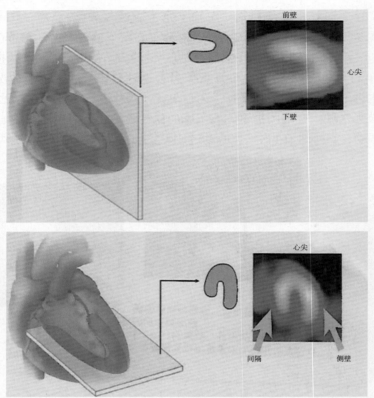

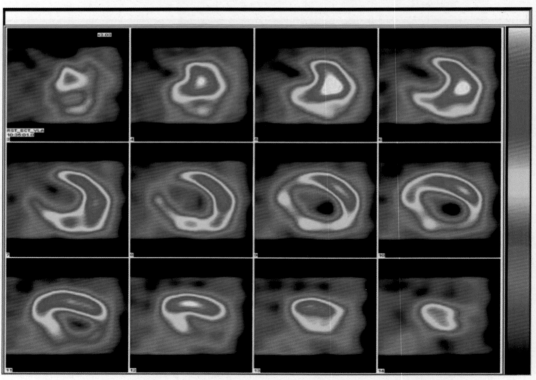

图 5-22　垂直长轴（VLA）成像：左心室下壁 - 下壁心尖部心肌灌注缺损

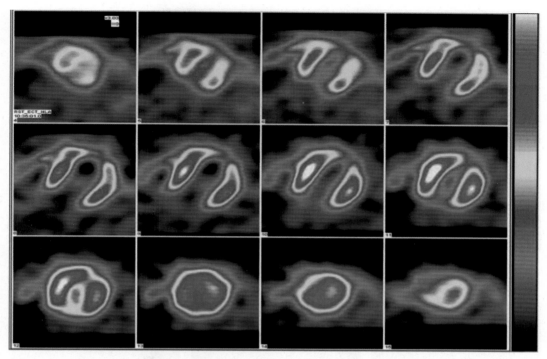

图5-23　左心室水平长轴（HLA）成像：左心室心尖部－侧壁心肌灌注缺损

声示双心房及左心室腔稍大，LVEF 52%。实验室检查：NT-ProBNT 603.70pg/ml，其余常规及生化检查均在正常范围。

4.心脏磁共振（CMR）成像提示左心室下－后－侧心肌水肿（图5-24）；左心室中下间隔－下侧－心尖节段室壁呈现条片状低灌注区（黑色条带部位）（图5-25）LGE延迟扫描可见：前－心尖－下壁（上左），前侧－下壁（中），侧－下壁（上右）有内膜下及透壁性广泛晚期钆增强（LGE），即在左心室为黑血成像背景时其中出现白色条片状影像代表心肌坏死或纤维化（图5-26）。LV功能参数：LV舒张末容积158.4ml，LV收缩末

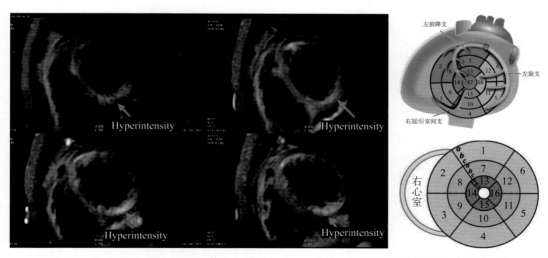

图5-24　左心室下－后－侧心肌水肿（箭头）：Hyperintensity 斑片状信号增强，代表水肿

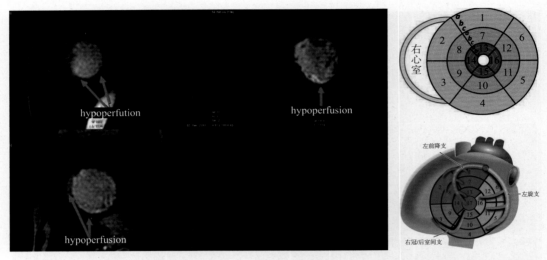

图5-25　左心室中下间隔-下侧-心尖节段室壁呈现条片状低灌注区（箭头所指黑色条带部位）

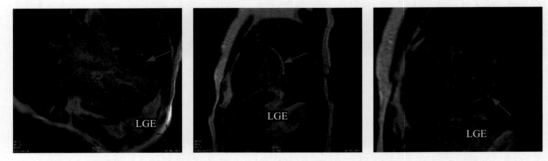

图5-26　箭头所指：前-心尖-下壁（左），前侧-下壁（中），侧-下壁（右）有内膜下及透壁性广泛晚期钆增强（LGE），即在左心室为黑血成像背景时其中出现白色条片状影像，代表心肌坏死或纤维化

容积107.4ml，说明LV扩张，LVEF 32.2%。

【临床思考】

1.本例临床特点：急性发病以心力衰竭为首发症状，典型的下壁STEMI表现，同时伴有心律失常：室性心动过速，阵发性心房颤动。核素扫描、心肌声学造影、磁共振成像均提示左心室多个部位心肌灌注缺损，与冠状动脉脉解剖分布不一致。发病22个月后，磁共振成像仍显示有心肌水肿、多个部位心肌梗死、左心室扩大和射血分数降低。初步诊断：符合急性心肌炎，可能向慢性心肌炎及扩张型心肌病进展；或在慢性心肌炎及扩张型心肌病的基础上新发急性心肌炎。

2.诊断过程中仍存在欠缺。首先，急诊冠状动脉造影未发现冠状动脉阻塞性病变时，应加做IVUS或冠状动脉OCT，确定有无冠状动脉斑块破裂或腐蚀等病变，以提示为冠心病。其次，入院数天内未行CMR以确定是否有心肌炎症表现，同时可观察LGE的分布。

【最后诊断】

1. MINOCA。

2.急性心肌炎。

　　3.心律失常：室性期前收缩、室性心动过速、心房颤动。

　　4.急性左心衰竭。

【总结】

　　1.临床表现为典型急性心肌梗死的患者，不一定有冠心病，甚至不一定有心脏病。

　　2.急性冠状动脉综合征患者急诊冠状动脉造影可无阻塞性病变，但其中30%～40%存在冠状动脉夹层、腐蚀、溃疡、钙化结节等病变。

　　3.心脏磁共振成像中LGE成像不仅提供心肌梗死的诊断，且根据其分布在内膜下或外膜下可区分缺血性或非缺血性病因。

【刘伊丽专家点评】

　　病例3是一个非常复杂具有挑战性的病例。男性，62岁，以急性左心衰竭为首发症状，心电图为典型的下壁STEMI表现，急诊出现室性心动过速和阵发性心房颤动，cTnT 和 NT-proBNP明显增高，超声提示全心扩大，急诊冠状动脉造影未见异常。核素扫描、心肌声学造影、磁共振成像均提示左心室多个部位心肌灌注缺损，与冠状动脉分布不一致。发病22个月后，磁共振成像仍显示有心肌水肿、多个部位心肌梗死、左心室扩大和射血分数降低。故本例MINOCA的病因应考虑为急性心肌炎，可能叠加于慢性心肌炎和扩张型心肌病。对病例的病因探索较全面，随访也及时，同样遗憾的是未能进行IVUS或OCT检查，以完全除外冠心病病因。

病例4　风湿病急性心血管受累

【病例简介】

　　2016年12月5日，一位64岁女性患者被送来我院CCU病房，主诉在4天前先有全身多关节疼痛难忍就诊风湿科。一天前出现心前区痛到我院急诊，心电图诊断急性下壁、广泛前壁ST段抬高心肌梗死（图5-27），超敏肌钙蛋白0.342ng/ml（↑），心

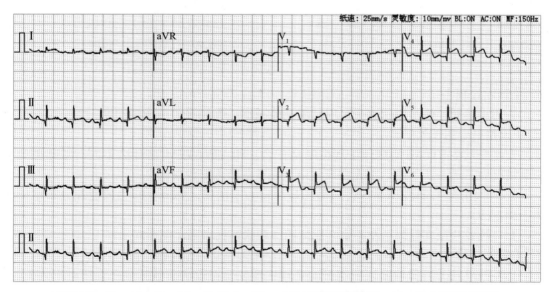

图5-27　V_2、V_3、V_4、V_5、V_6及Ⅰ、Ⅱ、aVF导联ST段高抬，V_1、V_2导联呈QS波

脏超声提示前间壁小面积心肌梗死，EF 56%，少量心包积液，急诊冠状动脉造影示LM、LAD、LCX、RCA 均无狭窄，按急性冠状动脉综合征（ACS）进行药物治疗。

追问病史"甲状腺功能减退"病史12年，一直服用左甲状腺素；"类风湿关节炎"病史7年，反复多次多处关节肿痛，用塞利西卜，甲氨蝶呤等治疗。2008年以来反复出现胸闷、心悸，2012年行冠状动脉造影，未发现明显病变，心电图示多导联Q波加深。曾诊断"高血压""糖耐量异常""高血脂"。

其他检查：甲状腺超声示甲状腺回声增粗和减低分布极不均，血流信号正常，多考虑桥本甲状腺炎可能。ECT骨骼检查示双腕、双膝大关节及左手第1掌指小关节浓聚影。

重要化验检查结果如下。炎症指标：白细胞11.3×10⁹/L，红细胞沉降率60mm/h，SAA 29mg/L（↑），CRP 31.6mg/L（↑）；免疫指标：类风湿因子94.70U/ml，重组Ro52（＋＋＋），血β$_2$微球蛋白2.09mg/L（↑），抗核抗体（±）；血清蛋白电泳：白蛋白44.1%（↓），α$_1$ 5.4%（↑），α$_2$ 13.8%（↑），β 16.1%（↑），γ 20.6%（↑）。

甲状腺功能：TSH 0.207mU/L（↓），FT$_3$ 1.63pg/ml（↓），FT$_4$ 1.64ng/dl。

甲状腺相关抗体：TPOAb 119.30U/ml（↑），TGAb 764.70U/ml（↑）。

血生化：白蛋白25.6g/L，TG 2.0mmol/L，LDL 2.89mmol/L，钾4.26mmol/L。

糖化血红蛋白：5.7%。

心肌酶检查：见表5-1。

表5-1 心肌酶检查

项目	2016年12月5日	2016年12月6日	2016年12月8日	2016年12月11日
肌钙蛋白	0.342 ↑	0.345 ↑	0.361 ↑	0.122 ↑
CK-MB	28			23
CK-MBm	8.19	7.88	13.33	3.74
肌红蛋白	40.84	35.16	530.33	70.66

【诊断过程】

1.初步诊断：桥本甲状腺炎，甲状腺功能减退，类风湿关节炎活动期，急性广泛前壁ST段抬高心肌梗死。

2.此患发生STEMI的病理生理机制是什么，和一般STEMI有什么不同？对此患的心脏情况做了进一步了解，首先完成超声左心室造影（图5-28）。

3.⁹⁹ᵐTc静息心肌灌注显像各切面均显示左心室前壁、间隔、心尖放射性分布略稀疏（图5-29）。

4.心肌磁共振成像提示左心室心肌低灌注和晚期钆增强（图5-30）。

【病例讨论】

1.多种模式的影像诊断证明本例的病理生理改变：冠状动脉脉微血管床血流减少，导致心肌血流灌注不足及心肌缺血和坏死。

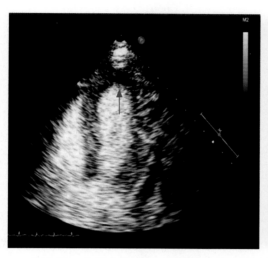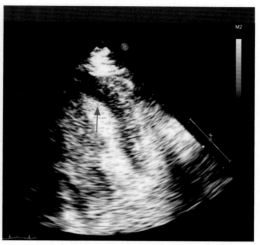

图5-28　心肌声学造影：左图为心尖四腔心切面，右图为心尖三腔心切面，两切面均显示左心室心尖部室壁心肌造影剂灌注减少，运动稍减弱

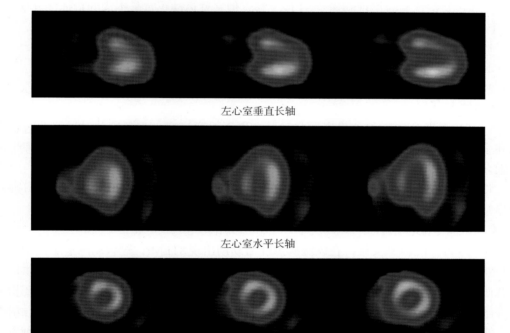

左心室垂直长轴

左心室水平长轴

左心室短轴

图5-29　锝心肌灌注显像：各切面均显示左心室前壁、间隔、心尖放射性分布略稀疏

　　2.微血管性心肌缺血特点：1991 Maser 等提出，微血管床可能不是一致性的异常，而是以散状方式在心肌分布；心肌缺血的稀疏分布虽然能足够引起心电图改变和心肌灌注缺损，由于围绕的心肌组织功能正常，故很难发现收缩功能异常；同时，分散心肌缺血灶释放到冠状窦的缺血性代谢产物被正常心肌区域大的血流所稀释而不能被检测到。微血管性心肌缺血的诊断仍存在挑战，无创法检出CFR减少可用于诊断，在行腺苷或双

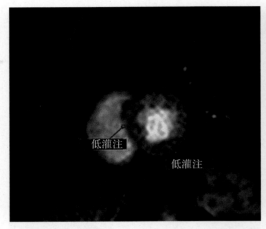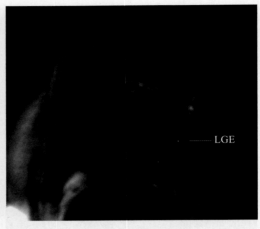

图5-30　左图：T₂心肌灌注成像，示左心室心肌低灌注；右图：晚期钆增强（LGE）显像，代表心肌坏死病变

嘧达莫超声负荷试验时出现胸痛及ST段下移，但室壁运动正常是本症的特征性表现。

【最后诊断】

1. MINOCA。

2. 桥本甲状腺炎，甲状腺功能减退，类风湿关节炎，活动期。

3. 急性冠状动脉微血管功能不全，急性广泛前壁ST段抬高心肌梗死。

【总结】

约10%表现为STEMI的患者冠状动脉造影无重要病变；多种冠状动脉、非冠状动脉和全身的应激病因会导致此结果；急性冠状动脉微循环功能不全是基本的病理生理基础。

临床病史和各种无创影像手段可明确病因和对冠状动脉微血管功能不全进行诊断。治疗原则同急性冠状动脉综合征及风湿病因治疗。

【刘伊丽专家点评】

病例4为一位64岁女性，在风湿病急性活动期出现STEMI，冠状动脉造影正常，说明心外冠状动脉无阻塞性病变，但多种模式的影像诊断均提示为左前降支冠状动脉供区心肌有血流灌注缺损，证明为微血管病变所致的MINOCA表型。急性微血管病变主要指微血管痉挛，遗憾的是目前国内很少开展冠状动脉功能试验，即乙酰胆碱冠状动脉内注射诱发心外冠状动脉和（或）微血管痉挛。除乙酰胆碱试验外，评估微血管功能的另一种方法是测定微血管阻力，即应用带有温度及压力感受器的导丝，在腺苷使心肌充血状态下，通过温度测定冠状动脉血流速度，根据血流速度和压力可计算出微血管阻力（IMR）。

病例5　暴发型1型糖尿病的急性心脏受累

【病例简介】

男性，45岁，患者于1周前受凉"感冒"，出现畏寒发热，同时出现口干、多饮、多尿症状，3天来症状加重。外院检查发现：WBC 14.2×10^9/L，NEU% 83.9%，血糖

19.95 mmol/L，尿糖（＋＋＋），酮体阴性，肌酸激酶（CK）13 555U/L，肌酸激酶同I酶（CK-MB）326U/L，钾5.48 mmol/L，钠125 mmol/L，氯85.4 mmol/L，肌酐（Cr）243μmol/L，谷丙转氨酶（GPT）104 U/L，总胆固醇（TC）7.3，低密度脂蛋白胆固醇（LDL-C）4.09 mmol/L，三酰甘油（TG）5.26 mmol/L。诊断：呼吸道感染，糖尿病，急性肾功能不全，肌炎。转我院治疗。入院后化验提示：白细胞明显增多、血糖高、酮症酸中毒、肝肾功能受损，见表5-2；同时，心肌损伤指标肌钙蛋白、肌红蛋白及CK-MB也增高，血淀粉酶、脂肪酶、钾离子及CRP增高，尿肌红蛋白阳性，见表5-3。

表5-2　入院后的系列化验演变（一）

项目	外院	急诊室	入院	第一天	第二天	第三天	第八天	出院
WBC（×10⁹/L）	14.2	23.0		16.2			7.4	
Glucose（mmol/L）	19.95	42.5	49.1	20.6	10.3			
Ket（mmol/L）			4.7	0.7				
pH		7.229		7.373		7.48		
BE		-10		-1		2.8		4.7
CK（U/L）	13555	36762			59863		882	130
SCr（μmol/L）	243	231		157	137	115	80	
GPT（U/L）	104	233		447	597			
GOT（U/L）	266	702		827	944	1053	234	

注：WBC为白细胞（×10⁹/L），Glucose为血糖（mmol/L），Ket为酮体（mmol/L），pH为酸碱度，BE为碱剩余，CK为肌酸激酶（U/L），SCr为肌酐（μmol/L），GPT为谷丙转氨酶（U/L），GOT为谷草转氨酶（U/L）

表5-3　入院后的系列化验演变（二）

项目	外院	急诊室	入院	第一天	第二天	第三天	第八天
TNI（ng/L）		10.5		＞180	151	84.2	2.3
MYO（ng/L）		620		980	＞1000	＞1000	63
CK-MB（U/L）		＞500		＞500	＞500	＞500	8.7
K⁺	5.48	5.0		4.52		4.56	4.1
AMS（U/L）					129		
LPS（U/L）					1988		
myolobinuna						＞1000	
CRP		24		33.7	24.4		5

注：TNI为肌钙蛋I（ng/ml），MYO为肌红蛋白（ng/ml），CK-MB为肌酸激酶（U/L），K⁺为钾离子，AMS为血淀粉酶（U/L），LPS为血脂肪酶U/L，myolobinuna为肌红蛋白尿，CRP为C反应蛋白

其他检查：心电图提示下壁及规范侧壁ST段抬高（图5-31）。超声心动图提示室间隔稍增厚（12mm），左心室后壁明显变薄，后壁及下壁运动减弱，LVEF32%，少量心

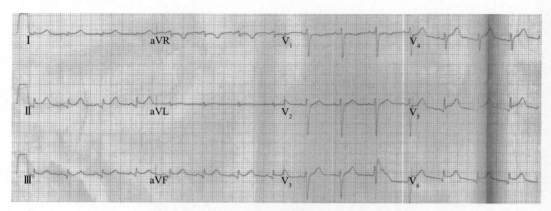

图 5-31　下壁及广泛侧壁导联出现 ST 段抬高

包积液。冠状动脉造影显示前降支中段动脉硬化，30% 狭窄，前降支 IVUS 检查，LAD 中段局部斑块负荷 43%，最小管腔面积 7.34mm²。上腹 CT 平扫提示肝、胆、脾、胰及双肾未见明显异常。骨骼肌活检提示左肱二头肌肌肉组织纤维轻度肿胀及肌浆凝固，未见坏死及明显炎症性改变。

胰岛功能测定：空腹血清 C 肽 0.01ng/ml（0.7～1.9），餐后 2 小时血清 C 肽 0.18 ng/ml，血清 C 肽值明显降低，说明胰岛功能严重缺失。胰岛细胞抗体（ICA）阴性；胰岛素自身抗体（IAA）阴性；谷氨酰脱羧酶抗体（GAD）阴性；糖基化血红蛋白（HbA1c）：8.6%。以上特异性自身免疫抗体均为阴性，说明此患糖尿病的发病机制不支持自身免疫反应。

初步诊断为糖尿病，糖尿病酮症酸中毒、横纹肌溶解综合征、急性肝肾功能不全、急性下侧壁心肌梗死、上呼吸道感染。经紧急对症治疗（胰岛素静脉滴注、补液、抗感染、碱化尿液、护肝、双联抗血小板、抗凝）病情渐趋稳定。

【病例讨论】

1. 患者应属于 1 型糖尿病范畴。1 型糖尿病新的分类如下。根据起病模式及是否有胰岛素缺乏分为：暴发（F）、急性（A）、慢性（S）起病伴胰岛素缺乏、慢性（N）起病不伴胰岛素缺乏；根据胰岛自身抗体检测分为自身抗体阳性（a）、自身抗体阴性（b）。综合评定：1 型糖尿病可以有 FA、Fb、Aa、Ab、Sa、Na 的组合；2 型糖尿病可以有 Sb、Nb 的组合，本例患者应是 Fb 暴发型 1 型糖尿病。

2. 暴发型 1 型糖尿病诊断要点：高血糖症状出现 1 周内发展为酮症酸中毒；起病时血糖高，而 HbA1c 低于 8.5%；起病时空腹血清 C 肽水平低于 0.13 ng/ml 和刺激后（餐后或胰高血糖素）C 肽低于 0.15 ng/ml；血胰淀粉酶、胰脂肪酶及弹性蛋白酶的水平不同程度增高，而胰腺超声无异常；胰岛自身抗体阴性。

【最后诊断】

1. 暴发型 1 型糖尿病（FT1D）。

2. 糖尿病酮症酸中毒。

3. 急性多器官损害、横纹肌溶解。

4. 急性肾功能及肝功能受损。

5. MINOCA。

【总结】

暴发型1型糖尿病是一种如被忽略会直接导致患者死亡的疾病，挽救这种快速进展的糖尿病患者的生命取决于医生对这种病的认识；此患者在病程中出现急性心肌梗死，再次说明MINOCA的多源病因。

【刘伊丽专家点评】

病例5是一例少见的暴发型1型糖尿病，我们是带着"急症高血糖"关键词向文献求助才认识到此病。奇怪的是患者突然出现STEMI，不伴有阻塞性冠状动脉病变，临床诊断MINOCA。因为病情严重，我们未能深入探讨病因。此例MINOCA是由于高血糖而引起的急性心肌损伤还是由于急性微血管结构和功能损伤，或两者兼有尚难确定。

MINOCA是一个表型和动态的诊断，2020年荷兰报道的一组通过对MINOCA患者进行心脏磁共振成像检查后得出的病因分析。其中19%是源于冠状动脉病因的心肌梗死，33%是心肌炎，12%是心尖球形综合征（TTS），在肥厚型心肌病和扩张型心肌病基础上的MINOCA各占2%，其他原因占3%，仍有29%未能确定病因。

关于MINOCA的处理，对临床表现AMI而冠状动脉无阻塞性病变的患者应在冠状动脉造影后进行左心室造影，以排除心尖球形综合征；左心室造影正常时应尽可能行IVUS或冠状动脉OCT（光学相关断层扫描）检查，以发现破裂或腐蚀的斑块或冠状动脉夹层；心脏磁共振成像对评估心肌炎和心肌缺血有独到的价值。此外，应注意同时存在的非心源性病因。本组的5例患者均通过以上程序得到病因的确定和相应的治疗。

综上所述，MINOCA是近年被重视的临床现象，有关MINOCA尚存在知识空缺和争议，且目前对MINOCA的概念应该还是阶段性的，值得国内同仁联合进行大规模临床调研和探讨。

第六章

急性心肌梗死的机械并发症和功能性
三尖瓣关闭不全

尽管当代对急性心肌梗死的再灌注治疗已显著改善了患者预后，但如果有机械并发症，则死亡率仍极高，因此，每个幸存者都是值得珍惜的！本章提供了5例存活的急性心肌梗死伴机械并发症的救治经验。

急性缺血性二尖瓣关闭不全根据乳头肌缺血程度可有不同的临床谱，病例2列举了2个不同程度的乳头肌缺血，分别采取了完全性经皮冠状动脉介入（PCI）和冠状动脉旁路移植兼二尖瓣置换治疗获得成功。

过去一直认为随着左侧心脏瓣膜的矫正，三尖瓣（TV）的功能也会逐渐恢复，但近期临床研究表明，手术后会出现三尖瓣关闭不全（TR），甚至TR会逐渐进展，直接影响到患者的预后，即成功二尖瓣手术后会逐渐出现功能性TR，严重的TR需要手术治疗。本章病例4就是一个这样的典型病例。

病例1 急性心肌梗死合并室间隔穿孔

【病例简介】

男性，51岁。于入院前3天出现间歇性胸痛发作，入院前7小时持续压榨性胸痛伴大汗。2020年11月29日入我院急诊。血压89/65mmHg，脉搏127次/分，呼吸20次/分；心脏听诊节律整，无杂音，高敏肌钙蛋白（hsTNT）1.390ng/ml；心电图提示广泛前壁ST段抬高心肌梗死（STEMI）（图6-1）。于当日22：00到导管室行冠状动脉造影，发现左前降支（LAD）近段完全闭塞，旋支及右冠状动脉轻度狭窄，行LAD血栓抽吸并置入支架1枚，置入支架后LAD狭窄改善（图6-2）。

术后患者一直诉胸痛，心电图上ST段未回落（图6-3），心前区听到广泛的3级以上收缩期杂音。床边超声提示室间隔近心尖段有6.0mm中断伴左到右过隔血流（图6-4）。胸片提示左心室扩大，肺淤血（图6-5）。急性广泛前壁STEMI，并发室间隔穿孔诊断成立。

病情逐渐加重，左心室逐渐扩大，肺淤血逐渐加重，室间隔破口中断从6.0mm扩大至15.1mm，左心室广泛前壁呈矛盾运动，左心室射血分数（LVEF）由56.7%减少至45.41%（图6-6）。经主动脉球囊反搏（IABP）、抗心力衰竭、抗栓治疗后，血流动力学逐渐稳定，肌钙蛋白和前体脑利尿钠肽逐渐下降，肌酐逐渐下降（图6-7～图6-9）。

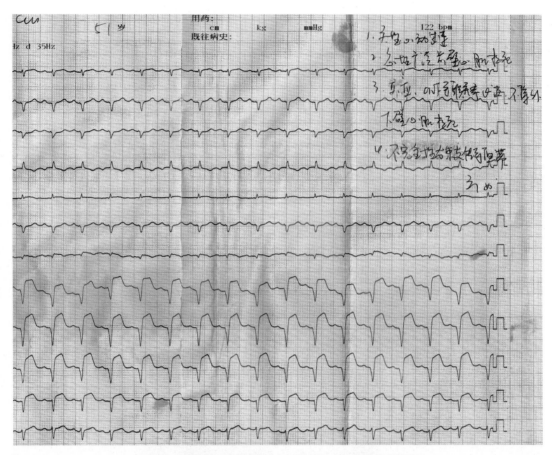

图6-1　入院后心电图提示广泛前壁ST段抬高心肌梗死

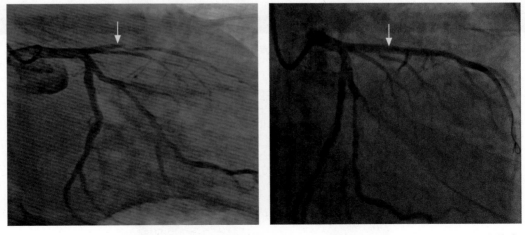

图6-2　冠状动脉造影示（LAD）近段完全闭塞（左，箭头），支架置入后LAD血流恢复（右，箭头）

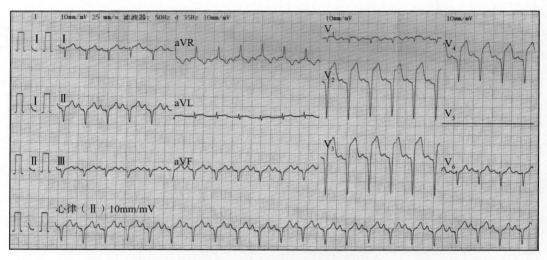

图 6-3　术后心电图示 ST 段未回落

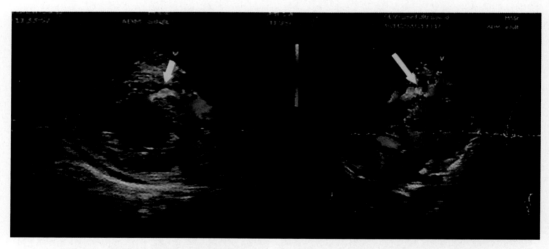

图 6-4　床边超声提示室间隔近心尖段有6.0mm中断伴左到右过隔血流（箭头）

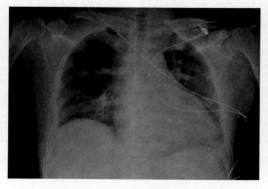

图 6-5　胸片示左心室扩大，肺淤血

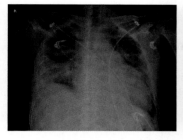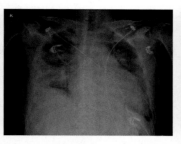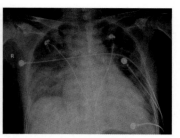

图6-6　胸片及心脏超声动态变化：LV逐渐扩大，肺淤血逐渐加重，室间隔破口中断（6.0～15.1mm），LV 广泛前壁呈矛盾运动，LVEF 由56.7%降至45.41%

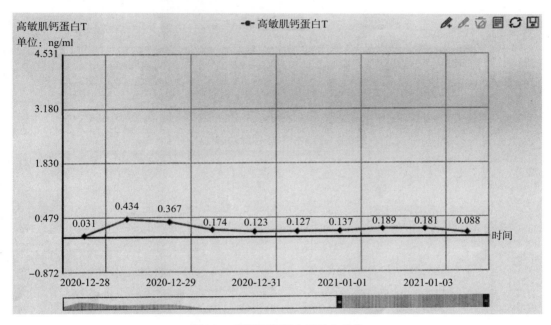

图6-7　高敏肌钙蛋白 T 动态变化

【治疗经过】

2020年12月21日（室间隔穿孔后3周）转心脏外科。2020年12月29日（室间隔穿孔后4周）行心脏外科手术治疗。手术包括：低温体外循环下冠状动脉旁路移植术；室壁瘤切除术；室间隔缺损修补术；心包粘连松解术。术中所见：心包腔显著扩大，广泛粘连，以左前壁为主；心脏轻度扩大，以左心室为主；心尖可见陈旧性梗死灶，可见室壁瘤形成，可触及明显震颤；回旋支近段可触及多发钙化灶，第一钝缘支远端粗大。

心脏外科手术步骤：大隐静脉桥与第二钝缘支狭窄远端端侧吻合；平行前降支距离1cm切开室壁瘤前壁，见穿孔之室间隔缺损位于室间隔中上部；直径约为14mm，剪取大小合适牛心包修补室间隔；环缩室壁瘤，切除室壁瘤坏死组织，牛心包缝闭室壁瘤；与OM2吻合的大隐静脉（SVG）近端与升主动脉行端侧吻合。共体外循环126分钟，主动脉阻断51分钟，手术圆满结束，术后14天出院。

【病例讨论】

1.流行病学　虽然溶栓和PCI都不是心脏破裂的独立预测因素，但总体趋势是接受

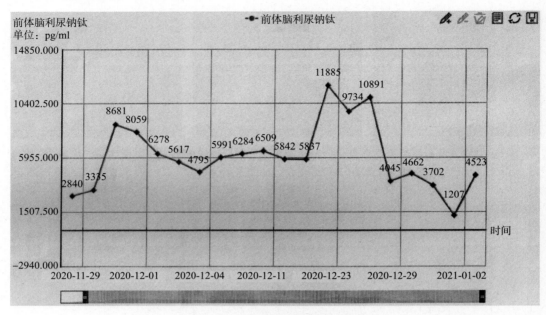

图6-8　前体脑利尿钠肽动态变化

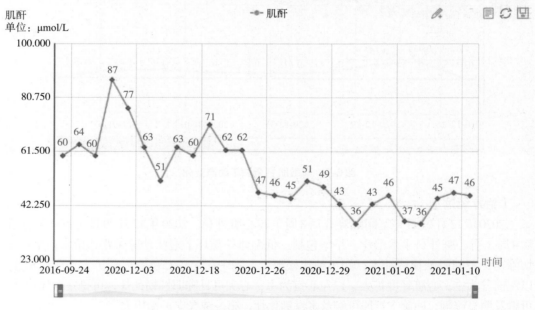

图6-9　肌酐动态变化

PCI治疗患者的心脏破裂发生率为0.7%，优于接受溶栓治疗的患者（1.1%）和不接受溶栓或PCI治疗的患者为（1.2%）

　　更短的溶栓时间和更低的心脏破裂发生率之间也有显著的线性关系（$P = 0.02$），初次PCI与延迟或择期PCI患者相比，室间隔破裂（VSR）发生率更低。

　　不幸的是，虽然VSR的发生率减少了，但当前仍保持很高的死亡率（41%～80%），且与过去的几十年没有区别。

　　2.急性心肌梗死并发VSR的独立危险因素　老年人、女性、卒中、慢性肾病、慢性心力衰竭、早期心脏生物标志物阳性、心源性休克、Killip等级高、D to B或D to 溶栓时间较长、纤溶导致的再灌注损伤，引起病理生理学改变可能部分相关。

　　3.急性心肌梗死并发VSR的病理生理学　室间隔全层（透壁）梗死后发生VSR，LAD、优势RCA、优势LCX都涉及间隔支冠状动脉，VSR发生在前壁、下壁、侧壁的频率相似。VSR在前壁梗死易引起心尖区室间隔缺损，下壁/侧壁梗死常在后壁和室间隔、连接处的室间隔基底处缺损。VSR的常规机制是缺血组织的凝固性坏死，伴有中性粒细胞浸润，最后的结果是室间隔心肌变薄和运动减弱。发生在24小时内的室间隔破裂可能是由于壁内血肿的夹层剥离或缺血心肌出血。破裂通常是由梗死区边缘的物理剪切力和远端心肌段的超收缩引起的。

　　4.室间隔破裂的两种类型

　　简单型（图6-10A、B）：左、右心室直接连接，破裂发生在左、右心室的同一水平。

　　复杂型（图6-10C、D）：破裂呈蛇形路径，可能是由室间隔出血和坏死室间隔内不规则撕裂引起的。

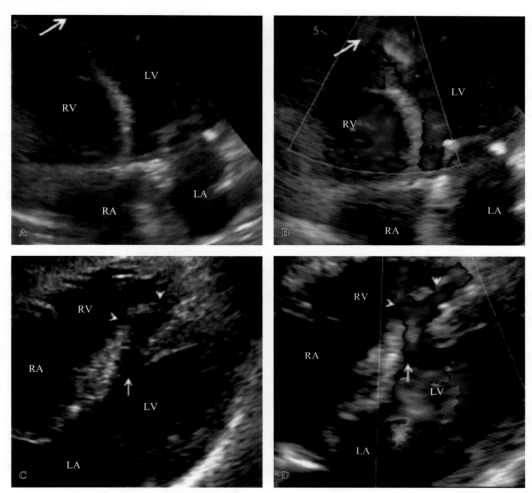

图6-10　室间隔破裂的两种类型：简单型（A、B），复杂型（C、D）

5. 外科方法修补VSR的结果　30天不同时间外科修补VSR的总死亡率：42.9%；择期手术：13.2%；急诊手术：56.0%；挽救性手术：80.5%。

6. 经皮修补心肌梗死并VSR　在过去的10年里，结构性心脏介入治疗经历了激动人心的演变。同时，对于有手术修复风险的VSR患者，尝试了经皮闭合的选择，用于初始的策略，或作为初始稳定后手术的桥梁。

在选择患者进行经皮修复时有几个解剖学方面的考虑，大多数学者认为15mm的缺损是最理想的，这在很大程度上是决定于可用设备的大小以及室间隔的大小；下/后部室间隔缺损尤其具有挑战性，因为它们通常缺乏足够的组织"边缘"来保护修补材料。

经皮修补心肌梗死并VSR结果：与外科手术结果相似，随患者由急性到慢性结果改善。

【最后诊断】

1. 急性广泛前壁ST段抬高心肌梗死，PCI术后。

2. 室间隔穿孔。

3. 急性肺水肿。

4. 室间隔穿孔外科修复术后。

【临床思考】

1. 患者在急诊PCI后出现VSR的原因

（1）虽然本例于胸痛12小时内进行了罪犯血管LAD开通，但在开通前心电图已表现为广泛前壁QS波，伴ST段抬高，说明LAD供应范围的心肌已基本坏死。

（2）患者在PCI术前及术后一直表现有胸痛，且术后ST段未回落，除考虑LAD供区残留缺血心肌因素外，结合外科手术中所见的广泛心包粘连，说明透壁心肌坏死波及心包，导致的心包炎也是持续胸痛的原因。

（3）PCI后，由于再灌注损伤及中性粒细胞浸润的炎症反应，使原有凝固性坏死区域的心肌组织更加脆弱，于病变最严重处出现穿孔。

2. 外科手术前的内科治疗　当前对VSR的封堵治疗都主张在发病2周后，待血流动力学基本稳定，坏死组织逐渐愈合时进行，过渡时期的内科治疗非常重要。内科治疗的目的是减少左向右分流，增加左心室的前向血流。在VSR情况下硝酸甘油和硝普钠均可降低肺循环阻力，加重左向右分流；加上患者常血压过低，故不宜应用。

IABP可有效减少左向右分流，增大舒张期冠状动脉灌注压，增加左心室的前向血流和冠状动脉血流，是对VSR最核心的治疗手段。

本例表现有低血压及肺水肿，除常规支架后药物治疗外，主要应用IABP、白蛋白＋利尿剂以及去甲肾上腺素，患者病情逐渐稳定。

3. VSR的外科手术　对于急危重症的VSR且冠状动脉未重建的患者，有时可先做VSR闭合手术，减少体外循环的时间，迅速稳定血流动力学，然后择期进行冠状动脉重建。

本例经过了4周IABP治疗，血流动力学基本稳定，故同步进行了低温体外循环下非靶血管冠状动脉旁路移植术（CABG），室壁瘤切除术，室间隔缺损修补术和心包粘连松解术，取得了非常满意的结果。

【总结】

尽管当代对急性心肌梗死的治疗已显著改善了预后，但如并发了机械并发症（包括游离壁破裂、乳头肌断裂、VSR）则死亡率仍极高，预防机械并发症最重要的前提是早期再灌注治疗。

对急性心肌梗死患者要注意每天心脏听诊，特别是前24小时，3天及1周，如出现心杂音要警惕有VSR或乳头肌断裂致二尖瓣关闭不全，及时急诊床边超声来确诊。

一旦确诊VSR或二尖瓣关闭不全，最首要的治疗是即刻IABP，然后根据情况量身定制下一步的治疗方案。

【郑少忆专家点评】

急性心肌梗死临床病情危重，变化多端，并发症较多，常危及生命。急性心肌梗死的三大并发症，即心力衰竭、心律失常和心脏破裂（包括乳头肌断裂、室间隔穿孔和游离壁破裂），是急性心肌梗死处理过程中特别需要重视的问题，直接影响到该类患者的生存率与远期生活质量。据国外报道，AMI患者在再灌注治疗之前，室间隔穿孔发生率在1%～3%；国内报道其发生率在1%左右。发生室间隔穿孔的高危因素包括高龄、女性、高血压、心绞痛和心肌梗死病史等。室间隔穿孔出现的时间窗表现为双峰，多发生在急性心肌梗死后3～5天，少数发生在24小时内。目前认为再灌注治疗可以减少室间隔穿孔的发生率，但是充分再灌注治疗往往使室间隔穿孔发生时间提前。

室间隔穿孔多发生在前壁透壁心肌梗死的患者，其部位多位于心尖部；下壁心肌梗死多与室间隔肌部穿孔相关。当急性心肌梗死后突然出现呼吸困难和低心排血量、组织低灌注，胸骨左缘第3～4肋间出现全收缩期杂音时，应高度警惕室间隔破裂穿孔。超声心动图可以快速便捷地进行证实。

室间隔穿孔的内科非手术治疗主要是IABP辅助，但内科非手术治疗只是一种姑息治疗，内科药物治疗难以纠正患者出现的严重心力衰竭，患者常因病情突然恶化死亡。

目前认为干预AMI并室间隔穿孔最佳的手术时机为穿孔24小时内或非手术治疗4周后。但目前国内，AMI后出现室间隔穿孔立刻行急诊CABG＋室间隔穿孔修补术报道少见。普遍倾向于心肌梗死4周后择期行CABG＋室间隔穿孔修补术，主要是外科医生顾虑在最初的24小时内凝固性坏死的范围仍然较小，常伴随大的间隔内血肿，局部心肌组织坏死水肿难以缝合，4周后穿孔周围组织形成纤维瘢痕，可明显提高手术的成功率。在现实世界中，AMI患者出现室间隔穿孔后常伴有血流动力学不稳定，故在心肌梗死急性期通过介入治疗开通梗死相关血管，稳定病情，争取外科修补手术机会，是临床公认的最佳治疗方案。虽然有报道使用各种封堵器进行穿孔封堵，但是此种方式仍需大规模临床试验证实其安全性和有效性。

该例患者出现急性心肌梗死，给予积极再灌注治疗后出现室间隔穿孔，其病理生理学改变主要是心室水平左向右分流，右心负荷明显增加，每搏输出量减少进而造成体循环灌注不良。治疗后给予IABP是最佳辅助治疗手段，通过减少心脏后负荷，增加重要器官灌注。同时积极合理调整容量负荷，帮助患者度过急性期。在急性心肌梗死出现严重并发症时，目前虽然有指南建议原则，但该类患者临床情况复杂，心脏内科、外科医生还需要结合临床具体情况进行综合分析，制订个体化治疗方案。

病例2　急性缺血性二尖瓣关闭不全

病例2-1

【病例简介】

男性，61岁，因急性胸痛5小时于2012年7月4日入院。13：02心电图示：ST Ⅱ、Ⅲ、aVF抬高，ST $V_2 \sim V_4$、Ⅰ、aVL下降（图6-11）。初步诊断：下壁、后壁STEMI二度－高度房室传导阻滞。

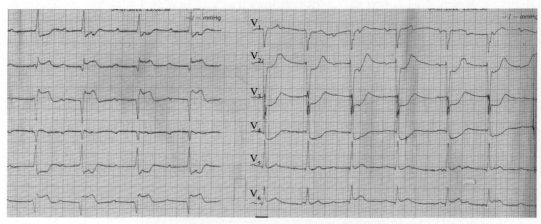

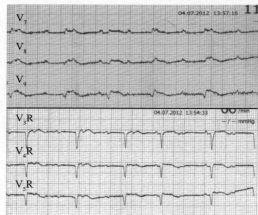

图6-11　心电图示：ST段Ⅱ、Ⅲ、aVF、$V_7 \sim V_9$抬高，ST段$V_2 \sim V_4$、Ⅰ、aVL下降二度－高度房室传导阻滞

2012年7月4日当日下午行冠状动脉造影。术中结论：①LAD中段完全闭塞；LCX中段完全闭塞，置入2.75/28mm Xience V支架。②RCA近中段完全闭塞，置入Xience V 3.0/33mm及3.5/33mm支架（图6-12）。入院次日（2012年7月5日）行心脏超声，示中重度二尖瓣反流（图6-13）。

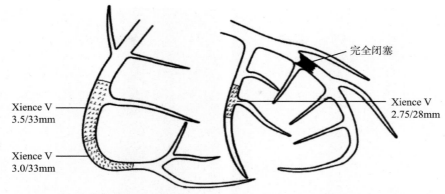

结论：1. LAD 中段完全闭塞；LCX 中段完全闭塞；置入 2.75/28mm Xience V 支架；
2. RCA 近中段完全闭塞，置入 Xience V3.0/33mm 及 3.5/33mm 支架

图6-12　冠状动脉造影及支架置入

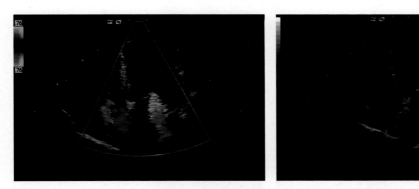

图6-13　心脏超声示中、重度二尖瓣反流

【病情变化】

1. 2012年7月6日17：30（PCI后第2天）突发急性肺水肿，患者极度呼吸困难，满肺水泡音，但未听到心脏杂音。与麻醉科合作，予以无创正压给氧、强力镇静、利尿、硝普钠治疗。22：50 患者病情渐趋稳定。分析病因，左心室下后壁梗死及再灌注损伤，导致左心室前壁心肌和乳头肌缺血，致急性二尖瓣关闭不全。

2. 当时考虑是否行急性二尖瓣置换＋LAD搭桥，但急诊手术风险大，且超声未发现二尖瓣明显脱垂及乳头肌断裂征象，故采取继续强化药物治疗及密切观察临床变化的策略。经强化药物治疗后临床基本稳定，2012年7月30日行再次冠状动脉造影，提示重建后的RCA为LAD提供了充分侧支，继之为严重狭窄的LAD行支架置入（图6-14）。

3. 发病后26天，复查心脏超声，二尖瓣反流明显减轻，反流的面积仅占11%的左心房面积（图6-15）。随访至今（2021年），临床稳定。

【最后诊断】

1. 冠心病，三支冠状动脉阻塞性病变，PCI成形术后。

2. 急性下后壁ST段抬高心肌梗死。

3. 功能性三尖瓣关闭不全。

4. 急性肺水肿。

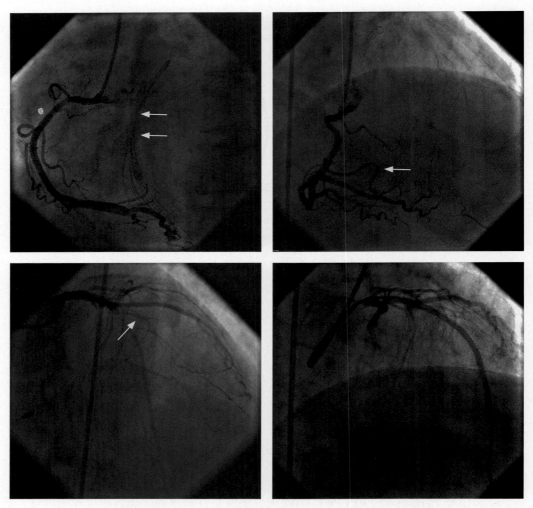

图6-14　上图提示重建后的RCA为LAD提供充分的侧支；下图左示严重狭窄的LAD，下图右为LAD支架置入后血流重建

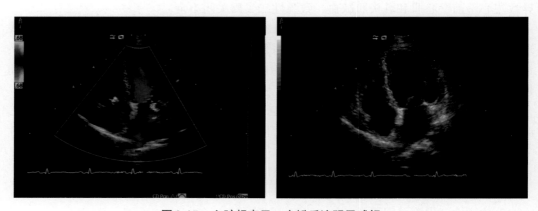

图6-15　心脏超声示二尖瓣反流明显减轻

病例 2-2

【病例简介】

男性，54岁。2014年10月19日21：00 突发胸痛入某医院，诊断为非ST段抬高心肌梗死。10月20日凌晨完成冠状动脉造影，提示及 LAD 近段狭窄80%，伴心肌桥，LCX 近段全闭，RCA 近段狭窄90%。于LCX 置入2枚支架。PCI术后当日下午，突发呼吸困难，心率快，肢端冷，予无创正压给氧治疗。超声示二尖瓣后叶脱垂，重度二尖瓣反流（图6-16）。

2014年10月22日00：45 急诊入我科CCU。入CCU时神志清楚，呼吸急促，血压106/64mmHg，双肺啰音，心尖4级收缩期杂音，血气分析氧分压为7.58kPa，心电图示窦性心动过速，胸片呈肺淤血征，床边超声提示二尖瓣后叶"小腱索断裂"，腱索断端随心脏舒缩呈连枷样改变，左心室后壁基底段变薄，运动减弱（图6-17）。诊断明确为：急性非ST段抬高心肌梗死，左心室后壁梗死，后乳头肌部分断裂，二尖瓣重度关闭不全，急性肺水肿伴心源性休克。乳头肌断裂与二尖瓣脱垂、反流的关系如图6-18所示。

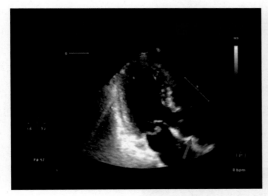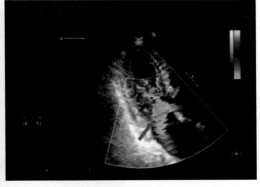

图6-16 心尖两腔心示二尖瓣后叶脱垂伴断裂的乳头肌（左），血流提示为二尖瓣重度反流（右）

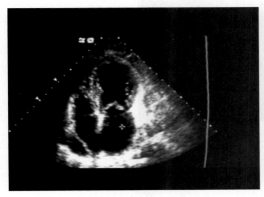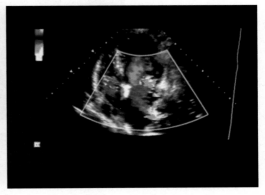

图6-17 心脏超声示乳头肌断裂致二尖瓣前瓣脱垂伴连枷运动（左），二尖瓣脱垂导致的二尖瓣反流（右）

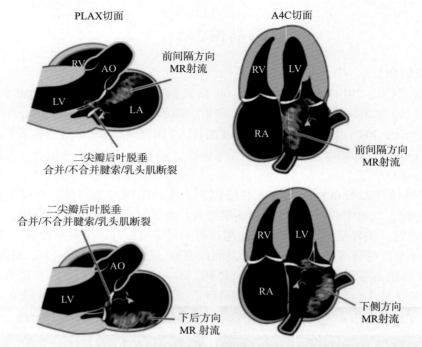

PLAX切面　　　　　　　　　A4C切面

图6-18　乳头肌断裂与二尖瓣脱垂、反流的关系

【治疗结果】

在气管插管、呼吸机、IABP、血管活性药、利尿剂及急性心肌梗死常规治疗下，在2014年10月27日（发病后8天）行二尖瓣置换及LAD和RCA旁路手术，手术切下的后瓣及与之相连的断裂乳头肌如图6-19所示。患者于2014年11月12日好转出院。

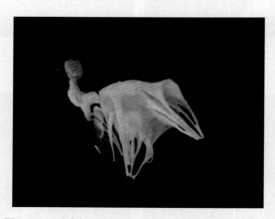

图6-19　手术切下的后瓣及与之相连的断裂乳头肌

【最后诊断】

1.急性左心室后壁非ST段抬高心肌梗死，PCI术后。

2.后乳头肌部分断裂，二尖瓣重度关闭不全。

3.急性肺水肿伴心源性休克。

4.二尖瓣置换及LAD和RCA旁路手术后。

【病例讨论】

1.下壁和（或）后壁AMI伴急性肺水肿的成因

（1）合并了LAD严重狭窄的多支冠状动脉病变。急性下/后壁梗死时，心电图如同时有前壁导联ST段明显下降，常预示具有LAD病变和病情严重（远区的心肌缺血）。

（2）RCA或LCX未闭塞前，3支狭窄的冠状动脉通过侧支循环互相支持，保持LAD冠状动脉血流的相对稳定，如第一例患者在RCA重建后，显示了极完整的供给LAD侧支（图6-20）。

（3）合并急性二尖瓣关闭不全（MR），导致急性血流动力学障碍。

本组两例AMI患者均为3支冠状动脉严重病变，均有后壁心肌梗死，均有急性二尖瓣关闭不全，均发生了急性肺水肿。左、右冠状动脉间存在广泛的壁内吻合，冠状动脉造影显示的不是终极血管。左、右冠状动脉如图6-20所示。

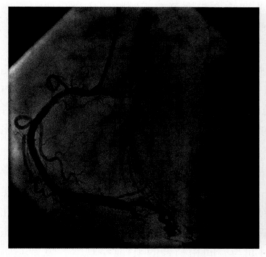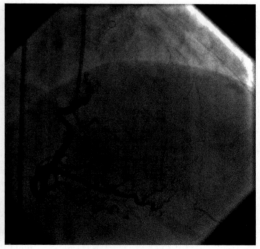

图6-20　LAD严重狭窄时，RCA提供了充分的侧支循环

2.下壁和（或）后壁AMI伴急性MR成因

（1）AMI时突然发生的MR与乳头肌断裂/功能不全和（或）左心室壁功能不全相关。

（2）左心室乳头肌分为前外和后内两组，前外侧乳头肌起于左心室前壁，由前降支-对角支和左旋支-钝缘支供血，动脉间有较多的侧支。

（3）后内侧乳头肌起于左心室后壁及室间隔交界处，常是单支右冠状动脉后降支或左旋支供血，故后内侧乳头肌多受累。

（4）由于乳头肌收缩牵拉瓣膜做功最大，处于心室最内层，供血来自冠状动脉的终末部分，最易发生乳头肌缺血与坏死。

3.在下壁和（或）后壁AMI伴急性MR的处理中，心脏听诊和床边心脏超声检测对

早期发现MR的重要性 乳头肌功能不全所致的MR可听不到杂音，但心脏超声可有明确提示。乳头肌断裂所致的MR多有明确心杂音，超声鉴别杂音是源于室间隔穿孔还是乳头肌断裂（超声医师常描述为腱索断裂）非常重要。

本组例1超声显示有二尖瓣收缩期对合不全及重度MR，但心脏听诊未闻及杂音，而本组例2系乳头肌断裂，有明确的心杂音。

下后壁AMI所致的急性功能性MR可以通过完全性冠状动脉重建及合理的药物治疗逐渐好转。下后壁AMI合并乳头肌断裂所致的MR患者则需通过瓣膜置换或瓣膜成形来解决。当同时存在有非靶血管（如LAD）严重病变时，在瓣膜置换的同时是否要做冠状动脉旁路移植术应取决于患者和专业团队的情况，理想的处理模式应是同步解决问题；但如果患者处于心源性休克状态等血流动力学极不稳定的情况，也可以考虑先解决二尖瓣的问题，待生命体征平稳后再行完全性冠状动脉重建。

【总结】

下壁STEMI，MI范围虽不大，但常可有致命性并发症。合并前壁ST段下降预示具有LAD病变和病情严重。常规床边超声心动图可及时发现机械并发症，并对不同并发症进行鉴别。下壁STEMI合并MR，根据乳头肌病变程度可有不同的临床谱，要根据患者的情况采取不同的治疗策略。

【刘伊丽专家点评】

病例2包含了2例AMI导致的急性缺血性二尖瓣关闭不全（MR）。病例2-1为功能性MR伴急性肺水肿，通过完全性冠状动脉重建及药物治疗获得成功；病例2-2为后内乳头肌断裂，致二尖瓣后叶呈连枷运动伴急性肺水肿，在IABP循环支持下，通过外科二尖瓣置换及冠状动脉旁路移植获得成功。此两例的成功获救说明临床医生对病情变化的准确分析和救治手段的应用得力。

急性下壁AMI合并功能性MR的成因主要是左心室心肌功能不全，见于合并左前降支（LAD）显著狭窄的多支病变。如病例2-1患者，当闭塞的右冠状动脉（RCA）重建后，见到非常完全的侧支循环，支持LAD的灌注；此时若RCA突然闭塞，除导致急性下壁梗死外，还导致LAD支配的广泛前壁缺血（远处缺血）。此外，通过3D和4D（在3D上加了时间的概念）超声的研究，即从时间与空间相结合的4D时空观察，发现心肌梗死后，由于左心室室壁运动异常，导致二尖瓣装置不协调，是直接引起急性MR的成因。冠状动脉重建后，室壁运动功能恢复，MR逐渐消失。功能性MR常听不到杂音，超声上显示的二尖瓣反流束常在二尖瓣口中央，无前后偏移。

病例2-2也是急性下壁心肌梗死，因延缓治疗，或缺乏侧支保护，导致严重心肌缺血和坏死，后乳头肌多为RCA单支供血，且乳头肌为终末血供，故容易断裂，导致二尖瓣后瓣无支撑，呈连枷样运动，超声上二尖瓣反流束在二尖瓣口偏向前方，临床上常有显著的收缩期杂音。注意心脏听诊，早期发现非常重要。治疗上要即刻应用循环支持，常用的方法是IABP，待病情相对稳定时进行外科二尖瓣置换和冠状动脉旁路移植。紧急时可先处理关闭不全的二尖瓣（外科瓣膜置换，或内科二尖瓣钳夹），临床稳定后再处理狭窄的冠状动脉。

病例3　急性心肌梗死并发左游离壁破裂

【病例简介】

男性，49岁。2011年6月15日16：50突发胸痛，17：35到我院急诊科，心电图示广泛前侧壁导联ST段抬高，下壁导联ST段下降（图6-21）。于19：35（发病后2小时45分）予以溶栓治疗：rt-PA（阿替普酶）15mg 静脉注射，继以 50mg于30分钟内静脉滴注和35mg于60分钟静脉滴注，总量为100mg，90分钟滴完。于溶栓后50分钟出现室性期前收缩，溶栓后90分钟，胸痛症状明显缓解，心电图见抬高的ST段下降＞50%（图6-22）。溶栓后给予双联抗血小板、抗凝、降脂、通便、护胃等治疗。

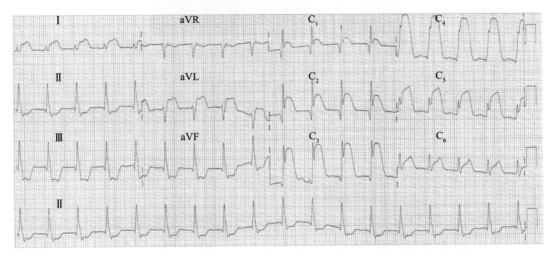

图6-21　溶栓前心电图示广泛前侧壁导联ST段抬高，下壁导联ST段下降

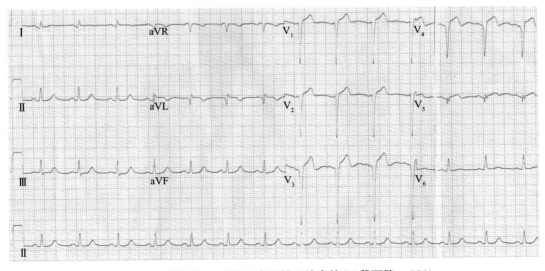

图6-22　溶栓后90分钟心电图提示抬高的ST段下降＞50%

溶栓后3小时心脏超声：符合冠心病前壁心肌梗死；二尖瓣及三尖瓣轻度反流；无心包积液；LVEF 43%（图6-23）。

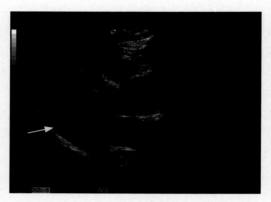

图6-23　溶栓后3小时心脏超声，心包无液体

【病情突变】

6月17日（溶栓后2天）17：20患者大便时心率升至127次/分，血压突然降至67/38mmHg，自觉胸闷，心电图示广泛前侧壁原已下降的ST段又抬高，且下壁导联ST段也抬高（图6-24）。给予多巴胺＋阿拉明升压，床边心脏超声示大量心包积液（图6-25）。当即心包穿刺引流出血性积液100ml后，血压升至105/74mmHg，心率降至90次/分，胸闷症状明显减轻，遂置入心包引流管。6天内共引出心包积液1200ml，血红蛋白由140g/L降至99g/L。第9天拔除引流管。于7月8日复查心脏超声示心包积液明显减少，于7月10日好转出院。

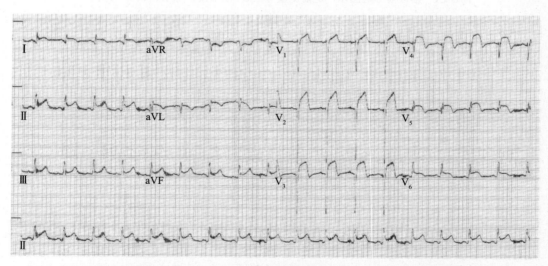

图6-24　病情变化时心电图示广泛前侧壁原已下降的ST段又抬高，且下壁导联ST段也抬高

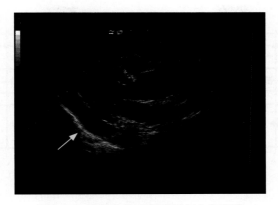

图6-25　病情变化时超声提示心包积液

【最后诊断】

1.急性广泛前壁ST抬高心肌梗死，溶栓后。

2.左心室游离壁破裂（LVFWR）。

3.急性心脏压塞。

【病例讨论】

1.游离壁破裂（FWR）发生的基础：本例诊断为广泛前侧壁STEMI、LVFWR，急性心脏压塞。急剧进展的心肌透壁性坏死是FWR的病变基础。应激状态是FWR的突发诱因。FWR临床表现形式：①急性破裂，指急性心脏压塞伴心电机械分离或低血压；②亚急性破裂，指中度到严重的心包液渗出，分为有心脏压塞、血流动力学损害、进行性低压、无心脏压塞表现。

2.急性心肌梗死并发左游离壁破裂的机制：①左心室衰竭和心源性休克；②右心室心肌梗死；③室间隔破裂；④二尖瓣反流；⑤心脏游离壁破裂；⑥假性动脉瘤；⑦真室壁瘤；⑧动态左心室流出道梗阻。

3.早期靶血管的完全开通是挽救濒死心肌和预防FWR的唯一途径。再灌注的获益取决于时间，每延迟10分钟，直接PCI降低死亡率的获益将减少1%。再灌注的获益程度取决于时间，无论采取的方式是PCI还是溶栓。快速、持续、尽早地恢复梗死区域的动脉血供对于减少心肌损伤、改善临床预后是非常必要的。溶栓可以提高再灌注率，同时又可补偿PCI相关的时间延误，为患者赢得持续再灌注的时间。

4.2010年中国急性ST段抬高心肌梗死诊断和治疗指南指出对发病3小时内的患者，溶栓治疗的即刻疗效与PCI基本相似。溶栓可为早期靶血管的完全开通赢得机会。溶栓＋早期PCI优于溶栓后常规处理（图6-26）。

【经验教训】

本例在急诊室延误了2小时，成功溶栓后心电图示广泛前侧壁导联病理性Q波，此时应在24小时内行冠状动脉造影评估冠状动脉的通畅情况，必要时行PCI以挽救濒临死亡的心肌。

至于溶栓是否会促进心肌破裂应和溶栓的时机相关，如溶栓时心肌已坏死，则不论溶栓是否成功均易导致心肌出血，出血性梗死更易破裂。及时发现病情变化，及时正确诊断和处理是本例的救治经验。

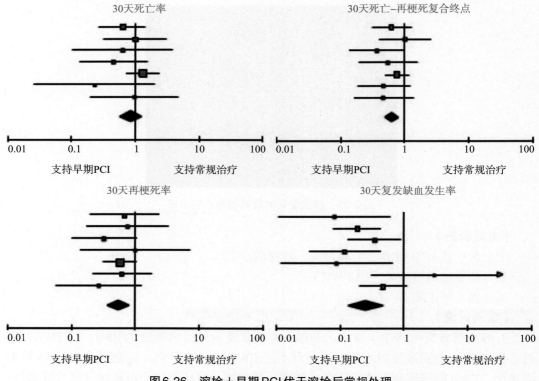

图6-26　溶栓＋早期PCI优于溶栓后常规处理

【总结】

对STEMI患者，时间就是心肌，就是生命。尽早、持续、高效恢复梗死区域的动脉血供有利于减少心肌损伤、改善临床预后。溶栓更加快速，简便，经济，易操作。溶栓后早期PCI可以优势互补、扬长避短。

【刘伊丽专家点评】

急性心肌梗死合并左心室游离壁破裂（LVFWR）是少见的但非常严重的并发症。在溶栓前时代的发生率为8%，溶栓后及PCI时代的发生率明显减少，约为0.85%。2019年，德国的一份资料报道（JRSM Cardiovascular Disease Volume 8：1-7）：5143例首次STEMI患者中，其中7例LVFWR，全部外科治疗，≤30天的死亡率为42.9%。

有文献报道，溶栓药物会加速AMI在24～48小时心脏破裂，因为纤维蛋白溶酶会防止梗死组织的修复，增加心肌内的出血。老年人、女性、延迟溶栓、高血压、糖尿病及冠状动脉侧支循环少的患者易发生LVFWR。

O'Rourke第一次将LVFWR分为3种类型：①突然出现心肌电－机械分离，心脏压塞，数分钟内迅速进入心源性休克及死亡，没有时间进行治疗；②由于心肌小的裂缝，呈亚急性发病，表现为心源性休克，心前导联ST段抬高，与心肌再梗死相似，但有心脏压塞；③慢性发生，形成假性动脉瘤。由于出血量少，受周围压力而局限。本例患者应属于第二型，表现为休克，心电图广泛前壁ST段抬高，经及时心包引流，裂缝心肌处可能形成血凝块而愈合。

对于AMI合并严重LVFWR的患者，唯一的抢救手段是迅速在体外膜氧合

（ECMO）支持下进行外科修补，外科手术的死亡率虽然很高，但不做外科手术的死亡率几乎为100%。

病例4 二尖瓣置换术后的三尖瓣关闭不全

【病例简介】

女性，63岁。2014年（时年60岁）因风湿性心脏病联合瓣膜病变，合并感染性心内膜炎，在我院行二尖瓣和主动脉瓣机械瓣置换术，过程顺利。术后出现阵发性心房颤动，用β受体阻滞剂或地高辛，数小时可缓解。2015年（术后1年）复查超声时发现有重度三尖瓣关闭不全（TR）（术前为轻度TR）。

2017年以来，时感心悸、头晕，6月12日动态心电图示窦性心律，频发房性期前收缩，阵发性房性心动过速、心房扑动/心房颤动，窦性停搏（最长R-R达4.80秒），诊断病态窦房结综合征（图6-27）；复查超声为重度TR，右心房和右心室逐年增大，三尖瓣反流逐年加重（图6-28）。

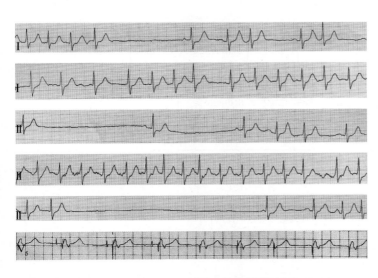

图6-27 病态窦房结综合征心电图

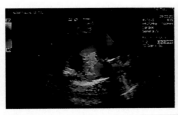 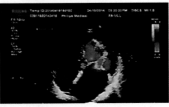 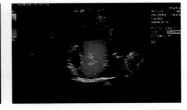

二尖瓣置换前	二尖瓣置换术后1年	二尖瓣置换术后4年
LA明显扩大	RA、RV明显扩大	RA、RV更为扩大
RA和RV无明显扩大	（RA：37 RV：38）	（RA：41 RV：41）
（RA：23 RV：33）	三尖瓣重度反流	严重三尖瓣反流
三尖瓣轻度反流	反流面积：13.27cm²	反流面积：20.87cm²

图6-28 超声心动图比较二尖瓣置换术后右心和三尖瓣反流的变化

【最后诊断】

1. 风湿性心脏病，联合瓣膜病变，瓣膜置换术后（二尖瓣＋主动脉瓣）。

2. 重度功能性三尖瓣关闭不全。

3. 病态窦房结综合征：窦性停搏；频发房性期前收缩，阵发性房性心动过速；阵发性心房颤动；DDD起搏器置入术后。

4. 心功能Ⅱ级。

【病例讨论】

1. 关于功能性三尖瓣关闭不全：三尖瓣和二尖瓣的功能是不可分离的，任何二尖瓣的病理生理改变都会潜在地影响三尖瓣的功能；最受挑战的问题是在二尖瓣（MV）外科矫正后出现功能性三尖瓣关闭不全（TR）。过去一直认为随着左侧心瓣膜的矫正，三尖瓣（TV）的功能也会逐渐恢复，但近期临床研究表明，手术后会出现TR，甚至TR会逐渐进展，直接影响到患者的预后。关于二尖瓣置换术后功能性三尖瓣关闭不全的机制主要是：RV扩张，三尖瓣环（TA）扩大；三尖瓣前叶向心尖移位，受牵拉使张力增大（tethering），致收缩期瓣膜对合不良（图6-29）。

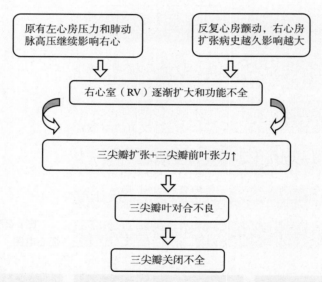

图6-29　二尖瓣术后致三尖瓣关闭不全的病理生理机制

2. 功能性TR发展的3个阶段：第一阶段，RV扩张导致三尖瓣环（TA）扩大，此期可能不存在TR，取决于瓣膜对合情况；第二阶段，随着RV和TA进行性心扩大，瓣膜对合不良，出现明显TR；第三阶段，RV进一步呈偏心性扩大，不仅TA扩大，由于附着于RV游离壁的乳头肌移位，使三尖瓣前叶受牵拉（tethering），瓣叶对合深度＜0.8cm。第一和第二阶段可仅应用三尖瓣环成形手术，第三阶段应加做前瓣扩大术。

3. 本例患者在二尖瓣和主动脉瓣置换术后进展为重度TR的可能原因；①女性，年龄较大（手术时60岁）；②发生风湿性瓣膜病距手术时间较长（一般风湿性瓣膜病发生于少年）；③手术后发生阵发性快速心房颤动及频发房性心动过速——心室扩张的应激因素；④频发窦房结停顿，长的R-R间期（最长达4.80秒）——使右心系统容量增加。

4.积极地治疗三尖瓣关闭不全的原因：如果不采取积极的治疗方案，重度三尖瓣关闭不全的患者4年内存活机会几乎为零。中到重度TR不积极治疗，生存期在4年内会下降到50%（图6-30）。

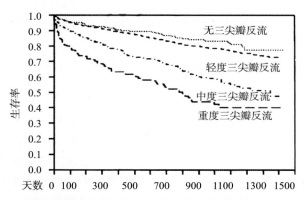

图6-30　中-重度三尖瓣关闭不全（TR）的生存曲线：从上至下4条曲线，分别代表无TR、轻度TR、中度TR、重度TR，提示随TR加重，生存曲线降低

5.单纯治疗左心瓣膜病并不能解决问题：继发性TR是一个持续过程，单纯二尖瓣修复术后，48%的患者三尖瓣关闭不全仍然至少加重二个级别，二尖瓣病变纠正仅仅改善其后负荷，不能解决三尖瓣瓣环继续扩大及右心室功能改善的问题。

6.三尖瓣关闭不全可通过外科三尖瓣成形或三尖瓣生物瓣置换，目前也可通过介入方法进行三尖瓣成形。

【总结】

1.成功二尖瓣手术后会逐渐出现功能性三尖瓣关闭不全，严重的三尖瓣关闭不全需要手术治疗。

2.三尖瓣环直径是预测迟发三尖瓣关闭不全简易和准确的指标。预测值为：手术台上测量TA＞70mm，超声测量＞40mm或21 mm/m^2。

3.在做二尖瓣手术时要注意三尖瓣的功能，预防以后的TR。

【郑少忆专家点评】

无论是原发性还是继发性三尖瓣关闭不全，都不会随着左心瓣膜疾病的纠正而得到明显缓解。但如果在左心瓣膜手术后的患者长期伴有三尖瓣关闭不全，往往导致右心室容量负荷加重，进而出现不同程度右心室，这种情况下无论介入还是微创开胸三尖瓣介入治疗，其围手术期死亡率都高达10%～25%。2020年欧洲和美国瓣膜指南均提倡在左心瓣膜手术同期采用积极态度去处理三尖瓣可能存在的病变，虽然患者仅为轻度病变，但其瓣环已经发生不同程度的扩张。所有的随访数据均认为三尖瓣成形术效果远远高于三尖瓣置换术，但是如果三尖瓣瓣叶已经发生包括风湿性、感染性等不可逆改变时，采用生物瓣置换效果优于机械瓣。对于左心瓣膜病患者术后远期出现重度三尖瓣关闭不全，皮三尖瓣植入术（Lu-X）、三尖瓣瓣叶钳夹术（Triclip）及微创小切口不停跳三尖瓣置换术均可取得满意效果。

三尖瓣关闭不全可能是一种动态改变，其受到肺动脉压力、右心室功能、右心房大小、三尖瓣活动度、右心室前负荷等影响，因此，三尖瓣关闭不全的手术评估还包括术前肺动脉压力大小、右心室功能、患者体征，均是手术医生需要考虑的关键点。目前认为左心瓣膜疾病伴有三尖瓣关闭不全需要采取积极手术的态度，但单纯的三尖瓣关闭不全，尤其是伴有重度肺动脉高压的患者，仍需在积极给予内科药物治疗的基础上，综合考虑各种影响因素，采用谨慎态度，谨防突然增加右心容量负荷引起右心衰竭。

病例5　急性心肌梗死合并急性心包炎

【病例简介】

男性，67岁。2021年5月21日19时30分出现胸痛伴大汗，2021年5月22日2时至我院急诊室完成心电图检查（图6-31），ECG示窦性心律，频发性期前收缩，不完全右束支传导阻滞，无病理Q波及特异性ST-T改变。2时22分，高敏肌钙蛋白T 2.71 ng/ml。心内科会诊。诊断：急性冠状动脉综合征，非ST段抬高急性心肌梗死，准备急诊造影。当日下午18时30分心电图演变，出现$V_1 \sim V_3$导联ST段抬高，伴T波高耸（图6-32，图6-33）。于19时送导管室，冠状动脉造影提示冠状动脉左旋支完全闭塞，置入冠状动脉支架1枚（图6-34）。

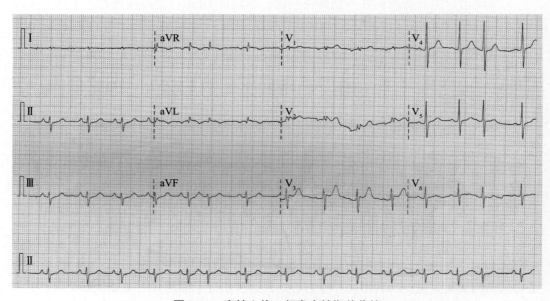

图6-31　窦性心律，频发房性期前收缩

术后患者一直诉前胸压榨性疼痛未缓解，23时20分（术后4小时）心电图提示前壁导联$V_1 \sim V_4$ ST段抬高伴T波高耸（图6-35），临床可疑急性左前降支闭塞。2021年5月23日白天仍诉胸痛，当天16时心电图（图6-36）ST段抬高波及广泛前壁，肢体导联也呈现T波高耸，同时提示低电压。于17时30分复查冠状动脉造影，见旋支支架血流通畅，左前降支及右冠状动脉正常。超声心动图提示心包积液，可闻及心包摩擦音，至此，明确了心包炎的诊断。

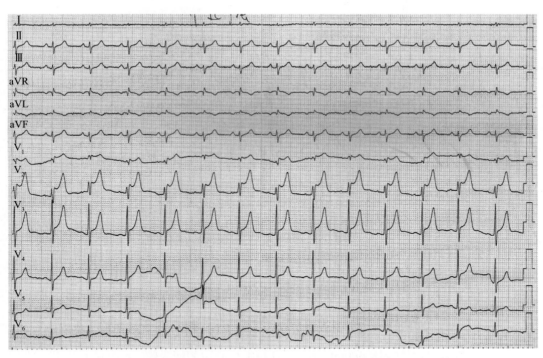

图 6-32　窦性心律，$V_1 \sim V_3$ 导联 ST 段凹面向下型抬高，伴 T 波高耸

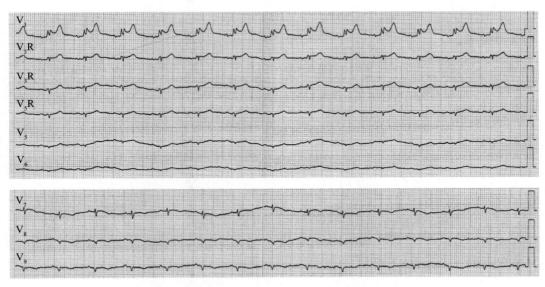

图 6-33　右心导联（上图）及后壁导联（下图）心电图

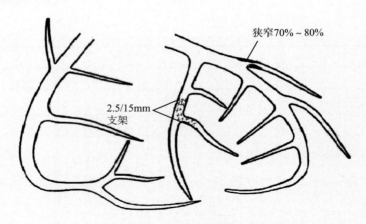

图6-34　冠状动脉造影及左旋支支架置入模式图

从5月24日开始给予秋水仙碱治疗，以后连续超声观察，心包积液逐渐增多，由中量转为大量，左心室声学造影未见心包腔内影像增强，排除心肌破裂（图6-37）。于6月3日开始应用地塞米松，继之口服泼尼松。6月3日进行心脏磁共振成像检查，提示左旋支灌注区心肌变薄，局部低灌注；晚期钆增强（LGE），其中黑色区代表微血管闭塞（MVO），造影剂不能进入此区。同时有大量心包积液为浆液性密度（图6-38）。6月7日心包穿刺，引流出血性液体600ml，6月9日超声见心包积液吸收，6月11日出院。在门诊继续观察应用泼尼松，同时按冠状动脉支架后常规治疗。

【最后诊断】

本病例诊断为急性下侧壁心肌梗死，梗死后综合征，急性渗出性心包炎。

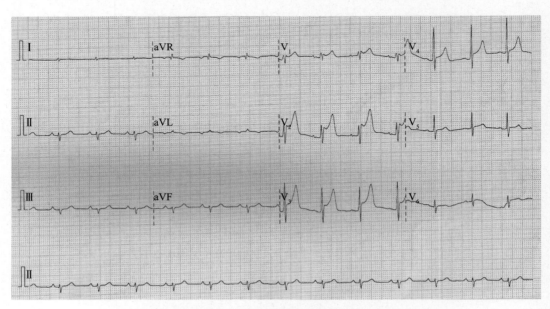

图6-35　术后心电图，前壁导联ST段仍抬高，伴T波高耸

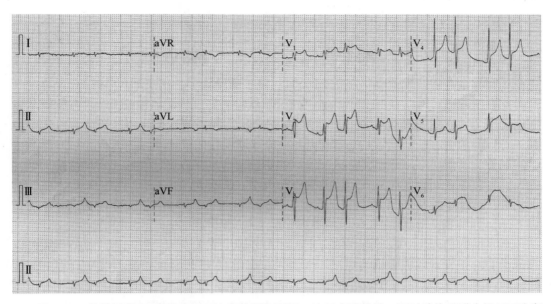

图6-36　前壁导联ST段抬高及T波高耸更为明显，波及广泛前壁，同时肢体导联也提示T波高耸及低电压

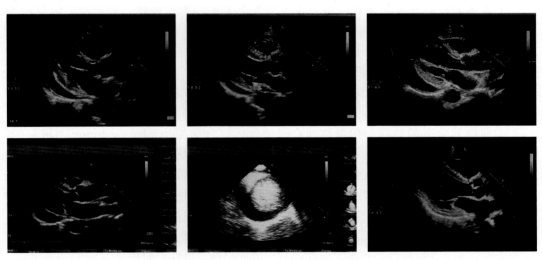

图6-37　自上至下，自左至右为系列左心室长轴超声心动图，提示心包积液逐渐增多，下右图提示心包积液消失。彩色图为左心室声学造影，短轴切面，心包积液中未见声学增强

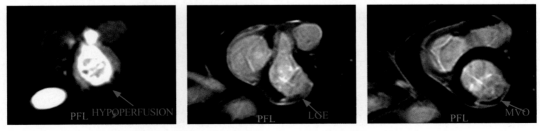

图6-38　心脏磁共振成像：大量心包积液，左心室下侧壁变薄，早期显像为低灌注，晚期为钆增强（LGE），右图在增强区中的黑色条带提示微血管闭塞（MVO），造影剂不能渗入

【病例讨论】

1.本例急性心肌梗死心电图的不寻常表现　本例发病为典型胸痛，但在发病7小时就诊时心电图尚无典型的ST-T改变或病理Q波，$V_7 \sim V_9$导联也无特殊发现。此时肌钙蛋白已明显升高。直到发病后接近24小时出现了前壁到广泛前壁的ST段抬高，以为是前降支病变才进行冠状动脉造影，造影显示的是左旋支冠状动脉中段闭塞，心脏磁共振成像证明为下侧壁透壁性心肌梗死。广泛前壁的ST段抬高及T波高耸实则为急性心包炎，心包渗液引起的低电压又影响我们对肢体导联变化的辨认能力。

回旋支支配左心室侧壁、部分下壁、窦房结及房室交界区，不同患者回旋支的变异性大，有些患者回旋支非常发达，有些则较细小。回旋支闭塞时，典型的心电图改变为下壁加正后壁Q波及ST段抬高，不典型者12导联心电图可无明显的ST段抬高，需加做$V_7 \sim V_9$导联。

当不发达的回旋支或回旋支的分支（如第一钝缘支）发生急性闭塞时，心电图可以表现为完全正常或不典型的心电图：①单个下壁导联ST段轻度抬高；②V_1导联R波振幅升高；③下壁导联小q波。当患者有典型缺血性胸痛持续时间超过20分钟时，心电图下壁导联出现任何新的微小变化或V_1导联高R波时，均应予以警惕，必须加做$V_7 \sim V_9$导联，以免漏诊。

2.关于本例的急性心包炎　患者在支架置入术后一直诉胸痛，直到我们第二次冠状动脉造影证明旋支支架通畅，无其他冠状动脉闭塞时才意识到是急性心包炎的胸痛，ST-T改变符合心包炎特征，加上超声证明，心包积液更证实了判断，遂给予秋水仙碱治疗。但在秋水仙碱治疗过程中心包积液由中量转为大量，患者无发热，炎症指标增高属心肌梗死自然现象，我们及时进行了左心室声学造影，排除了心肌游离壁破裂，因而加用了肾上腺皮质激素治疗。

心肌梗死合并的急性心包炎称为心肌梗死后综合征（dressler syndrome，DS），多在心肌梗死后2～3周出现，目前认为是由于梗死心肌损伤间皮心包细胞，加上心包腔的血液（坏死心肌反应性心包炎）促发免疫反应，产生免疫复合物沉积在心包、胸膜和肺，导致了炎症反应。透壁性心肌梗死，特别是前壁心肌梗死更容易出现。

当急性心肌梗死出现心包炎体征时需与透壁性心肌梗死引起的反应性心包炎鉴别，同时应警惕游离壁穿孔先兆。本例心包渗液量大，最初为浆液性（磁共振成像信号）最后为血性，不支持反应性心包炎。但梗死后综合征出现在急性心肌梗死24小时实属罕见。

【总结】

本例为一位孤立性左旋支闭塞导致的急性心肌梗死，并发梗死后综合征，大量心包渗液的患者，在诊治中的经验教训值得记忆。

【周忠江专家点评】

病例精彩、完美，前文已做系统介绍和分析，笔者收获颇多，借此锦上添花并分享少许心得体会。

1.关于首诊ECG

（1）男性，67岁，合并心血管危险因素（未描述），突发胸痛并伴大汗。首诊心电图示窦性心律，频发房性期前收缩，右束支传导阻滞，无典型缺血性ST段抬高，但随后（16小时）行冠状动脉造影显示冠状动脉回旋支急性闭塞，遂对回旋支行血运重建介入治疗，置入支架，恢复血流。欧洲急性胸痛流行病学研究资料显示：在非选择的急性胸痛就诊患者中，5%～10%为STEMI，15%～20%为NSTEMI，10%为不稳定型心绞痛，15%为其他心源性疾病所致，另外，50%为非心源性胸痛。既往文献报道，急性心肌梗死有高达30%的孤立正后壁心肌梗死（造影证实回旋支闭塞），急诊心电图检查可无任何异常改变。2017年欧洲心脏病学会（ESC）STEMI指南强调对于有持续心肌缺血、高度怀疑回旋支闭塞患者，应加做V_7～V_9导联心电图（Ⅱa推荐）以明确诊断；2020年ESC非ST段抬高冠状动脉综合征（NSTACS）指南再次强调如果首诊心电图可疑，不能得出确切诊断且患者仍有缺血症状和体征者，应行V_7～V_9正后壁心电图检查以修正诊断和指导急诊侵入性检查和治疗。该患者首诊心电图高侧壁aVL导联提示缺血性ST段抬高、T波倒置，QRS综合波起始部小q波，高度提示侧壁缺血，如果当时加做正后壁、右心室18导联心电图，将会及时发现正后壁心肌梗死，大大提早冠状动脉造影的时间，及早开通血管，使患者获益。

（2）此患者首诊心电图出现右束支传导阻滞（RBBB），值得关注；近年临床研究提示，急性心肌梗死合并RBBB相比无RBBB者易出现恶性心律失常（心室颤动），无论是否进行急诊血运重建均额外增加院内死亡率；既往心肌梗死合并左束支传导阻滞（LBBB）及其危害关注较多，但对合并RBBB重视不够。2020年ESC NSTACS指南指出：心肌梗死合并RBBB提示长期预后不佳，应作为急性期病情危险分层和远期预后评估的重要考量，尚有学者认为心肌梗死合并新发RBBB应该像新发LBBB一样同等对待。故此AMI合并BBB值得临床医生特别是首诊医生予以高度关注。

（3）仔细研读该患者前壁导联系列心电图ST段，可见V_1～V_5导联ST段凹面向上型抬高，此形态多提示急性心包炎症；相反，ST段凹面向下（弓背向上）抬高时多提示STEMI，此ST段形态改变对于急性心包炎和急性心肌梗死的鉴别诊断虽不完全准确，但有一定临床鉴别指导意义。

（4）心电图（图6-36）示前壁导联ST段抬高及T波高耸，但肢体导联（Ⅱ、Ⅲ、aVF）高耸的T波，为提前的房性p波重叠在前一激动的T波上所致。

2. 关于高敏肌钙蛋白进展　本例患者发病当日19时30分出现胸痛，7小时后首次高敏肌钙蛋白检测值为2.71 ng/ml，换算为国际通用单位后为2710 ng/L（国际正常参考值＜14 ng/L），远远高于正常参考值190倍；根据2020 ESC NSTEACS指南0h和1h诊断流程推荐，当时即可诊断NSTEMI，应给予立刻收治、急诊造影（＜2h），估测其GRACE评分也会是高危的。

近10年来高敏肌钙蛋白（hs-cTnT或hs-cTnI）以其卓越的特异性、敏感性迅速进入临床，成为取代CK/CK-MB心肌酶谱新的心肌坏死标志物。2014 AHA/ACC NSTACS指南率先指出：肌钙蛋白应在胸痛后3～6小时进行检测（Ⅰ类推荐），以取代CK-MB检测（Ⅲ类推荐）。2014年欧洲大规模推广应用第五代高敏肌钙蛋白（hs-cTn，参考正常值0～14ng/L），2017年美国也开始广泛推广使用第五代高敏肌钙蛋白。第五代高敏肌钙蛋白检测技术比第四代肌钙蛋白检测灵敏度更高，可高出1000倍，可以在马拉松竞技者，无症状的高血压、糖尿病患者中检测出肌钙蛋白，而常规第四代肌钙蛋白检测往往为阴性。正是因为hs-cTn检测具有极高灵敏性，2020 ESC NSTACS指南在0h和1h诊断流程中推荐首次检测值高于以下范围，即可诊断AMI。当前国际各大试剂检测公司公布的hs-cTn检测阈值（Assay specific cut-off levels in ng/L within the 0h/1h algorithms）如下：hs-cTnT（Elecsys；Roche罗氏）＞52ng/L，hs-cTnI（Architect；Abbott雅培）＞64ng/L，hs-cTnI（Centaur；Siemens西门子）＞120ng/L，hs-cTnI（Access；Beckman Coulter贝克曼库尔特）＞50ng/L，hs-cTnI（Clarity；Singulex）＞30ng/L，hs-cTnI（Vitros；Clinical Diagnostics）＞40ng/L，hs-cTnI（Pathfast；LSI Medience）＞90ng/L，hs-cTnI（TriageTrue；Quidel）＞60ng/L等。

目前我国正在三甲教学医院推广使用超敏肌钙蛋白，较多引进的是罗氏公司和雅培公司产品，但大部分不发达地区以及二级和社区医院仍普遍使用普通的肌钙蛋白检测技术（第四代试剂），甚至很多社区医院还在使用CK/CK-MB，在此呼吁重视和使用超敏肌钙蛋白，以此缩小国内外差距，尽快同国际接轨。

3.关于心肌梗死后心包炎（Dressler综合征） Eugene Braunwald在其心脏病学专著心肌梗死并发症章节中指出，心肌梗死后综合征可在心肌梗死后1天至6周发生，本报告病例当属极早期发病者，值得关注和学习。Dressler综合征发病机制、定义、临床表现及处理等，已在前期相关病例中予以详细解读，在此不再赘述。

此病例最大亮点在于治疗团队对Dressler综合征的高度认识和警惕性，积极复查冠状动脉造影排除冠状动脉血栓事件，行声学造影排除心肌破裂并发症，行CMR检查以明确诊断和判断预后。本例在急诊PCI术后48小时内迅速诊断Dressler综合征，积极抗炎、引流及其他心肌梗死后综合处理，使患者转危为安、康复出院，显示治疗团队过硬的急危重症临床管理基本功、较高的专业素养和团队合作精神，值得广大同仁学习、借鉴。

第七章

心血管急症

　　本章介绍了9个较为特殊的心血管急症。第一类常见的急症，如病例1，是如何鉴别主动脉痛和冠心病痛，急诊床边超声有利于紧急的判断。第二类常见的急症是肺栓塞，如病例6、7、8、9都与心房颤动及卒中相关联。病例2，及时识别了心肌梗死综合征引起的肺水肿对治疗起着关键的作用。病例5，再次证明及时ECMO是救治暴发性心肌炎的唯一手段。

　　我们第一次遇到非常少见的创伤性冠状动脉夹层，病例3，对这例患者救治的经验教训很值得分享。最让我们不能忘记的是病例4，和心脏压塞赛跑，一组人长距离紧张有序的急救，奔向手术室，直到开胸，患者的心跳没有停止。

病例1　冠心病痛或主动脉痛

【病例简介】

　　男性，54岁。从2017年6月下旬以来，每于情绪激动或体力活动时发作胸痛，伴出汗，当时收缩压（SBP）高达200mmHg，休息后逐渐缓解。

　　9月2日至当地医院查冠状动脉CTA提示左主干-前降支混合性斑块，狭窄70%～80%，第一对角支近端严重狭窄达95%，左旋支及右冠状动脉管壁毛糙，升主动脉增粗，瘤样扩张或动脉瘤？按冠心病和高血压处理：阿司匹林、硫酸氢氯吡格雷、瑞舒伐他汀钙、盐酸阿罗洛尔、缬沙坦、苯磺酸氨氯地平等治疗，病情仍有反复。

　　2017年9月20日至我院CCU，心电图（图7-1）大致正常。心脏超声提示LA增大，升主动脉增宽，室间隔和左心室后壁增厚，LVEF 63%，未见室壁运动异常。化验结果：cTnI 0.000ng/ml，NT-proBNP 210ng/ml，HbA1c 5.2%，LDL-C 2.39mmol/L。初步诊断：①胸痛查因；②不稳定型心绞痛（初发劳力性）？③升主动脉增宽，需除外急性主动脉综合征。下一步处理选择应先行主动脉CTA。

　　主动脉CTA提示升主动脉起始段瘤样扩张，未见主动脉夹层（图7-2），主动脉管壁多发低密度斑块及附壁血栓形成，主动脉弓多发穿透性溃疡（图7-3）。

【临床思考】

　　1.本例患者的胸痛是冠心病痛还是主动脉痛？

　　主动脉痛常表现如下。①胸痛：突然发作，严重，撕裂感，呈放射性，前胸痛，放射到颈部，常涉及升主动脉，放射到背部和腹部，常涉及降主动脉；②晕厥和脑血管意外，SBP＞150mmHg；③休克或心脏压塞，舒张期杂音；④双上肢血压不一致，脉

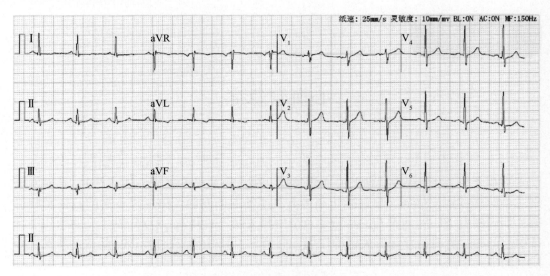

图7-1　大致正常心电图

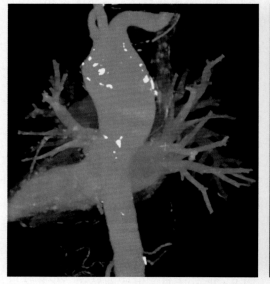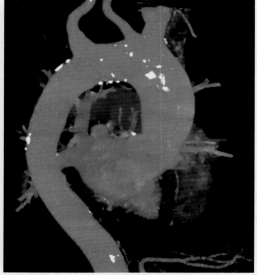

图7-2　CTA提示升主动脉起始段瘤样扩张，未见主动脉夹层

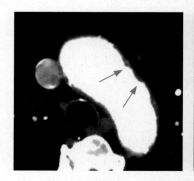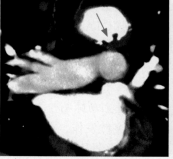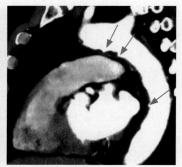

图7-3　CTA提示主动脉管壁多发低密度斑块及附壁血栓形成，主动脉弓多发穿透性溃疡

搏短绌；⑤终末器官缺血。本例患者的发病不像主动脉痛，决定给患者做冠状动脉造影。

2.冠状动脉造影（图7-4～图7-6） 提示左前降支冠状动脉（LAD）近段弥漫长病变，最狭窄处90%，对角支（D1）近段狭窄99%。于LAD近段置入2枚支架，对角支置入1枚支架。

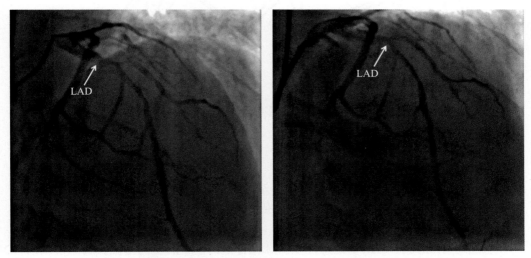

图7-4 冠状动脉造影提示LAD近段弥漫长病变，最狭窄处90%，D1近段狭窄99%

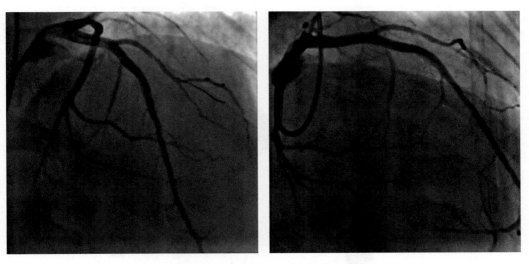

图7-5 PCI后LAD及D1支架置入成功

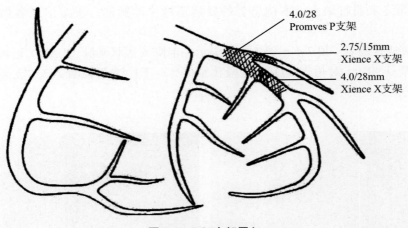

图7-6 PCI支架置入

【最后诊断】

1.冠心病，初发劳力性心绞痛。

2.升主动脉瘤样扩张伴降主动脉多发穿透性溃疡（PAU）。

3.代谢综合征；高血压病3级，左心室肥厚；血脂异常，低HDL-C；高尿酸血症。

【病例讨论】

1.急性主动脉夹层（AD）是急性主动脉综合征的基本病变的基础，临床常用的AD分类方法为DeBakey法和Stanford法（图7-7）。

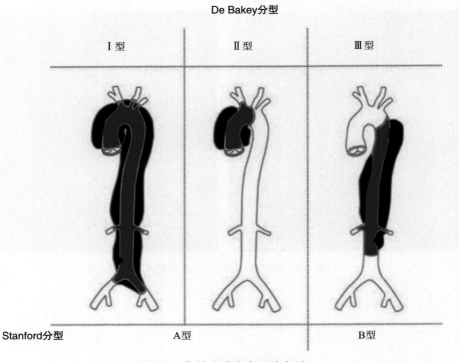

图7-7 急性主动脉夹层的类型

2.急性主动脉综合征（acute aortic syndrome，AAS）的分类

（1）Ⅰ类：典型主动脉夹层（classic aortic dissection，AD）。

（2）Ⅱ类：壁内血肿（intramural hematom，IMH）（图7-8）。

（3）Ⅲ类：局部剥离，内膜撕裂，未形成广泛的内膜瓣，主动脉壁局部隆起。

（4）Ⅳ类：渗透性主动脉溃疡（penetrating aortic ulcers，PAU）（图7-9）。

（5）Ⅴ类：医源性或外伤性夹层。

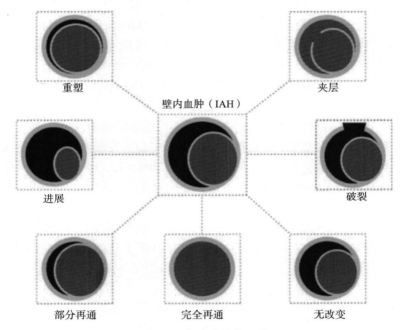

图7-8　主动脉壁内血肿

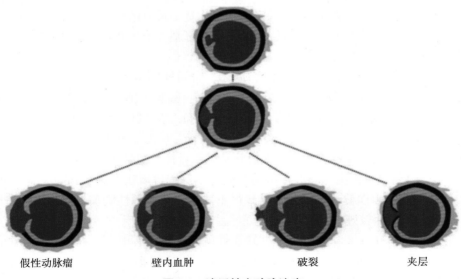

图7-9　渗透性主动脉溃疡

3.有关急性主动脉综合征（AAS）的重要提示

（1）AAS进展常不可预测，高度警惕可影响预后。

（2）最主要的危险因素是高血压。

（3）任何引起内膜损伤和主动脉中层减弱的机制均可引起AD、IMH、PAU。

（4）AD是AAS最主要的病因，常在主动脉中层变性或囊性坏死的基础上引起内膜撕裂。

（5）IMH是另一种形式的AD，是由壁内滋养动脉破裂所致，治疗预后与AD相似。

（6）PAU由动脉粥样硬化引起，致夹层或穿孔，IMH和PAU都常见于降主动脉。

（7）AAS可以多种方式表现，最常见突发严重尖锐胸背痛。

（8）A型AD死亡率高，不进行外科治疗，30天死亡率＞50%。

（9）无合并症，B型AD30天死亡率10%，可用药物治疗；有合并症，需外科或血管内膜支架治疗。

（10）CT、MRI、经食管超声心动图（TEE）均能准确诊断AAS。

（11）所有AAS的最初治疗是控制血压，降低左心室收缩力，减少夹层扩展和破裂的危险；β受体阻滞剂也是一线治疗，使收缩压＜120mmHg、心率＜60次/分。

（12）外科是A型AAS确定性治疗方法，目的是预防威胁生命的并发症，如主动脉破裂或心脏压塞。

（13）β受体阻滞剂和降压药物推荐用于无合并症的B型AD、IMH、PAU。

（14）较少创伤的血管内介入方法对AAS治疗开辟了新的视角，持续的进步会改善患者的预后。

【总结】

1.临床时有发生将主动脉痛误认为冠心病痛，尤其当主动脉痛出现急性心肌梗死时更容易误诊。

2.本课件的目的是希望在临床上少犯错，对剧烈胸痛、高血压患者要警惕主动脉痛，急诊超声有益于鉴别。

3.本例临床表现为心绞痛，但升主动脉明显加宽，及时做出先行主动脉CTA的决定；在发现同时有PAU的情况下，确定冠心病痛是主要矛盾。有关PAU处理需进一步随访。

【周忠江专家点评】

1.胸痛概述　胸痛可由皮肤（带状疱疹）、肋间神经（肋间神经痛）、肋间肌（肌炎、损伤）、胸-肋软骨（肋软骨炎）、肺-支气管-胸膜（肺炎、支气管炎、张力性气胸）、肺动脉（肺栓塞）、心脏（ACS、心肌心包炎）、主动脉（急性主动脉综合征）、消化系统（胃食管反流、胆囊炎、胰腺炎）、心理因素（焦虑）等疾病引起。

致死性胸痛多为心源性，包括急性冠状动脉综合征、急性主动脉综合征、急性肺动脉栓塞、急性心肌/心包炎。心源性胸痛起病急，病程进展快，预后凶险，急性期死亡率高。急性期如发生误诊、误治，常导致严重后果；非心源性胸痛，除张力性气胸外，病情一般低危，预后较好。

2.急性冠状动脉综合征概述　根据缺血性胸痛症状、心电图、肌钙蛋白检测结果，急性冠状动脉综合征可区分为不稳定型心绞痛、非ST段抬高心肌梗死（NSTEMI）和ST段抬高心肌梗死（STEMI）。全球死亡病例的1/3为缺血性心血管疾病，2018年全球统计有750万人死于缺血性心脏病，其中急性冠状动脉综合征导致180万例猝死。由于女性激素的心血管保护作用，男性慢性冠状动脉综合征（CCS）和急性冠状动脉综合征（ACS）发病年龄较女性提前7～10年。女性更年期后，动脉粥样硬化性心血管疾病（ASCVD）发病风险趋同男性。60岁以下ACS患者男性居多；75岁以上的ACS患者女性较多。近年由于新型抗血小板药物（氯吡格雷、替卡格雷、普拉格雷）、他汀、ACEI/ARB的广泛使用以及血糖、血脂、肥胖、吸烟的积极管理和预防，欧洲、北美、日本等发达国家和地区的ACS发病率持续下降，其中非ST段抬高急性冠状动脉综合征（NSTACS）发病维持稳定状态，而STEMI发病率持续降低；且溶栓、急诊PCI及重症监护等急救措施已使STEMI急性期死亡率显著下降。我国ACS呈持续上升趋势，年发病人数接近千万。ACS主要病理机制为冠状动脉壁内粥样硬化斑块发生破裂或者发生内皮侵蚀，导致局部血小板/凝血瀑布激活、血栓形成，导致致命性心脏事件，少许病例为钙化结节；其他非动脉粥样硬化机制包括冠状动脉痉挛、栓塞、微循环障碍、冠状动脉自发夹层、冠状动脉炎症（川崎病/各种血管炎）和壁冠状动脉（心肌桥）等。ACS根据危险分层，不管早期非手术治疗和早期介入，均推荐起始双联抗血小板（DAPT）和抗凝治疗。

3.急性主动脉综合征概述　主动脉是人体最粗大的动脉，作为一个"器官"，一生将输送2亿L血液灌注其他组织器官。受先天（家族性主动脉夹层、马方综合征、先天性主动脉二叶瓣、Ehlers-Danlos综合征）和后天因素（高血压、糖尿病、高血脂、老龄）、急性（胸部钝性损伤）和慢性（主动脉瓣环扩张）损伤、胸腹腔疾病（感染）等，主动脉可突然发生解剖和功能障碍，出现急性循环衰竭和相关组织器官缺血。1760年法国国王乔治二世的御医Nicholls，首先尸检、报道了主动脉夹层，近200年来由于医学进步，人们对主动脉夹层的认识有了长足进展。主动脉夹层流行病学资料显示其人群水平发病率为2.6～3.5/100 000，尸检资料为0.2%～0.8%，英国主动脉夹层发病率为6/100 000。现今将急性主动脉夹层（acute aortic dissection，AAD）、主动脉壁内血肿（intramural hematoma，IMH）和渗透性主动脉溃疡（penetrating aortic ulcer，PAU）等一组主动脉急症，统称为急性主动脉综合征（acute aortic syndrome，AAS）。

AAS病理学研究发现主动脉夹层和主动脉壁内血肿主要侵犯内、中膜，而渗透性溃疡主要侵犯主动脉内膜；需要警惕主动脉壁内血肿和渗透性溃疡进展多变，可快速进展为致死性夹层、动脉瘤甚至破裂；所有引起主动脉中膜损伤的机制均可导致主动脉壁切应力增加，引起主动脉瓣环和主动脉瘤样扩张，最终导致壁内血肿、夹层和破裂；主动脉中膜损伤、退变或囊性坏死，迟早会引发内膜撕裂，引发夹层。临床常用DeBakey法和Stanford法进行分类，以期指导急诊外科和腔内介入治疗，近年Svensson分型对AAS认识的完善和补充具有一定指导意义。

AAS起病突然，疼痛剧烈，病情凶险，常危及生命，死亡率和致残率极高，多达20%的主动脉夹层患者可发生急性破裂而即刻致死，A型主动脉夹层非手术治疗死亡率在发病的48小时内以每小时1%～2%的速度递增。累及升主动脉和主动脉弓部的夹层患者0～1小时生存率为75%，2～6小时生存率为67%，7～12小时生存率为60%，13～24小时生存率为49%。累及升主动脉的壁内血肿、渗透性溃疡病情转归和预后与主动脉夹层相当。A型AAS主要考虑外科急诊手术，B型稳定的AAS更多推荐腔内介入治疗，无论A型还是B型的IMH和PAU，如采取非手术治疗，都需进行定期临床和影像随访，行腔内介入治疗术后的影像复查频次等同于主动脉夹层，临床研究及指南推荐应重视CMR的术后评估，由于CTA，其无离子辐射损伤、低肿瘤风险。起始基础药物治疗包括严格控制心率和血压强化管理：心率降至＜60次/分，收缩压控制于100～120 mmHg。一线药物首选β受体阻滞剂，二线药物为ACEI/ARB，三线药物为长效钙通道阻滞剂；必要时可以静脉使用硝普钠、乌拉地尔、艾司洛尔、拉贝洛尔等。阿片类药物（包括吗啡）积极镇痛，可有效降低交感兴奋，减轻夹层、血肿延展。

4.急性主动脉综合征与急性冠状动脉综合征鉴别诊断 急性主动脉综合征与急性冠状动脉综合征的鉴别诊断至关重要，相当一部分病例存在误诊、误治而引起严重后果；一组误诊误治资料报告显示，最终手术证实为AAD的患者，80%起初误诊为ACS，并已误给予抗血小板甚至双联抗血小板治疗。AAS与ACS两者急性期胸痛症状、ECG、肌钙蛋白可极为相似，30%的AAS患者ECG正常，50%的AAS患者胸部平片未见纵隔增宽，AAS和ACS肌钙蛋白、D-二聚体检测均可阳性，甚至5%左右的主动脉夹层患者可无典型胸痛症状。因ACS强调起始抗栓治疗，而AAS禁忌抗栓，如发生误诊，启动双联抗血小板治疗和抗凝治疗，将延误急诊外科手术，并加速夹层进展、破裂，显著增加住院死亡率。幸运的是ACS更为常见，AAS发病少见，人群水平流行病学研究显示AAS的发病率是ACS的40倍。必须强调指出急性胸痛首诊者，切勿先入为主仅考虑ACS而仓促给予抗栓治疗；抗血小板药物特别是P_2Y_{12}受体拮抗剂将大大增加手术出血和死亡率。将AAS误诊为ACS不当抗栓引发的医疗纠纷不胜枚举，同时给患者带来致命性后果。

2010年美国主动脉夹层指南、2014年ESC主动脉夹层指南、2017年ESC主动脉夹层指南更新及2020年加拿大主动脉夹层诊断指南均强调，应高度重视AAS和ACS的鉴别诊断问题。2020年ESC发布的NSTACS指南在抗栓章节中进行了指南更新，强调高危ACS在计划行早期介入治疗但解剖不明尚未完成冠状动脉造影时，不应给予P_2Y_{12}受体拮抗剂（包括氯吡格雷、普拉格雷、替格瑞洛）常规预处理（推荐级别为ⅢA）；只有在做完冠状动脉造影确诊为ACS并拟行PCI时，才立即口服负荷剂量的强效P_2Y_{12}受体拮抗剂（普拉格雷/替格瑞洛）。因普拉格雷1项RCT（ISAR-REACT 5）临床研究证据及一项大样本观察性临床研究数据证实普拉格雷优于替格瑞洛，2020年ESC指南优先推荐普拉格雷，次选替格瑞洛；我国尚未批准普拉格雷，只能选择替格瑞洛。2020年ESC NSTACS指南抗栓推荐重大调整的核心指导思想是担心AAS误诊为ACS，其他尚包括高出血风险（颅内出血）和可能的冠状动脉旁路移植术（CABG）需求。如果造影未发现冠状动脉问题，则为后续AAS的处理特别是急诊外科手术提供便利，可降低手术延迟和出血风险，并大大降低术前破裂危险。2020年学者Yousuf从欧美国际指南水平系统分析，研究了急性主动脉综合征的误诊风险和规避策略，其核心理念是提高警惕、仔细甄别、危险分层、工具使用（如AAD-risk score）和人工智能等；对上述指南、共识及高质量文献的系统复习、深入领悟，将大大降低AAS误诊、误治风险，具有重大实践指导价值。

5.关于本例急性主动脉综合征合并冠状动脉病变处理策略的思考 本病例涉及急性主动脉综合征与急性冠状动脉综合征两大急危重症的甄别、诊断、处理和综合管理。患者由初发劳力性心绞痛，拟行有创冠状动脉造影时术前CTA发现升主动脉扩张，考虑到急性主动脉综合征的可能，及时改行胸部增强CT，结果显示升主动脉瘤样扩张，主动脉弓部及胸主动脉多发渗透性溃疡，从而早期诊断出急性主动脉综合征，此为本病例的最大亮点。

（1）急性A型主动脉综合征特别是A型主动脉夹层可引起冠状动脉开口受压、冠状动脉管腔部分甚至完全闭塞，导致ECG对应导联ST段抬高，出现STEMI（文献称"假性心肌梗死"），因此，急性主动脉综合征误诊为急性冠状动脉综合征并不少见；同时急性主动脉综合征也可加重潜在的冠状动脉病变、诱发心肌缺血（如本例）。由于急性主动脉综合征，特别是A型，预后更为凶险，如果误诊为ACS，启动双联抗血小板治疗，将导致灾难性后果。提高AAS警惕和意识，对改善患者预后，减少医疗纠纷至关重要。具备急性心源性胸痛鉴别诊断意识，培养和提高急性主动脉综合征和急性冠状动脉综合征快速甄别能力，是胜任心血管急危重症管理合格医生的基本要求。当单纯A型主动脉综合征引起冠状动脉机械受压、心肌缺血或合并冠状动脉粥样硬化阻塞性病变时（如本例），应优先考虑AAS的诊断和处理。按指南要求召集和实施由心胸外科、血管外科、心脏麻醉医生、周围血管病介入医生、心脏冠状动脉介入医生和心血管重症医生参与的"团队协作"管理模式，并根据各相关指南精神，集思广益、权衡利弊、综合管理，方可最大限度地规避风险，提高救治效果并真正使患者获益。本例应考虑冠状动脉和主动脉病变处理的先后顺序，如主动脉根部动脉瘤直径很宽（大于50mm），应首先考虑外科手术，同时完成主动脉根部置换和冠状动脉旁路移植，弓部血管重建可能需要"烟囱开窗"介入杂交技术，但外科手术难度很大，亦有较大风险。可喜的是近年来主动脉夹层急诊手术技术和成功率已取得长足的进步和提高。国际主动脉夹层注册资料IRAD研究，统计4428例AAD急诊手术病例，随访17年结果显示：A型夹层急诊手术率已由79%上升到90%，住院死亡率由31%下降至22%。本例先行处理冠状动脉狭窄病变，主动脉瘤及渗透性溃疡采取非手术治疗，亦见他人个案报道，但尚需更多资料和经验总结。

（2）稳定型冠心病非手术治疗策略的再认识：本例冠状动脉狭窄病变是否可先行一段时间的药物非手术治疗，值得斟酌。其一，此患者有劳力性胸痛，常于情绪激动、体力活动和过高血压（高达200mmHg）时发作，休息后缓解，为典型的劳力性心绞痛；其二，入院时肌钙蛋白阴性，ECG无显著缺血改变；其三，近20年随着对稳定型冠心病治疗策略的探索深入（药物非手术 vs. PCI vs. CABG），药物治疗的地位和循证医学证据得以不断积累、强化；2007年COURAGE、2018年ORBITA和2020年ISCHEMIA等高质量循证医学证据均证实：排除左主干病变的稳定型心绞痛，可以先行积极保守药物治疗；基于药物治疗之上的PCI介入治疗获益始终未能超过单纯药物治疗，更未能降低死亡率。综上，对其先进行积极的血压管理、强化降胆固醇治疗和优化的抗心肌缺血治疗以及合适的抗血小板选择，可能更为合适。病例描述中对此患者LAD进行了PCI介入治疗，病变累及左前降支及对角支，属典型高危真分叉病变，采用了复杂的Crush双支架技术；由于病变部位重要和分叉病变双支架术式，故而要求至少1年的强化双联抗血小板治疗。因该病例尚合并急性主动脉病变（A型动脉瘤及多发主动脉弓、降部渗透性溃疡），持续长时间的DAPT治疗是否加重主动脉病变的不良转归令人堪忧。当然，在考虑主动脉风险时，患者LAD近端斑块负荷严重已狭窄90%，第一对角支狭窄99%，支配区域缺血心肌面积和数量较大，故对冠状动脉的干预也不可拖延太久，采用何种干预策略（PCI vs CABG）？如若采取介入治疗策略，其最佳PCI时机和术式（主支最新一代DES联合分支DCB技术）等问题，都值得谨慎考量和评估。

（3）提高对继发性高血压的诊断意识：此患者年轻，多年高血压，血压升高程度严重，可高达200mmHg，需要使用包括盐酸阿罗洛尔、缬沙坦、苯磺酸氨氯地平等多种强效降压药物，血压仍未达标，同时合并存在多个靶器官严重损害。心脏已出现左心室后壁和室间隔肥厚，左心房增大；主动脉严重损害已合并升主动脉瘤样扩张和主动脉弓、降部多发渗透性溃疡；因而此患者应该考虑继发性高血压，特别是最为常见的原发性醛固酮增多症（原醛症）。原醛症发病特征为患者年轻、早发靶器官损害、家族史、血压顽固难以控制、常需要使用多种降压药物，自发低血钾或者利尿剂诱发的低血钾；应根据原醛症指南（国际已有四部，我国将于近期发布新版指南），进行准确的筛查、确诊、影像定位及肾上腺静脉采样检查，酌情给予外科切除或醛固酮受体拮抗剂（MRA）药物靶向治疗。

6.本病例总体评价　此病例精彩之处在于强调和提醒急性主动脉综合征和急性冠状动脉综合征的首诊鉴别和综合管理，在没有较多循证医学证据指导的前提下，积极个体化综合管理。短期随访时患者病情稳定，生活质量改善。此病例反映当前国内处理复杂急性主动脉综合征的水平、不足和客观现实，具有很好的代表性和一定的教学意义；不可否认此病例尚有许多未知和值得商榷的地方，不管怎样，此病例没有最好，只有更好，探索和进取永远在路上。

病例2　与STEMI相关联的急性肺水肿

【病例简介】

男性，59岁，2016年6月19日10：07入院。持续胸骨后压榨样疼痛13小时。查体：T 36.8℃，P 80次/分，R 19次/分，BP 95/66mmHg，双侧下肺少量湿啰音，无胸膜摩

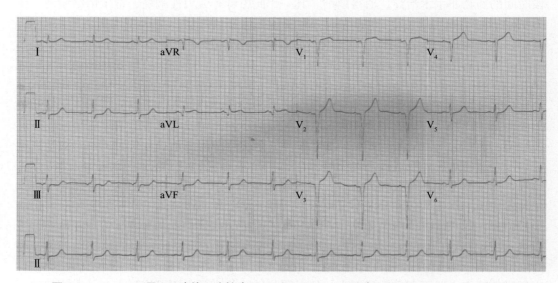

图7-10　$V_1 \sim V_4$呈QS波伴T波较高，ST段 I 、aVL稍抬高，ST段 II 、III、aVF稍降

擦音，心律齐，无心杂音及心包摩擦音，双下肢无水肿。入院心电图（图7-10）提示 $V_1 \sim V_4$ 呈 QS 波伴 T 波较高，ST 段 Ⅰ、aVL 稍抬高，ST 段 Ⅱ、Ⅲ、aVF 稍降。炎症指标：WBC 14.5×10^9/L，NEU% 83.4%，CRP 6.4mg/L，PCT 0.02ng/ml；心脏指标：MYO 838.77ng/ml，cTnI > 49.000ng/ml，CK-MBm > 246.00ng/ml，NT-proBNP 739.7pg/ml。

入院当日上午11：00行冠状动脉造影，提示 LAD 近端完全闭塞、LCX 两处严重狭窄以及右冠状动脉近端轻度狭窄，在 IABP 保护下，于 LAD、LCX 分别置入1枚支架重建血流（图7-11）。

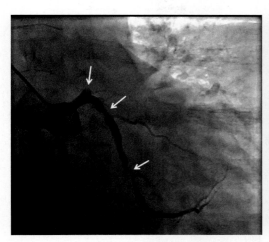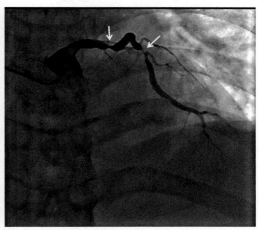

图7-11　入院冠状动脉造影提示LAD近端完全闭塞（箭头），LCX两处严重狭窄

【病情变化】

患者术后仍有胸闷，较术前减轻，但持续不能完全缓解，体温正常，双下肺听诊闻及湿啰音，无胸膜摩擦音，心脏听诊偶可闻及奔马律及阵发性心律不齐，未闻及心包摩擦音。在多巴胺、去甲肾上腺素及 IABP 维持下，血压 90 ～ 120/70 ～ 90mmHg，术后 NT-proBNP 增至3606pg/ml（术前：739.7pg/ml），给予双抗、抗凝、调脂、利尿及注射用头孢哌酮钠他唑巴坦钠抗感染等治疗。

术后次晨5：00心电图提示新出现左前分支阻滞，心前导联 ST 段抬高，QS 扩展（$V_1 \sim V_6$），Ⅰ、aVL q 波（图7-12）。床边超声提示前壁梗死，LVEF 56%，心包正常；胸片提示术后的肺水肿逐渐好转（图7-13）。

入院第一阶段病情分析（2016年6月19日至6月22日）：患者为多支冠状动脉病变，LAD 急性闭塞，前壁心肌梗死，于发病后13小时就诊（非最佳时间），在开通 LAD 及 LCX 重建后出现缺血再灌注损伤，梗死扩展。诊断：①急性广泛前壁心肌梗死；②冠状动脉支架成形术后；③心功能不全，Killip 3级。

患者6月24日起出现持续咳嗽、咳痰，间断出现咳粉红色泡沫痰，双侧中下肺大量湿啰音，胸片示肺水肿加重（图7-14）；6月26日开始出现发热，最高达38.0℃，WBC、CRP、NT-proBNP 明显升高，心肌酶持续在高水平，红细胞沉降率（血沉）93mm/h；考虑为肺水肿基础上并发感染，6月27日起抗感染方案调整为：美罗培南＋替考拉宁＋奥司他韦。

2016年6月28日心脏超声提示心包积液，双侧胸腔积液。于2016年6月29日行胸

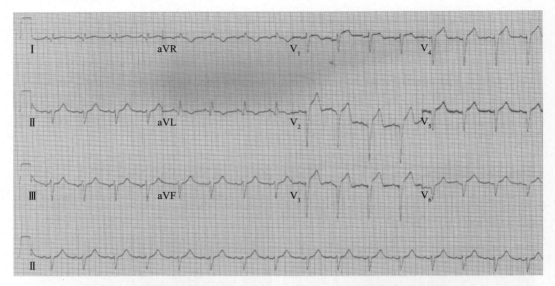

图7-12　术后心电图提示新出现左前分支阻滞，心前导联ST段抬高，QS扩展（$V_1 \sim V_6$），Ⅰ、aVL异常Q波

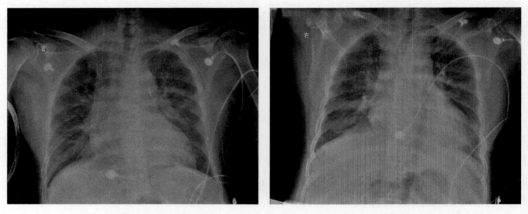

图7-13　胸片提示术后的肺水肿逐渐好转（从左至右依次为2016年6月19日术后当日下午、2016年6月20日术后次日、2016年6月22日术后第2日）

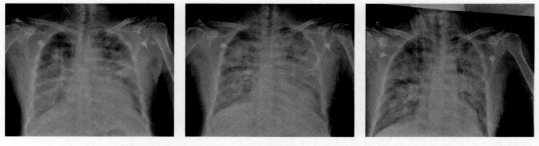

图7-14　胸片提示肺水肿逐渐加重（从左至右日期依次为2016年6月24日、2016年6月26日、2016年6月28日）

腔穿刺术，抽出450ml淡黄色微浊的胸腔积液。胸腔积液常规：Rivalta 弱阳性，胸腔积液白细胞计数 270×10^6/L，LY% 70%，NEU% 30%。胸腔积液生化：ADA 3.3U/L，CRP 83.3mg/L，GLU 7.60mmol/L，LDH 334U/L，TP 28.5g/L。同日血清LDH 377U/L。胸腔积液较浑浊，Rivalta 弱阳性，白细胞计数较高，胸腔积液LDH＞200U/L，胸腔积液与血清LDH比值＞0.6，但胸腔积液白细胞以淋巴细胞为主，总蛋白定量＜30g/L，炎症性质介于渗出液和漏出液之间。

强有力的、广覆盖的抗生素应用4天但体温未降；WBC、CRP、血沉等非特异炎症指标节节升高，而反映细菌感染的指标却在稳定下降；在肺水肿加重时，LVEF 为58%，未较前恶化；发热同时出现双侧胸腔积液和心包积液。

以上表现不支持感染和单纯心力衰竭的表现，临床考虑到心肌梗死后综合征，启用激素治疗，方案为：6月29日地塞米松 10mg 静脉注射，7月1日地塞米松减为 5mg 静脉注射，同时口服泼尼松30mg，7月2日起停用地塞米松，每日泼尼松 30mg 口服，逐渐减量，至7月11日起泼尼松 5mg 口服维持。患者感染指标PCT、CRP，心功能指标NT-proBNP，胸片示心包及胸腔积液均见好转（图7-15 ～图7-18及表7-1，表7-2）。

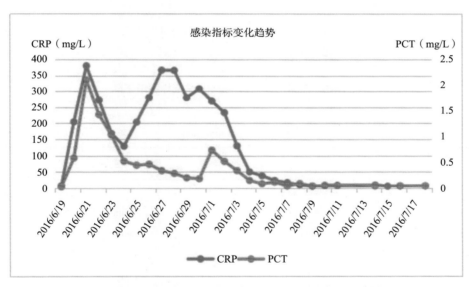

图7-15　CRP（蓝线）、PCT（红线）的指标变化趋势

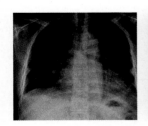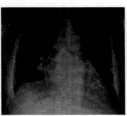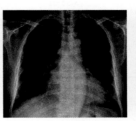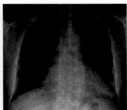

图7-16　胸片提示肺水肿逐渐好转（从左至右日期依次为2016年7月18日、2016年7月26日、2016年8月17日、2016年8月31日）

　　激素治疗后，6月29日起（用激素当日）体温降下，症状逐渐减轻，胸片提示肺水肿逐渐好转，感染指标、NT-proBNP逐渐下降，复查ESR 33mm/h。

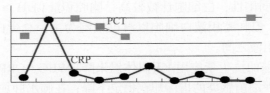

图7-17　激素治疗后感染指标CRP、PCT逐渐下降

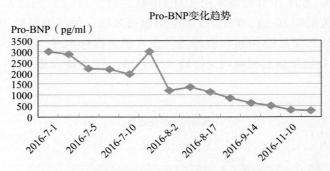

图7-18　激素治疗后NT-proBNP指标逐渐下降

表7-1　心包积液变化

日期	左心室侧壁收缩期	左心室侧壁舒张期
6月20日	—	—
6月22日	4.4mm	1.0mm
6月28日	4.4mm	2.0mm
7月8日	—	—
7月13日	3.3mm	0mm
出院		
7月26日	3.3mm	0mm
8月2日	7.3mm	3.0mm
8月31日	5.3mm	1.3mm
12月6日	—	—

表 7-2　胸腔积液变化

日期	胸腔积液	日期	胸腔积液
6月19日	−	7月10日	−
6月20日	−	7月18日	−
6月22日	−	7月26日	＋
6月24日	＋	8月2日	＋
6月26日	＋	8月9日	＋
6月28日	＋	8月17日	−
6月30日	＋	8月31日	−
7月2日	−	9月14日	−
7月4日	−	10月10日	−
7月6日	−	11月10日	−
		12月6日	−

＋.有胸腔积液；−.无胸腔积液

　　患者于2016年7月19日出院，随访中逐渐减少泼尼松用量，到2016年11月10日完全停用，临床稳定。

【最后诊断】

　　1.急性广泛前壁心肌梗死。

　　2.冠状动脉支架成形术后。

　　3.心功能不全，Killip 3级。

　　4.心肌梗死后综合征。

【病例讨论】

　　心肌梗死后综合征（Derssler 综合征）是由 Dressler 于 1956 年首次报道的。心肌梗死后，抗心肌抗体与坏死的心肌抗原形成免疫复合物，随血液沉积在心包、胸膜、肺泡壁的毛细血管内皮处，通过免疫反应造成血管损伤、通透性改变、液体渗出，或破裂，进而导致胸膜炎或胸腔积液、心包炎或心包积液、肺炎等。

　　进一步认识到：本病也可出现于其他存在心肌损伤的情况，如肺栓塞、肺炎、冠状动脉搭桥术后、起搏器置入术、射频消融术后等。故此，有学者对此类心肌损伤后的非特异性炎症反应提出一个更加宽泛的概念，即心脏损伤后综合征（postcardiac injury syndrome，PCIS）。

　　目前心肌梗死后综合征诊断标准基本沿用1985年Dressler的临床诊断标准。诊断标准如下：①肯定的AMI或陈旧性MI；②AMI后1～2周出现发热、胸痛、呼吸困难等症状，具有胸膜炎、心包炎、肺炎可靠依据；③抗感染治疗无效，皮质激素治疗效果明确。

　　缺血再灌注损伤是否也可促发心脏损伤后综合征（PCIS）尚需进一步探讨。

　　临床医生要善于发现病情变化，并能根据病情变化，分析可能的发生机制而采取治疗措施；本例患者的心肌梗死后综合征是以发热和肺水肿为突出表现，胸腔积液检验不是典型的渗出液。

【总结】

本例患者就诊较晚，前壁病变以心肌坏死为主，伴有最初的心肌梗死后肺水肿（Killip 3 级）；冠状动脉重建后，心电变化和 CRP、NT-proBNP 等炎症指标明显升高，胸片示肺水肿，提示有缺血再灌注损伤，再次加重心力衰竭；在心力衰竭逐渐恢复时突然发热，胸腔积液，心包积液和肺水肿加重。治疗小组没有纠结在"心力衰竭合并肺部感染"，而是及时判断为非特异性炎症反应的"心肌梗死后综合征"，及时调整治给予激素（4～5 个月）治疗取得良好结果。

【周忠江专家点评】

1. Dressler 综合征流行病资料　心肌梗死后综合征（PMIS）也称 Dressler 综合征，由 Dressler 在 1956 年首先描述，是指急性心肌梗死后数日至数周出现以发热、心包炎、胸膜炎、肺炎等非特异性炎症为特征的一种综合征，并有复发倾向；该综合征多数发生在 AMI 后 10 天至数月，少数患者可以出现在心肌梗死后 24 小时内。心肌再灌注治疗广泛开展之前年代，本病发病率较高，占急性心肌梗死的 3%～4%；当今为急性心肌血运重建时代，随着溶栓和急诊 PCI 的广泛推广，其发病率已大大降低；发病减少与心肌梗死面积减少、缺血心肌得以挽救相关；阿司匹林、血管紧张素转化酶抑制剂、β 受体阻滞剂和他汀类药物的广泛应用，也与发病减少相关。

2. 发病机制　确切机制至今未明，自身免疫学说目前占主导地位，可能是由于 AMI 后坏死的心肌引起的抗原抗体自身免疫反应造成的过度炎症反应。大多数患者可查出抗心肌抗体，1/3 的患者有病毒感染，提示病因可能与自身免疫及病毒感染有关。近年来随着认识的加深，发现 PMIS 不仅出现于 AMI 后，也可出现在其他心肌损伤的情况，比如肺炎、肺栓塞、冠状动脉血管介入/搭桥术后、起搏器术后、射频消融术后等，有学者对此类心肌损伤后的非特异性炎症反应提出了一个更加宽泛的概念，即心脏损伤后综合征（PCIS）。

3. 易患因素

（1）大面积心肌梗死。

（2）病毒感染。

（3）心脏较大手术累及心肌，导致心肌损伤。

（4）年轻患者。

（5）既往心包炎病史。

（6）既往使用过糖皮质激素（如泼尼松等）。

（7）非 B 型血型。

（8）使用氟烷麻醉。

4. 临床表现

（1）病史：多发生于急性心肌梗死后 2～4 周，有报道最晚可发生于心肌梗死后数月。除了出现于急性心肌梗死之后，也可出现于其他合并心脏损伤的临床过程后，如肺栓塞、肺炎、PCI 及 CABG 术后、永久心脏起搏器置入术后、心脏射频消融术后等。

（2）临床症状：最初的症状多为低热、乏力和胸痛，胸痛以左侧更为多见，性质为胸膜炎痛，其后可逐渐出现呼吸困难、食欲减低、肢体水肿、倦怠萎靡等表现。

（3）体征及炎症指标：查体可发现心包摩擦音、胸膜摩擦音，提示出现心包炎，胸膜炎或心包及胸膜腔积液，或以心包炎、胸膜炎、肺炎三联症为主要表现。CRP、白细胞、ESR增高。

5.诊断标准　Dressler综合征的诊断尚无统一标准，下列可供参考。

（1）Welin L（1983年）：心肌梗死后1周以上发生下列症状：①胸膜心包疼痛；②发热37.5℃以上；③ESR＞40mm/h。若有上述2条可诊断为PMIS。

（2）Dressler（1985年）：①肯定的AMI或陈旧性心肌梗死；②于AMI后1～2周出现发热、胸痛、呼吸困难、咳嗽等，具有胸膜炎、心包炎、肺炎可靠证据；③抗感染治疗无效，皮质激素治疗效果明确。

综上，Dressler综合征诊断标准与急性非特异心包炎相似，包括至少以下两项：①急性胸膜炎样胸痛（85%～90%），性质锐利。②急性心包摩擦音（≤33%）。③ECG改变（≤60%），新发广泛轻度进展性ST段抬高或aVR导联PR段压低；早期T波无明显倒置；大量心包积液时，可出现QRS综合波振幅电交替和（或）QRS综合波低电压。④急性心包积液（≤60%）。

6.鉴别诊断

（1）急性心肌梗死后反应性心包炎：①多发生在前壁心肌梗死、透壁性心肌梗死及心力衰竭患者。②多于心肌梗死后24～72小时出现。③临床表现为非缺血性胸痛。④心包摩擦音多在胸痛后36小时出现，局限和持续时间短暂，平均2天左右。⑤心包少量积液，一般不出现心脏压塞。⑥不伴有胸膜炎、肺炎。⑦心电图无典型心包炎ST-T改变。

（2）心脏手术并发症：所有接受心脏手术治疗的患者均应除外手术并发症所致的心包积液。但此类患者多仅表现为心包积液，而无其他全身表现或其他浆膜腔积液表现；且手术相关的心包积液多在术后即刻或短时间内出现，而本病多在心脏损伤2周后出现。

（3）其他需要进行鉴别诊断的疾病还包括急性心肌梗死、肺栓塞、肺炎、其他非特异性心包炎等。

7.并发症　Dressler综合征易于复发，心脏压塞（2%）罕见，心包缩窄＜0.5%发生率更为少见。心包积液可以是大量，并可出现心脏压塞，典型征象为Beck三联征：即动脉压下降、静脉压上升和心音遥远。在亚急性心脏压塞时，则表现为另一三联征：即心包积液、奇脉与颈静脉怒张。

8.治疗　急性心肌梗死后心包炎和心肌损伤后心包炎综合征（包括Dressler综合征），急性期推荐积极抗炎治疗，可明显减轻症状和降低复发。

（1）大剂量阿司匹林：心肌梗死后心包炎一线首选，剂量500～1000mg/（6～8）h，时程1～2周，之后每1～2周每天减少250～500mg。

（2）非甾体抗炎药（NSAID）：如布洛芬、萘普生、吲哚美辛、塞来昔布等，但需注意NSAID可增加消化道出血风险、肾功能损害及相应心血管风险，诱发心肌缺血、MI及血栓事件。吲哚美辛延缓心肌梗死后修复。不能耐受大剂量阿司匹林时考虑NSAID。

（3）秋水仙碱：一线首选推荐为阿司匹林/NSAID辅助用药，疗程为3个月，复发病例至少用药6个月。研究证明，秋水仙碱能显著降低心脏手术后心脏损伤后综合征的发病率,建议在心脏手术后预防性使用30日以预防心包切开术后综合征的发生,应在术后1～3日开始秋水仙碱治疗,而非术前。对于术后发生心包切开术后综合征的患者,或是MI或创伤后发生心脏损伤后综合征的患者,推荐积极使用秋水仙碱抗炎。

（4）糖皮质激素:由于糖皮质激素可增加心肌梗死后心肌变薄及瘢痕化风险,加速心肌室壁瘤形成和破裂,延迟心肌修复,不推荐常规使用,仅上述药物无效或疗效欠佳时使用。难治性病例,NSAID和秋水仙碱是治疗首选,但少数患者需要全身性糖皮质激素治疗（通常与秋水仙碱联用）。排除其他特定病因引起的心包炎（如感染性病因等）后,糖皮质激素治疗一般有效。对于需要用糖皮质激素治疗的难治性心脏损伤后综合征患者,方案同急性心包炎治疗,即初始给予中等剂量的糖皮质激素,如泼尼松0.25～0.50mg/（kg·d）,然后缓慢减量,不提倡初始给予大剂量然后快速减量。

（5）抗凝治疗:非绝对禁忌,但可引起心包出血,应予以谨慎,有个案报道提示:出现心包摩擦音时停止使用,可避免心包内出血。

（6）心包穿刺引流:大量心包积液引起心脏压塞、血流动力学障碍时应及时发现,并行心包穿刺引流,以挽救生命,所幸心脏压塞者少见。

（7）其他:胸痛患者,酌情给予对症镇痛治疗,大量胸腔积液时可行超声引导下胸腔穿刺引流。

9.本例评述　本例在完成急诊PCI、IABP辅助和积极内科治疗时,病情无明显好转,甚至出现肺实变加重,炎症指标上升,强力抗生素治疗无明显效果;此时及时调整思路考虑到Dressler综合征,经使用糖皮质激素积极抗炎治疗,病情得以迅速好转;及时调整思路、明确诊断、完善治疗是本例的最大亮点和可取之处。

治疗部分没有考虑秋水仙碱,稍显不足。秋水仙碱（Colchicine）为一传统抗炎老药,即从秋水仙植物中提取的生物碱。该药治疗痛风已有百年历史,1968年用于治疗地中海热取得成功,之后发现用于治疗和预防急性心包炎取得卓越效果。2013年NEJM发表一项急性心包炎临床研究,秋水仙碱取得骄人成果,可显著减轻急性心包炎症和减少心包炎复发。

近年,此"百年老药"进军动脉粥样硬化性心血管病领域,一举崭露头角并大放异彩,COLCOT、LoDoCo、LoDoCo2等一系列、大型、重磅高质量循证医学研究显示,秋水仙碱在急性心肌梗死急性期及慢性期冠心病二级预防均取得了巨大成功。在积极抗血小板、他汀、ACEI、β受体阻滞剂的基础上,秋水仙碱可显著降低主要心血管事件和心血管死亡。鉴于秋水仙碱的卓越研究成果,相信今、明两年欧美心肌梗死相关指南将给予其高水平使用推荐（ⅠA）。鉴于秋水仙碱双重防治功效（心包炎预防和治疗以及心肌梗死、稳定型冠心病的二级预防）,毫无疑问,其将再次造福人类,让我们拭目以待。

病例3　创伤性冠状动脉夹层

【病例简介】

女性受伤者,44岁。入院1小时前被人用力推打,致前胸猛撞击到桌子角,旋即倒翻跌落到楼下,被人扶起后神志清楚,诉胸痛。2019年9月18日21:57:10到达我院急诊室。

　　急诊患者情况：神志清楚，脉搏 80 次 / 分，血压 95/59mmHg，氧饱和度（SaO_2）100%，心律齐，双肺未闻及啰音。急查肌钙蛋白 I（cTnI）0.164ng/ml，前体脑利尿钠肽（NT-proBNP）69.83pg/ml。2019 年 9 月 18 日 21∶58 心电图提示 I、aVL、$V_1 \sim V_6$ ST 段弓背向上抬高（图 7-19）。

　　动员患者紧急行冠状动脉造影及可能的 PCI 治疗，遭到家属拒绝。2 小时后（2019 年 9 月 19 日 00∶44）患者心率增快，心电图提示 ST 段抬高更显著（图 7-20），患者出现呼吸困难，咳粉红色泡沫痰，查体满肺水泡音，cTnI > 50ng/ml，LVEF 38%，给予气管插管以及呼吸机辅助。

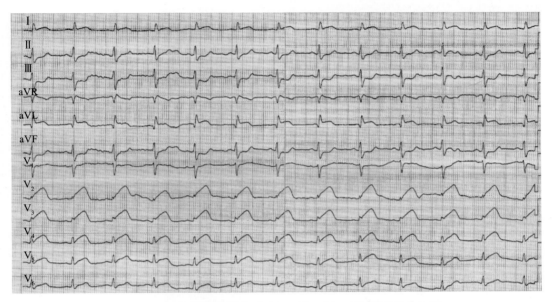

图 7-19　入院心电图提示：ST I、aVL、$V_1 \sim V_6$ 弓形向上抬高

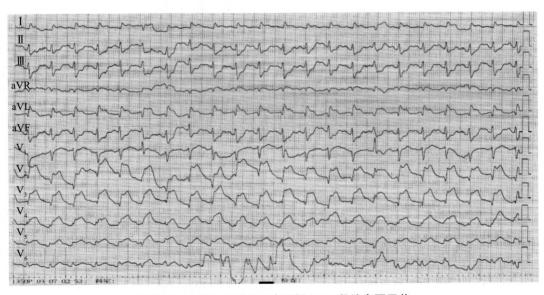

图 7-20　入院 2 小时后心电图提示 ST 段抬高更显著

2019年9月19日05：15～16：30在心导管室行冠状动脉造影，术中见从左主干到左前降支序贯夹层，形成壁内大血肿导致真腔受压成缝隙（图7-21），TIMI血流2级，LCX和RCA正常。血管内超声提示前降支壁内血肿（图7-22，图7-23）。

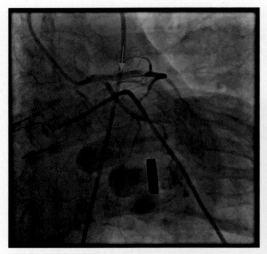

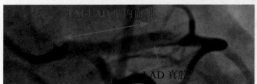

图7-21　上图：冠状动脉造影从左主干到左前降支序贯夹层形成壁内大血肿真腔受压成缝隙，LCX和RCA正常；下图：前降支局部放大

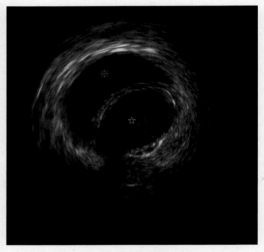

图7-22　左前降支血管内超声（IVUS）可见壁内大血肿，真腔受压成缝隙。※：壁内血肿；☆：真腔

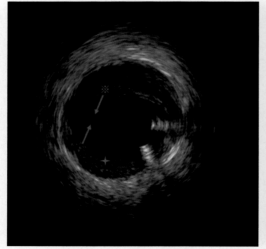

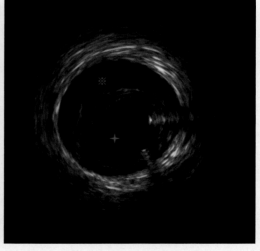

图7-23　左前降支血管内超声（IVUS）提示左主干破口（双箭头相对处为LM内膜破口区）。※：血肿（假腔）；✦：真腔

　　LM-LAD支架重建：首先对LM-LAD行IVUS以确定导丝在真腔；送runthrough到LAD远段，行IVUS见中远段无夹层；于LAD近段至LM病变处顺序置入3.0/22mm（10 ～ 14atm）支架及3.25/22mm（10 ～ 14atm）支架，支架重叠2mm，造影见支架完全覆盖病变，扩张充分，TIMI 2级；Quantum3.25/12mm（12 ～ 24atm）球囊支架后扩张，TIMI2 ～ 3级，IVUS提示夹层消失（图7-24，图7-25）。尼可地尔6mg冠状动脉注射，结束手术。

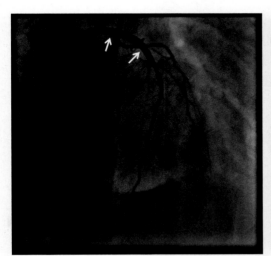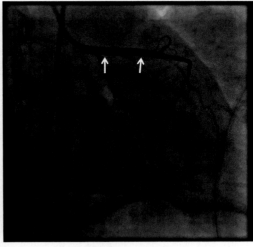

图7-24　于LAD近段至LM病变处顺序置入支架

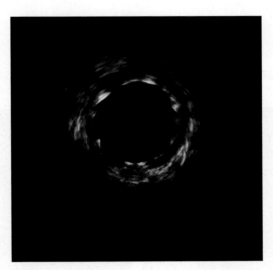

图7-25　LAD远段行IVUS，见中远段无夹层

【病情变化】

2019年9月19日07：02 手术结束进入CCU病房，在呼吸机（吸氧浓度100%，Peep10cmH$_2$O）、主动脉内球囊反搏、去甲肾上腺素静脉滴注（10 ～ 20μg/min）及咪达唑仑镇静支持下，心电提示ST段回落。查体：T 37℃，R 20次/分，HR 124次/分，BP 93 ～ 106/44 ～ 64mmHg，两下肺满布湿啰音，皮肤干冷。诊断：创伤性左冠状动脉夹层，急性广泛前侧壁STEMI（图7-26），急性肺水肿及心源性休克。考虑行体外膜氧合（ECMO）支持。但患者家属拒绝。

数天内，患者持续肺水肿、低氧血症，伴发热（体温38.5℃左右），EF 45%，WBC 18.93×10^9/L，NEU% 85.5%，考虑合并肺部感染（图7-27），应用美罗培南抗感染治疗，同时继续予呼吸机、IABP、去甲肾上腺素、降温、双抗、ACEI、螺内酯、伊伐布雷定、β受体阻滞剂、大量利尿剂等治疗，加用白蛋白3 ～ 5支/日以及床边超滤治疗。

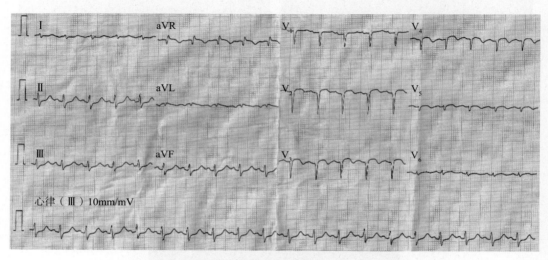

图7-26　术后心电图提示ST段回落，V$_1$ ～ V$_5$呈QS波

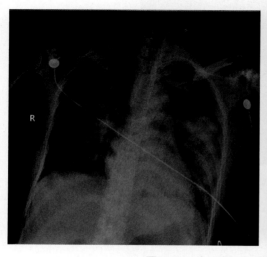
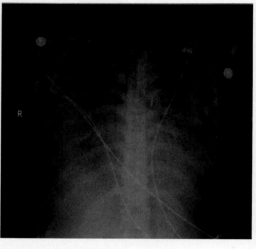

图7-27　术后数日胸片提示肺水肿（"白肺"）

　　到9月底病情一度好转，肺水肿逐渐吸收（图7-28），体温逐渐下降，心率逐渐减慢，C反应蛋白逐渐下降，中性粒细胞百分比逐渐下降，NT-proBNP趋于稳定，肌钙蛋白趋于稳定下降。9月28日9：40停用IABP；多次复查血气，氧合指数逐渐好转，最高达415mmHg。

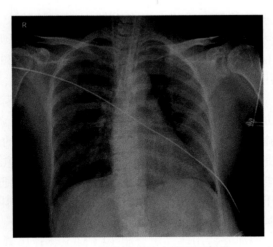

图7-28　胸片提示肺水肿明显吸收

　　9月底是一个节点，肺水肿和各项指标均趋于好转。在这个关键时期，经治组选择撤呼吸机。围撤机时各项指标相对稳定，9月30日09：48患者体温37.5℃，血压112/79mmHg（5%葡萄糖44ml＋去甲肾上腺素12mg 24ml/min维持），HR 95次/分，呼吸机设置：Peep 5cmH$_2$O、FiO$_2$ 50%、SaO$_2$ 100%，血气分析（06：16）PO$_2$ 150mmHg、氧合指数300mmHg。

　　9月30日17：50停呼吸机，经气道氧8L/min吸入，SaO$_2$ 100%，血压100/71 mmHg（去甲肾上腺素维持），患者呼吸急促，血气分析（19：16）PO$_2$ 220mmHg、氧合指数415mmHg。

　　9月30日20：10拔除气管插管，患者呼吸急促，30～35次/分，SaO$_2$ 100%，双通道吸氧血气分析（21：12）PO$_2$ 255mmHg、氧合指数255mmHg，拔管后2小时血气分析（22：15）PO$_2$ 168mmHg、氧合指数258mmHg。

　　10月1日07：48 PO$_2$ 109mmHg、氧合指数140mmHg。患者清醒，能正常交流，FiO$_2$ 65%。10月1日10时以后，患者呼吸逐渐急促，18：15出现急性肺水肿，PO$_2$ 68mmHg，20：20呼吸机辅助呼吸，患者持续高热，肺水肿逐渐加重及肺部团块影，多次痰培养示鲍曼不动杆菌，给予替加环素＋注射用头孢哌酮钠舒巴坦钠治疗，但患者出现多器官功能衰竭，深度昏迷，2019年10月11日家属放弃治疗。

【最后诊断】

　　1.创伤性左冠状动脉夹层。

　　2.急性广泛前侧壁STEMI。

　　3.急性肺水肿及心源性休克。

【经验教训】

1.未能及时在急诊时开通血管，从患者抵达急诊室到手术间隔了7小时，以致发展到严重肺水肿。

2.手术难度大，但很成功。如果术后接受了ECMO支持，度过心源性休克，可能会有不一样的结果。

3.难以逆转的肺水肿是最大挑战。患者在转入CCU的数天，胸片均显示为"白肺"，PO_2持续低；虽然应用了较强化的抗心力衰竭治疗，包括呼吸机辅助：FiO_2 100%，Peep 10cmH_2O以上、IABP、非常大量的去甲肾上腺素维持血压和大剂量的利尿剂保持了出入平衡，直至加用人血白蛋白（每次3～5支）及床边超滤，每日1次，以增加血液的胶体渗透压，2～3天后，双肺终于清晰了，IABP也顺利撤除。这是一个非常重要的克服"白肺"的成功经验。

4.上呼吸机合并肺部感染是治疗的瓶颈。在CCU上呼吸机的患者几乎都是心力衰竭并肺水肿。肺水肿是合并感染的根源，迅速治好肺水肿是治愈感染的前提。本例呼吸机、发热、白细胞增高伴随始终，各类强力的抗生素促进敏感细菌和耐药细菌交替转换，最后仅鲍曼不动杆菌顽强生存。肺部的感染促进了肺水肿、肺衰竭、胃肠功能紊乱的恶性循环，注定了本例患者的生命终结。

5.在病情变化后，如能坚持用体外氧合膜（ECMO），让患者在体外心肺支持下治疗肺水肿也可能能使患者度过难关。

【总结】

这真是一个罕见的病例，至今也只见个案报道，我们也是第一次遇到，虽然最后我们未能挽救患者的生命，但在诊治过程所经历的事情值得回忆和分享！

【周忠江专家点评】

创伤性冠状动脉夹层首先由Kohli于1988年首次报道，见于胸部钝性损伤（blunt thoracic trauma，BTT）时伴随的钝性心肌损伤（blunt cardiac injury，BCI）。BTT多见于交通事故（机动车/摩托车碰撞）、竞技接触类体育运动（足球、篮球、橄榄球、棒球、冰球、拳击、空手道、滑水）、生产劳动、跌伤及人身伤害等，胸部钝性损伤总死亡率可达15%。

钝性心肌损伤是指胸部受到钝性伤害时心脏受到的持续伤害，临床由轻到重可表现为无症状心肌损伤，轻微短暂一过性心律失常，严重心肌损害，直至致死性心脏破裂；治疗相应包括心电监护、非手术治疗、胸骨切开、心脏修复等。因钝性心肌损伤定义不同，胸部外伤时伴随的钝性心肌损伤发病率可达8%～71%，尸检报告的BCI发病率远高于临床报告，原因之一是心血管症状/体征轻微时不受重视，未能检出应有病例，原因之二为心肌损伤合并全身他处重度损伤时，伤者已现场死亡。2011年美国CDC报道美国全年至少发生30 000例钝性心肌损伤病例，伤者多为中青年和成年。钝性心肌损伤危害极大，摩托车交通事故中的20%死亡，确认为钝性心肌损伤。2004年Schultz报道心肌震荡是最常见的BCI损伤形式（60%～100%），其次是右心室（17%～32%）、右心房（8%～65%）机械损伤，因左心偏后，故左心受累次之，分别为左心室（8%～15%），左心房（0%～31%）；室间隔、冠状动脉、瓣膜损伤较为少见。

钝性心肌损伤发生时，由于剧烈机械撞击和脏器突然减速，可导致心脏及大血管损伤，引发心血管破裂、心脏挫伤、心肌室间隔和心室壁内出血、心包出血压塞、严重心律失常、心室颤动，甚至猝死。个别病例可导致冠状动脉内膜突然撕裂，造成冠状动脉夹层；撕裂漂浮的内膜和冠状动脉壁内血肿以及形成的冠状动脉血栓，可严重影响冠状动脉血流，引发急性心肌梗死。至今已有多篇创伤性冠状动脉夹层个案报道，但其准确流行病学数据尚无报道。

冠状动脉夹层往往发生于创伤急性期，胸痛为最常见症状，但易被误认为是伴随的胸部挫伤、气胸、肋骨骨折、主动脉损伤导致的疼痛，如不及早行ECG、心脏超声（UCG）、CT和冠状动脉造影（CAG）检查，极易漏诊冠状动脉急性夹层，因此，提高对创伤性冠状动脉夹层的警惕和认识至关重要。极少幸存病例可于创伤后期始被发现（5周内多见，最长者3个月时才被诊断），多已合并重度心肌缺血、心肌梗死、心脏结构改变和心功能严重损害。由于解剖原因，创伤性冠状动脉夹层最常累及左前降支（LAD），占76%，其次为右冠状动脉（RCA）（12%）和左回旋支（6%），已有双侧创伤性冠状动脉夹层的个案报道，左主干及多支冠状动脉夹层风险最高。急诊冠状动脉造影和腔内影像学检查，常可见漂浮的内膜片、破裂口、局部血栓、壁内血肿和冠状动脉假腔；肌钙蛋白明显升高，经胸/食管超声可见对应供血区域心肌运动障碍的心肌梗死表现，部分病例可见伴随的主动脉夹层影像（主动脉根部扩张、反流、内膜片）和心包积液。

鉴别诊断如下。

1. 冠状动脉自发夹层（spontaneous coronary artery dissections，SCAD） 冠状动脉自发夹层，女性多发，男女发病率比例为1∶4，25%～33%发病于妊娠和围生期的女性，常具备3种易发因素：①冠状动脉本身已有病变；②内分泌环境，如妊娠和口服避孕药物；③先天发育异常疾病（如马方综合征或Ehler-Danlos综合征）；猝死尸检资料显示SCAD死亡率可以高达70%。

2. 医源性冠状动脉夹层 常见于冠状动脉造影及冠状动脉介入治疗，发病罕见，文献报道发生率为3～6/10 000；RCA损伤多见，使用Amplatzer造影导管和旋磨时多发。

3. 急性主动动脉综合征中的典型夹层 多有传统心血管疾病危险因素，绝大部分合并高血压，疼痛突然发生，程度剧烈，性质多呈"撕裂样""刀割样"，并向胸腹部、腰背部传导，难以忍受，多合并双侧肢体和头颅、胸腔脏器缺血表现，病情严重者可合并意识障碍、休克等，但患者无严重胸部外伤史，可资鉴别。

创伤性冠状动脉夹层属高危重症，心肌缺血严重，常合并心肌梗死和心源性休克，急性期死亡率高，预后差。救治的关键在于团队协作、快速识别、综合评估和积极个体化处理。治疗方案包括高水平左心室辅助、药物保守、内科介入和外科干预；冠状动脉腔内影像指导下（IVUS/OCT）的介入治疗有潜在优势；合并创伤性主动脉夹层、肺血管损伤、多支冠状动脉夹层损伤、血气胸等，外科干预常为首选。

1998年美国创伤外科东部协会（The Eastern Association for the Surgery of Trauma，EAST）发布了第一部有关创伤性冠状动脉夹层筛查指南，并于2012年进行了更新。该学会于2015年发布了第一部钝性创伤性主动脉损伤管理指南，对上述指南的学习和理解，将对此类临床急症提供有益借鉴和参考。

本例创伤性冠状动脉夹层病例，发病突然，入院1分钟后即行ECG检查，发现前壁ST段弓背抬高，意识到钝性心肌损伤，可能有冠状动脉损伤问题；随后立即启动胸痛中心流程，紧急冠状动脉造影，发现冠状动脉左主干-前降支重度夹层，管腔受压95%～99%，在血管内超声指导和确认下，迅速将导丝送至LAD远端，于病变处置入支架，改善局部血肿压迫，恢复心肌灌注，为后续治疗奠定基础。后续治疗中，IABP辅助、气管插管、呼吸机辅助支持、正性肌力药物和血管活性药物、精细抗感染、胶体蛋白支持、连续性肾脏替代治疗（CRRT），治疗组付出了巨大的努力和精力。该病例种种原因治疗失败，但仍有诸多亮点值得学习，如CAG展示的壁内血肿，IVUS展示的真、假腔和破裂口等腔内影像等。创伤性冠状动脉夹层病例国内总结报道的病例不多，建议将此病例加以总结、完善，在国内外高档专业杂志刊出，以期促进交流、互相学习。

（1）该患者受他人殴打，胸部撞击桌角，后又跌落楼梯，冠状动脉造影证实为急性冠状动脉动脉左主干夹层，根据BCI致病谱病情严重程度分析，此病例属严重的钝性心肌损伤范畴，此类患者常合并肺挫伤、肋软骨、胸骨和其他脏器/组织（主动脉、颈动脉、椎动脉）损伤。2017 ESC急性主动脉综合征诊断/管理指南更新指出，钝性主动脉损伤死亡的15%～20%病例发现合并急性主动脉离断损伤，其中95%发生于主动脉峡部，5%发生于降主动脉，患者通常死于急性心肌梗死、心力衰竭和心脏压塞。据此，应急请心胸外科医生会诊并参与整个救治过程的管理；胸部影像学评估，如急诊CT，甚至三联CTA(冠状动脉/主动脉/肺动脉)和（或)TOE(食管超声)对于综合伤情评估，将提供有益帮助；病例中未展现有外科参与的"多学科团队协作"和综合影像评估，似有改进之处。

（2）此患者冠状动脉造影结果显示：左主干末端夹层严重，内膜撕裂并延展到前降支近段，局部壁内血肿和继发血栓已严重压迫冠状动脉，几近造成冠状动脉急性闭塞，紧急IVUS指导下迅速完成血运重建，可有效挽救缺血心肌，减少心力衰竭，降低死亡率，改善预后。值得注意的是，此病例局部血栓负荷不大，局部漂浮的内膜片阻塞血管危害较大，因施行紧急PCI，置入支架；相反，若局部血栓负荷较大，内膜片漂浮阻塞管腔风险较低，可以先DAPT，联合GP2b/3a，甚至联用低分子量肝素（LMWH）抗凝，观察数天后再复查造影，择期PCI置入支架。2014年国外学者Fahad报道了一类似病例，积极抗栓4天后置入支架；2010年左主干夹层个案报道，以CABG进行血运重建，取得成功，笔者认为合并双侧冠状动脉夹层和其他需外科处理者应优先考虑。

（3）本患者为年轻女性，44岁，治疗失败与其家人拒绝签字，未能在早期"黄金时间"行冠状动脉造影和急诊PCI直接相关，由于其主观原因致使冠状动脉造影和PCI时间延迟7小时，导致后续肺水肿和多脏器功能衰竭，治疗失败，实为可惜。

（4）此STEMI患者行急诊PCI时已合并心源性休克，且休克指数很高，已使用大剂量血管活性药物（去甲肾上腺素微量泵入），应及早升级甚至联合使用其他左心室辅助装置；IABP已证实在STEMI合并CS情况下于事无补，IABP-SHOCK Ⅱ研究已证实使用IABP与不使用IABP未能降低STMEI合并CS患者的30天和1年死亡率。2017年欧洲

ESC STEMI指南将IABP在STEMI合并CS时的常规使用列为Ⅲ类推荐，建议使用其他非IABP左心室辅助装置。新型暂时性左心室辅助装置Impella和ECMO虽未获得STEMI合并CS时优于IABP的循证医学充分证据，但真实世界观察性研究显示，ECMO、Impella可大大提高救治成功率，因此建议尽早升级左心室辅助支持策略，在休克早期使用ECMO/Impella或ECMO/Impella＋IABP。

（5）在STEMI合并CS情况下，特别还在继续使用IABP联合去甲肾上腺素维持血压和组织脏器灌注的急性心力衰竭阶段，ACEI、螺内酯、伊伐布雷定、β受体阻滞剂均为使用禁忌。

（6）血清乳酸基线及动态观察对于STEMI合并CS时休克的严重程度判断具有重要价值，病例当中未有描述；近期国内外相关指南、共识强调：桡动脉有创动脉压实时监测＋有创中心静脉压（CVP）监测＋有创右心导管/或PICO＋实时影像评估（食管、心脏超声/CT/CMR），对于提高救治成功率至关重要，但依赖于现实条件、医疗资源和发展水平，国内很多中心不具备。

（7）本例有望脱机，成功救治，但因脱机失败，致整个救治功亏一篑，实为可惜。近年随着人口老龄化和心血管病种变化，CCU收治的已不单纯仅仅是以心血管疾病为主的患者，往往合并CKD、卒中、慢性阻塞性肺疾病（COPD）、DM、贫血、肺部感染、出血等高危合并疾病，因此要求心血管医生不断学习，掌握精准抗栓、调脂、优化纠治心力衰竭、合理管理血压和积极抗心肌缺血治疗等基本知识，跟踪ARNI、PCSK9i、SGLT2i、GLP-1和介入治疗新进展，同时还要求CCU重症医生熟练掌握左心室辅助技术、血流动力学检测技术、抗感染、呼吸机管理和肾脏替代治疗技术，唯此方能提高救治效果，更好地为患者服务。

病例4　与急性心脏压塞赛跑

【病例简介】

女性，66岁，2007年因活动后胸闷及血压偏高入我院心内科住院检查。查体发现胸骨左缘及心尖部可闻及3级以上收缩期吹风样杂音，超声提示左心室心肌不对称肥厚，室间隔最厚处达24mm，伴收缩期二尖瓣前移现象（SAM现象），多普勒提示左心室流出道（LVOT）流速为488cm/s，主动脉跨瓣压差为95.1mmHg。肥厚型梗阻性心肌病诊断成立。

心脏超声测值：室间隔舒张期厚度（IVSd）24mm，左心室后壁舒张期厚度（LVPWd）：15mm，室间隔与左心室后壁舒张期厚度之比（IVSd：LVPWd）＞1.3：1，左心室流出道最高速度（Vmax LVOT）：488cm/s，左心室与左心室流出道的压力阶差（GP，LV/LVOT）95.1mmHg。有收缩期二尖瓣前移现象（SAM），可见二尖瓣重度反流，反流面积9.78cm。左心导管检查：同步测定左心室和升主动脉平均压力，左心室压力（LV）300/3mmHg，升主动脉压力（Ao）150/74mmHg，左心室和升主动脉平均压力阶差（GP）150mmHg。明确诊断：左心室肥厚型梗阻性心肌病。

【治疗过程】

2007年7月3日上午行室间隔乙醇消融治疗：①经右侧股动脉途径行冠状动脉造

影，各主支冠状动脉正常，留置指引导管；②经左股动脉送入猪尾导管至左心室心尖，同步测量左心室和主动脉压；③经右股静脉套管送入右心室起搏电极；④经右股动脉指引导管，将Stormer OTW球囊送入第一间隔支，通过其中心腔先后完成第一间隔支造影及其灌注区的心肌声学造影，确定为理想的靶部位，试扩张球囊观察压力阶差（GP）下降情况，理想后注入无水酒精2ml；⑤复测LV压力为142/3mmHg，升主动脉压为132/60mmHg，GP 10mmHg。效果理想，结束手术。

当日下午16时许，拔除双侧股动脉套管后患者突然意识不清，血压下降，四肢湿冷，给予多巴胺及双通道输液（右股静脉及周围静脉）。床边超声发现有心包积液。18时15分置入心包引流管，引出血液220ml，血压回升到110/60mmHg；保留心包引流管，心包腔无明显残留血液，持续吸氧，密切监护，外科准备。

在观察中血压再度下降，超声提示大量心包积液，立刻意识到是急性心脏压塞，马上组织抢救：一个人通过心包引流管把心包血抽出，另一个人将血液迅速注入右股静脉，护士保证注射器的不断供应，同时通知手术室；我们一队人推着病床，从内科楼11楼奔向外科楼手术室，沿途不断地进行以上操作，急而不乱地到达手术室，直到开胸，患者的心跳没有停止过。

开胸后很快发现前降支破裂（酒精溢出腐蚀），很快修补止血，患者的情况立即改善。和心脏压塞赛跑，我们赢了！

我们总结发现心脏压塞后，外科手术前的即刻措施包括：①超声仪床旁随时备用；②保留股静脉套管针，准备紧急时能立即回输心包引出的血液；③心包引流管准备，随时可将血液抽出；④持续进行血流动力学监测，加强吸氧。

2007年7月3日抢救经历如下。

8时30分：患者去导管室进行乙醇消融治疗术。

12时30分：术毕安返内科11楼CCU单元。

16时00分：拔除股动脉鞘，发现血压下降到90/47mmHg左右，全身湿冷，四肢凉，即刻双通道输液，多巴胺静脉滴注，同步床边超声，发现心包积液。

18时15分：心包穿刺，引出220ml血性积液，留置心包套管，病情好转。

18时55分：再度大量心包积液，快速反复抽出、回输心包积血，快速转送患者：内科11楼CCU—电梯—医院长廊—外科楼—四楼手术室。

19时35分～20时25分：完成手术。

22时00分：患者安返心胸外科ICU。

外科手术记录如下。手术名称：正中切口剖胸探查止血术；术中所见：心包腔内有200ml陈旧性积血及血块，左前降支中段右缘有活动性出血，其左侧可见室间隔，表明淤血病灶，并有渗血（1.5cm×2.5cm）；手术经过：用5-0prolene线带自体心包垫片加固缝合修补左前降支中段出血点，用自体肌肉加固缝合室间隔渗血点。

【最后诊断】

1.左心室肥厚型梗阻性心肌病。

2.左前降支间隔支乙醇消融。

3.左前降支破损合并急性心脏压塞。

【临床反思】

因心肌穿孔及大血管破裂导致的急性心脏压塞患者的存活概率极低，即使发生在医院内也是如此。本例存活的原因是发生在CCU，且第一时间想到是手术并发症，在心跳没有停止前给予了积极有效的处理，保留了股静脉通道，给心包血回输创造了机会；从内科楼到外科楼，在急进中长达30多分钟，心脏都没有停止跳动。急性心脏压塞和心室颤动的区别是以电-机械分离的形式发病，患者突然意识丧失，但保持缓慢的心电活动，此时切忌心脏按压。

事后想，这是一场多么惊险、壮观、争分夺秒的抢救，如果当时有录像，该是多么值得纪念的一幕。当时多么庆幸我们的成功，主要的经验是：手术后患者的主诉一定首先和手术过程相联系，本患者首先想到的是心脏压塞，如果不是思路的正确和措施的得力，这位患者不可能得救。这位患者后来恢复得很好，经常回来复查，心功能正常。她又能继续从事她家族企业的会计总监工作了。

【侯玉清专家点评】

心脏压塞的概念：心脏压塞是由各种原因导致的心包腔内液体和压力急剧增加所引起的急性心脏受压综合征，最常见原因为心包或心脏创伤。近年来，随着心脏介入技术的快速发展，尤其是新技术及新器械的广泛应用，冠状动脉穿孔并发症的发生率有所增加，最新临床研究报道其发生率可达0.3%～0.6%。由于冠状动脉穿孔发病急、进展快、极易引起急性心脏压塞甚至死亡，需要临床医生尤其介入医生引起足够重视。

1.急性心脏压塞的临床表现

（1）最常见症状为心前区疼痛、呼吸困难、呼吸迫促，患者常表现为急性面容，面色苍白，大汗淋漓，发绀、烦躁、意识模糊或意识丧失。

（2）血压突然降低，脉压减少，可伴有颈静脉怒张。

（3）心率改变：急性心脏压塞发生初期常见心率减慢，但随后因每搏量降低，反射性交感神经兴奋，可出现代偿性心动过速、心率增快，严重者可表现为心脏停搏，进展快者可致心搏骤停。

（4）心脏压塞三联征：心音遥远、静脉压升高、脉压减小。出现该三联征时，一旦影像学确诊，应当机立断，立即行心包穿刺减压解除压塞，预防猝死，心脏压塞三联征对于早期识别有重要临床意义。

（5）X线特征性表现：透视下心影正常或增大，心脏搏动时心影外围可出现半环状透亮带，距心影边缘0.5～1cm，分布在心尖部、前壁及下壁近心尖部。

（6）急诊超声心动图：可有效监测心室腔大小、室壁运动、室间隔偏移和心包积液的情况，是快速有效评估心包积液及心脏压塞的重要监测手段。

2.冠状动脉穿孔分型　冠状动脉穿孔的严重程度直接影响患者的临床预后，国外学者Ellis根据影像学表现，通常将冠状动脉穿孔分为三型，简述如下。

（1）Ⅰ型：造影时血管外膜出现龛影，或造影剂呈蘑菇云状向管腔外膜突出，血管损伤限于管壁中层或外膜，未穿破到血管外，无造影剂外泄。

（2）Ⅱ型：属于限制性外漏，心包或心肌染色，但未见到≥1mm的造影剂喷射样外泄。

（3）Ⅲ型：造影剂经破口（≥1mm）持续外溢；大量造影剂流出血管进入心包腔。

3.冠状动脉穿孔常见原因

（1）器械原因

1）导丝的使用，使用中等强度及以上的导丝易致冠状动脉穿孔，其发生率约为20%，也是冠状动脉穿孔最常见并发症，对小血管病变，慢性完全闭塞性病变（CTO）等导致的头端应平滑推送通过病变，以减少对小血管及分支的病变损伤或冠状动脉穿孔。故应选择经皮强度较软导丝，操作手法轻柔，准确。

2）球囊选择：球囊破裂会导致冠状动脉穿孔，发生率为0.1%～1.5%；选择球囊直径与血管直径≤1∶1，在处理钙化病变可选高压球囊，尽可能用扩张球囊的最小压力，可减少球囊破裂导致冠状动脉穿孔的发生率。

3）支架选择：支架置入是导致冠状动脉穿孔的常见原因，发生率为0.1%～1.3%，往往因选用支架直径偏大，或支架压力过高。一般支架与参照血管直径比例为1∶1。对严重钙化病变选用直径偏小支架，可减少支架导致冠状动脉穿孔的风险。

4）冠状动脉内旋磨术：是冠状动脉穿孔的严重并发症之一，文献报道其发生率为0.1%～1.2%。磨头直径/血管直径≥0.8则冠状动脉穿孔的发生率高，对严重钙化、CTO可选择较小的器械，逐渐增加直径，缓慢推送磨头，以减少磨头导致冠状动脉穿孔的发生。

（2）病变原因：冠状动脉成角病变、CTO、严重钙化、长病变及小血管及分叉病变多为冠状动脉穿孔的常见因素。

（3）患者原因：老年、女性、糖尿病及CKD患者常发生严重病理生理解剖改变，故易致冠状动脉穿孔。

（4）术者原因：手术操作不当或操作不规范，器械选择不合适。

4.冠状动脉穿孔后死亡预测因素　主要取决于穿孔部位、穿孔大小、心脏压塞进展的凶险程度。患者高龄，女性＞65～70岁，有心力衰竭病史，EF＜30%，多支病变或左主干病变，被扩张血管提供重要侧支循环的靶血管病变，严重心律失常，急性左心衰竭，心源性休克等是增加冠状动脉穿孔致死率的重要危险因素。

5.冠状动脉穿孔/心脏压塞的处理

（1）持续球囊低压扩张封堵：对Ellis Ⅰ～Ⅱ型的冠状动脉穿孔，需要术中观察，一般不需要特殊处理。对Ellis Ⅲ型等冠状动脉穿孔，持续球囊低压扩张封堵是最快速、最有效的处理措施。将球囊（球囊直径与血管直径相当）置入冠状动脉穿孔位置，通常以4～6 atm持续充盈至少10分钟，若穿孔未闭合，可延长低压扩张持续封堵时间30～40分钟，此法可使60%～70%的患者避免外科手术治疗。

（2）纠正抗凝：若球囊充盈扩张后持续外溢，应给予鱼精蛋白中和肝素，使活化凝血时间（ACT）＜200秒；静脉中和肝素可提高封堵成功率，但需要密切观察及评估冠状动脉内血栓形成的风险。

（3）覆膜支架封堵：如果球囊压迫、纠正抗凝等措施处理无效，可放置覆膜支架，目前并非所有介入中心均备有覆膜支架，国内学者用自制带膜支架，封堵冠状动脉穿孔且有很高的成功率，多可避免外科手术。

（4）封堵或栓塞血管：对小血管（直径＜2mm）、末梢血管穿孔不适合球囊封堵或覆膜支架封堵的病例，可将靶血管用小球囊封堵，采取明胶海绵、弹簧圈栓塞等措施闭塞穿孔血管。

（5）心包穿刺引流：一旦出现冠状动脉穿孔，要及时行超声心动图监测，评估心包积液量和出血速度。对出现心脏压塞者，应立即行超声心动图定位下的心包穿刺引流，并快速补液或应用血管活性药物，必要时心包引流血液自体回输；维持血流动力学稳定，引流管可留置12～24小时，必要时再次心包引流。如果患者血压、心率稳定，无新鲜血性液体流出，超声心动图监测没有心包积液增加，可拔除心包引流管。

（6）外科修补：如果冠状动脉穿孔出血凶险，以上封堵措施均不能有效封堵穿孔，应紧急进行外科治疗。

6.关于本病例的分析与思考

（1）适应证的选择：患者女性，66岁，因活动后胸闷于2007年6月住院。查体：胸骨左缘及心尖部可闻及3级以上收缩期杂音，超声心动图提示左心室心肌不对称性肥厚，室间隔厚度（IVSd）24mm，左心室后壁厚度（LVPWd）15mm，IVSd/LVPWd＞1.3∶1；左心室流出道速度（Vmax LVOT）488cm/s，左心室与流出道压力差（GP）95.1mmHg，重度二尖瓣反流伴SAM现象。术中导管压力监测：左心室压力（LV）300/3mmHg；主动脉压（AO）150/74mmHg，左心室压/主动脉压差（LV/AO）150mmHg。综合该患者临床症状、体征及各项辅助检查，肥厚型梗阻性心肌病诊断成立，并且具有明确的化学消融手术指征。

（2）化学消融术操作过程：2007年7月3日上午8时30分送导管室，9时10分在局部麻醉下行左股动脉送猪尾导管至左心室，同步监测左心室和主动脉压力。右股动、静脉穿刺，分别行冠状动脉造影及右心室临时起搏。先后选择第一、二室间隔支，选用直径1.5mm OTW球囊造影示灌注区心肌显影，试验性扩张球囊时观察到左心室流出道压力阶差明显降低，据此确定为理想消融靶血管，随即分别缓慢注入无水乙醇1.5～2ml，复测LV压力为142/3mmHg、升主动脉压为132/60mmHg，左心室与主动脉压力差为10mmHg，化学消融术后左心室流出道梗阻改善理想，上午11时49分结束手术，患者安返CCU病房。

（3）心脏压塞的原因与处理：该例心肌肥厚化学消融术历时2小时30分钟（9时10分～11时49分），术中及术后血流动力学稳定，当日下午16时行股动脉拔除鞘管，出现胸闷不适，出冷汗，心率减慢，血压下降至90/47mmHg，即刻快速补液，多巴胺静脉滴注维持血压，分析可能的原因：①拔除鞘管导致血管迷走神经反射反应；②不排除介入手术操作所致的冠状动脉血管并发症，急诊床边超声心动图检查显示心包积液，18时15分行心包穿刺引流220ml血性液体，病情好转稳定后留置心包引流管。此时为术后4小时，按心脏压塞程度和发展速度，再次急性心脏压塞可能性大，多次复盘整个手术过程，未见明显冠状动脉穿孔影像，但不排除冠状动脉导丝致小血管穿孔可能。心包引流后40分钟时复查超声心动图，提示再度大量心包积液，遂紧急快速心包引流，同时急诊转送外科手术。术中打开心包腔可见冠状动脉左前降支中段右缘活动性出血，行自体心包垫片加固修补后，冠状动脉穿孔修复成功，术后安返外科ICU病房并康复出院。

（4）再次快速心脏压塞的原因分析：根据心脏超声检查示大量心包积液再次出现，短时间内急剧增加，病情凶险，血流动力学急剧恶化等特点，结合外科手术探查所见

（左前降支中段活动性出血）；判断该患者再次出现急性心脏压塞的原因，除首次心包引流致心包腔压力降低，促使穿孔的前降支快速出血外，尚不能排除心包引流穿刺术本身所致的二次冠状动脉损伤的可能性。

（5）本病例抢救成功的主要经验

1）拥有一支临床经验丰富的专家团队。术后患者临床主诉、心率、血压变化，首先考虑是否与手术过程、手术操作及手术并发症相关联，合理正确做出临床研判。对手术相关并发症，做到早期评估，早期发现，早期治疗。

2）快速、有效的处理措施：一旦发现心脏压塞，快速、有效的心包引流是降低死亡率的重要治疗手段，为外科手术修补并成功救治赢得重要"黄金"时间。

3）多学科密切合作：早期采取有效的心包引流，成功维持血流动力学稳定，但患者心脏压塞发展迅速、病情凶险，紧急果断采取外科手术，最终患者获救。

7.本例启示　冠状动脉介入并发症不可避免，但可预防。术前认真阅读冠状动脉影像资料，充分评估患者手术风险，手术操作规范，操作手法轻柔，选择合适介入器械、减少冠状动脉损伤，早期识别和迅速有效地处理心脏压塞并发症是提高患者救治成功率、改善临床预后成功的关键。

病例5　暴发性心肌炎获救

【病例简介】

女性，22岁。2019年4月17日晨8时许，突发胸闷、气促、心悸、头晕。2019年4月18日去某医院住院，发现以下异常病症：心电图呈三度房室传导阻滞、频发室性期前收缩、短阵室性心动过速（图7-29，图7-30）；高敏肌钙蛋白：725pg/ml；冠状动脉造影提示4主支冠状动脉均无阻塞性病变。

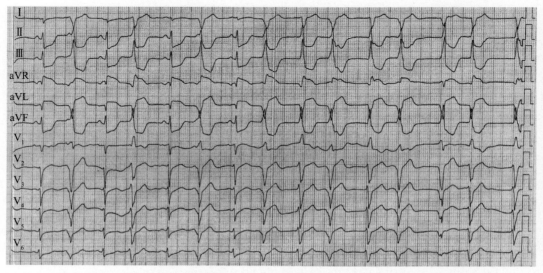

图7-29　窦性心律，三度房室传导阻滞，频发室性期前收缩，ST段Ⅱ、Ⅲ、aVF显著下移，广泛前侧壁QRS呈rS波

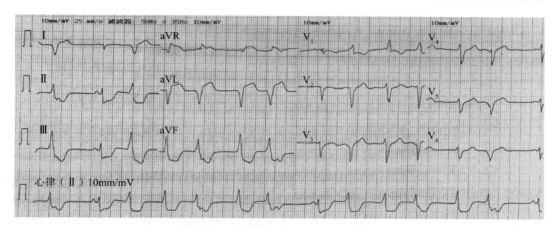

图7-30　频发多形短阵室性心动过速

【诊治过程】

因病情危重，于2019年4月19日17时入我院CCU病房。入CCU后一直诉胸痛，伴大汗，血压90/60mmHg左右，血hs-cTnT 34.578ng/ml，Pro-BNT 2527pg/ml，用血管活性药物维持；心脏超声示各房室腔无明显扩大，LVEF 57%。

2019年4月19日8：22时血压降至77/54mmHg，伴胸痛心悸大汗，心率118次/分，双肺湿啰音，2019年4月20日10：06转重症医学科行体外膜氧合（ECMO）治疗。2019年4月20日18：00 启动静脉-动脉转换的体外膜氧合（V-A ECMO）治疗（图7-31），同时调整呼吸机参数，继续去甲肾上腺素维持。

2019年4月20日18：00置入ECMO时心电图仍为频发室性心动过速和心肌损伤（图7-32）。置入ECMO后次日，室性心动过速消失，心肌缺血逐渐好转恢复，生命体征逐渐稳定（图7-33）。

ECMO次日起心肌肌钙蛋白逐渐降到正常，NT-proBNP逐渐恢复（图-7-34）。2019年4月26日行心脏磁共振成像（图7-35，图7-36），左心室短轴切面，提示左心室基底部、中部、前壁、间隔、下壁、心尖部心肌明显增厚，较厚处达145.7mm，提示炎

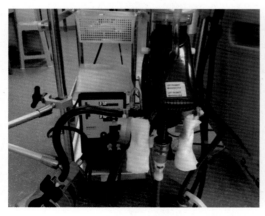

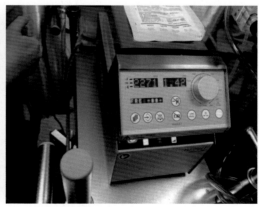

图7-31　转速：2575rpm；流量：1.8L/min；氧浓度：70%；脉氧饱和度：100%

症反应；早期钆增强（EGE）及晚期钆增强（LGE）提示：左心室基底部、中部前壁、间隔部、下壁、心尖部外膜下区及心肌中部见线状斑片状延迟强化，说明心肌广泛纤维化。

于2019年4月23日拆除ECMO（ECMO 4天），2019年5月1日治愈出院。

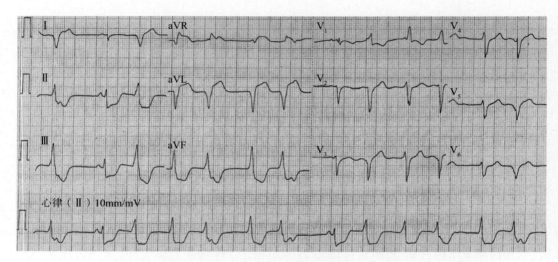

图7-32 置入ECMO时心电图示频发室性心动过速和心肌损伤

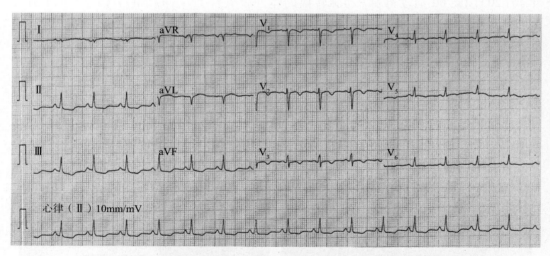

图7-33 置入ECMO后次日，室性心动过速消失，心肌缺血逐渐好转恢复

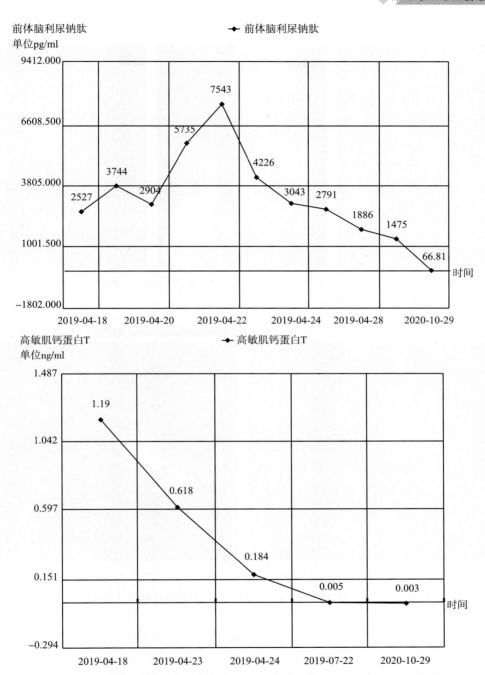

图7-34　ECMO次日起心肌肌钙蛋白逐渐降到正常，NT-proBNP逐渐恢复

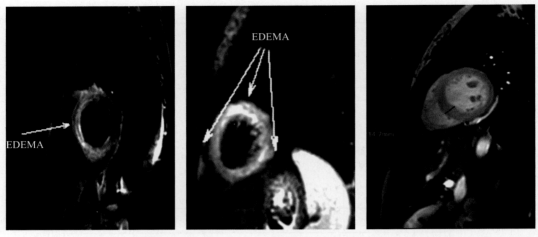

图7-35　CMR左心室短轴切面，提示左心室基底部、中部、前壁、间隔、下壁、心尖部心肌明显增厚，较厚处达145.7mm，提示炎症反应

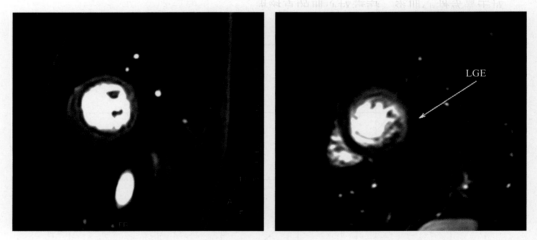

图7-36　CMR提示各个区的纤维化病变早期钆增强（EGE）及晚期钆增强（LGE），左心室基底部、中部前壁、间隔部、下壁、心尖部外膜下区及心肌中部见线状斑片状延迟强化，说明各个区的纤维化病变

【最后诊断】

1.暴发性心肌炎。

2.多重性心律失常：三度房室传导阻滞；室性期前收缩、室性心动过速、心室颤动。

3.心源性休克。

【病例讨论】

1.对暴发性心肌炎的认识　暴发性心肌炎主要由病毒感染诱发，是一种以心肌组织严重水肿和功能障碍为特征的疾病。这种疾病起病隐匿，恶化迅速，患者很快会出现顽固性休克或致死性心律失常，病死率较高，且以猝死为主，发病机制见图7-37。本例心

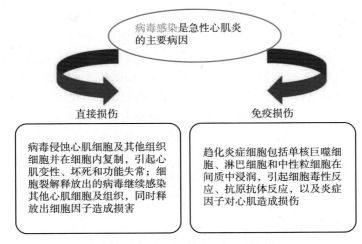

图7-37　暴发性心肌炎发病机制

脏磁共振成像揭示了心肌病变的基础。

对于暴发性心肌炎，病毒对心肌的直接损伤严重，但异常的免疫系统激活、过度的巨噬细胞极化和在组织器官中聚集所致的间接损伤是导致患者病情急剧恶化的重要病理生理机制。

需要特别指出的是，暴发性心肌炎不仅只是心肌受损，还包括病毒侵蚀、细胞因子释放、免疫反应，可导致全身多器官损伤，因此严格意义上是一个以心肌受累为主要表现的全身性疾病。

因此，心脏损害导致泵功能障碍是患者病情严重程度的决定性因素，对心脏泵功能和循环的机械支持是患者转归的决定因素。

2.暴发性心肌炎的治疗　暴发性心肌炎起病急骤，进展迅速，早期死亡率高，必须及早诊治。

（1）一般措施

1）卧床休息。

2）严密床旁监测心电、血流动力学。

3）超声心动图，包括肺部超声，评估心腔大小、收缩功能和室壁活动。

4）胸片观察肺水肿情况。

5）中心静脉压插管或 Swan-Ganz 导管有助于监测血流动力学状态。

6）血压、血气分析、电解质监测。

（2）药物治疗

1）抗病毒治疗：所有病毒性暴发性心肌炎患者均应尽早接受联合抗病毒治疗，阻断病毒对心肌的直接作用。可用帕拉米韦10 mg/kg，也可联合应用鸟苷酸类似物阿昔洛韦（针对 EB 病毒）和更昔洛韦（针对巨细胞病毒）。

2）免疫调节治疗：阻断暴发性心肌炎发病中的免疫介导机制，有助于减轻炎症。①目前国内外主张应用大剂量糖皮质激素，甲泼尼龙10 ～ 30 mg/（kg·d），认为可抑制免疫反应，减轻免疫损伤，消除心肌和传导系统炎症和水肿；②丙种球蛋白1 ～ 2 g/

kg 调节免疫治疗，持续使用 5 ～ 7 天。

3）心力衰竭处理和辅助循环支持：暴发性心肌炎常合并心力衰竭，早期治疗常包括机械通气（正压呼吸）、正性肌力药物和血管扩张剂等。①多巴酚丁胺：2.5 ～ 5μg/（kg·min）持续微量泵泵点或静脉滴注；②米力农 0.3μg/（kg·min）强心；③洋地黄在这类患者中的应用有其特殊性，因心肌炎时，心肌的应激性增高，易发生洋地黄中毒而出现心律失常，故应选用快速洋地黄制剂且剂量为常规饱和量的 2/3；④维生素 C：100 ～ 200 mg/kg，加入葡萄糖注射液 20 ～ 50 ml 静脉注射。

（3）注意事项

1）毛花苷 C 饱和后，地高辛口服维持治疗，定期监测地高辛浓度，并注意有无心律失常发生。

2）注意液体量出入平衡。

3）大量应用利尿剂应及时补钾、补钠。

4）随着纠正酸中毒注意低钙抽搐的发生，及时补钙，但需和地高辛间隔 6 小时应用。

5）注意休克后各种并发症，如脑水肿、肝肾功能损害等。

6）如存在肾功能不全（如肾前性），此种情况应尽量避免大量、长期使用呋塞米，否则会造成肾小管不可逆损伤，可使用多巴胺 3 ～ 5μg/（kg·min）＋ 呋塞米 1 mg/kg，静脉滴注（分开使用），等待肾功能逐渐恢复。

（4）后续治疗

1）心肌炎合并左心收缩功能不全者，常需接受心力衰竭药物治疗，如血管紧张素转化酶抑制剂。

2）ECMO：ECMO 可支持患者度过急性期，为恢复或进行心脏移植争取时间，但长期应用具有凝血功能异常、感染等风险，可考虑更换为 VAD（心室辅助装置）。对于暴发性心肌炎早期使用 ECMO 的指征：合并多脏器衰竭；有严重的心律失常；需较长时间维持的心肺复苏。VAD 也可增加心排血量，减少左心后负荷，减少心肌氧耗量，支持左、右心室功能维持较长时间，VAD 还可逆转心肌重构，为心肌炎的恢复及左心功能恢复提供机会。

【总结】

抢救每一例暴发性心肌炎都是一场战斗，成功获救的每一位暴发性心肌炎患者都是值得庆幸的；及时识别早期病例，嘱患者停止体力活动，保持卧床休息是成功的第一步；密切监测生命体征、心电图及心肌酶学变化，在血流动力学崩溃早期，及时置入 ECMO 是患者存活的唯一希望。本例患者遵循了以上原则才获得成功救治，但后续的随访，预防心肌的重构，避免发展为扩张型心肌病仍需继续努力。

【刘伊丽专家点评】

暴发性心肌炎（fulminant myocarditis，FM）是不常见的，但是致命性的心脏炎性疾病，特征是进展非常迅速，在 2 周，甚至 2 ～ 3 天进行性恶化，以致在死亡前常得不到清晰诊断。当怀疑或诊断为 FM 后，应用现代的生命支持装置使死亡率由 50% 降至 5%。

FM 起病常与普通感冒相似，但很快导致血流动力学和循环不稳定，血压迅速下降，用血管活性药不能维持，需要机械循环支持装置。住院患者要常规建立生命指标监测系统、反复心电图、超声心动图、血肌钙蛋白T或I以及NT-proBNP测定。

FM的病因有三大类：第一类为感染性，主要为病毒感染，包括柯萨奇病毒B3（CVB3）、微小病毒B19、腺病毒、带状疱疹病毒、人类免疫缺陷病毒和流感病毒A等；第二类为自身免疫性干扰，如系统性红斑狼疮、硬皮病、炎性肠病、干燥综合征、变应性肉芽肿性血管炎等，结节病虽然少见，但要特别提醒关注；第三类为药物毒性反应，包括化疗药物（如蒽环霉素）、药物过敏（如头孢霉素、地高辛、氯氮平、镍及免疫检查点抑制剂）。由于心内膜心肌活检技术（EMB）的发展，对FM可进行组织病理学分类，如淋巴细胞性心肌炎、嗜酸性粒细胞性心肌炎和巨细胞性心肌炎。

FM的病理生理机制：①细胞因子风暴。尽管完整的引起FM的病因尚不清楚，但失调的免疫反应在FM发生中起到关键作用。感染性病原体引起的不良反应可过度刺激免疫反应，导致疾病的快速进展。EMB取到的标本证明在心肌坏死组织中有许多免疫细胞浸润。主要的免疫细胞为T淋巴细胞和巨噬细胞，很少有B淋巴细胞。EMB样本中看到$CD3^+CD4^+$调节性淋巴细胞或$CD3^+CD8^+$细胞毒性T淋巴细胞，与免疫组织化学（IHC）结果一致，证明大片的淋巴细胞浸润。②异常的心肌收缩。心脏炎症反应和细胞因子风暴导致大片心室壁水肿和收缩减低。细胞因子风暴扰乱了免疫的稳定性，直接影响心肌。致炎症细胞因子［如IL-1（白介素-1）和TNF-α（肿瘤坏死因子-α）］具有负性离子通道效应，可直接降低心肌的收缩强度和速度。

FM的诊断标准：①2周内快速发作的严重心力衰竭；②前驱症状为上呼吸道或胃肠道病毒感染；③迅速出现血流动力学障碍，需用大剂量变力性药物，如多巴胺、多巴酚丁胺，甚至机械循环支持装置（MCS）；④心脏磁共振成像（CMR）或EMB证明为心肌炎；急诊室应用超声心动图也可提供心脏功能的信息；⑤除外其他心脏病，特别是急性缺血性心肌病或冠心病。

FM的治疗：应用改良的机械心脏支持装置（MCS），使FM的救治成功率由＜20%提高到40%～70%，死亡率由50%减少到5%。FM的治疗历程如下。

（1）药物治疗时代（1980s—1990s）：正性肌力药物或血管活性药物是第一线的治疗，以增强泵功能和提高血压为主。然而，高的住院死亡率结果宣布单纯药物治疗的失败。由于在心肌组织中发现大量的免疫细胞，导致临床应用免疫抑制剂（如糖皮质激素）和静脉滴注免疫球蛋白，但临床试验结果不支持心肌炎患者常规应用免疫抑制剂，同时提示长期免疫抑制剂治疗的死亡率高。

（2）机械性生命支持（MCS）时代（1990s—2010s）：目的是给患者提供循环支持，避免休克。

1）主动脉内球囊反搏（intra-aortic balloon pump，IABP）：可降低左心室后负荷，增加脑和肾的血供。但由于有限的球囊大小和泵的能量较小，IABP仅能提供总体循环需求的15%。故有时需要另外的MCS。

2）体外膜氧合（extracorporeal membrane oxygenation，ECMO）：能提供更有力的循环支持。ECMO的血流可调节到0.5～4.5 L/min，能满足身体循环的基本需求。

ECMO有两种不同的工作模式，即VA型和VV型。VA型支持体循环和器官灌注，VV型支持肺循环和提供静脉血的氧合。

3）左心辅助装置Impella：是送入左心室的一个小的泵，引出左心室血液以减少负荷。然而，由于达到高流量的限制和有限的商业可用性限制了其在临床的广泛应用。近期一个临床试验，比较Imbella和IABP在急性心肌梗死伴休克患者中的应用，Imbella有较高的住院死亡率和主要出血率。但也有研究提示Imbella支持的患者有改善预后的趋势。

4）其他MCS：心室辅助装置，包括左心室辅助装置（LVAD）、右心室辅助装置（RVAD）和双室辅助装置（Bi-VAD），还有报道应用人工心作为FM患者过渡到心脏移植时期的循环支持。

（3）2010年至今，针对细胞因子风暴（cytokine storm），FM治疗进入以生命支持为基础的综合治疗时代（life support-based comprehensive treatment regimen），即同时调节免疫反应和应用MCS和其他生命支持装置（如机械通气和血液透析）提供循环支持。常用的免疫调节剂为足量的糖皮质激素，通常在数天内应用甲泼尼松龙（Methylprednisolone）每天200～400mg以上，加上静脉注射免疫球蛋白，而不应用有细胞毒性的免疫抑制剂，如环孢素（Cyclosporine）或硫唑嘌呤（Bazathioprine）。考虑到病毒感染，可以应用奥司他韦（Oseltamivir）和扎那米韦（Zanamivir）。

病例6　酷似前间壁心肌梗死的肺动脉栓塞

【病例简介】

女性，78岁。因"突发左侧胸痛2天"于2009年1月5日入我院心内科。1月3日晨无明显诱因突发左侧胸痛，为持续性隐痛，伴胸闷和气促，未向他处放射，活动后加重，休息不缓解。当晚出现发热（38.1℃），伴咳嗽，咳少量白色黏液痰。自服"布洛芬"后出现大汗，体温恢复"正常"。1月5日患者2次出现痰中带血丝，自觉胸痛、胸闷气促加重，遂来院就诊。

既往有高血压病20年余，血压最高时220/120mmHg，服用"伊贝沙坦"血压控制"良好"。2型糖尿病20年，自服"罗格列酮、阿卡波糖"，血糖保持"稳定"。1年前，因阵发性心房颤动给予"华法林"口服抗凝，PT-INR在1.6～2.2。1个月前摔伤致"左股骨粗隆间骨折"，行"切开复位内固定术"，术后伤口愈合良好，同时停用华法林。否认"冠心病"史、否认"肝炎、结核"病史。

查体：T 37.4℃，P 90次/分，R 22次/分，BP 140/86mmHg。平车推入病房，颈软，无明显颈静脉怒张。双肺呼吸音粗，两肺底可闻及湿啰音。心界左下扩大，HR 109次/分，律不齐，心音强弱不等，三尖瓣区可及3/6级SM，无心包摩擦音，SaO_2：90%。腹平软，肝、脾不大，双下肢不肿。

2009年1月5日入院时的心电图：心房颤动，肢导低电压，V_1～V_4异常Q伴ST段抬高（图7-38），与入院前2周心电图（图7-39）相比，疑急性前壁心肌梗死。

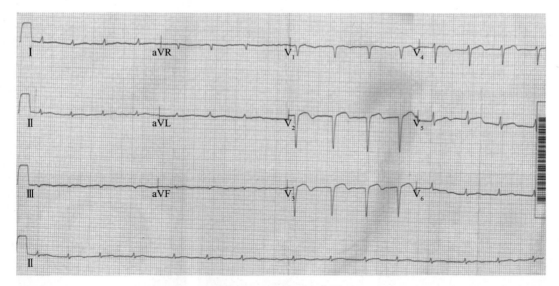

图7-38　入院时心电图

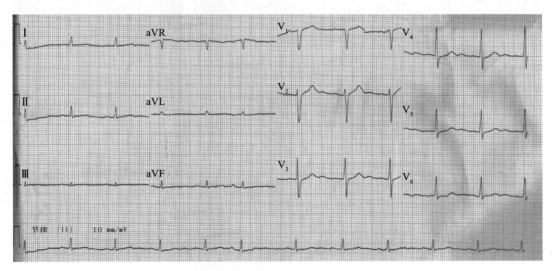

图7-39　入院前2周心电图：大致正常

血生化检查：肝肾功能、电解质未见异常。随机血糖8.2 mmol/L；LDL-C 2.95 mmol/L；肌钙蛋白 I 0.01ng/ml（正常参考值＜0.9 ng/ml）；D-二聚体 512 μg/L（正常参考值0 ～ 256μg/L）。

床边急诊超声心动图：左心房、右心房、右心室腔稍大；室间隔及左心室厚壁增厚；未见室壁运动异常；EF正常。二尖瓣、主动脉瓣反流（轻度）、三尖瓣反流（中度）、肺动脉高压（轻、中度）。

周围血管超声：双侧小腿深静脉血栓形成，下肢其余静脉血管管腔未见异常。

【诊断过程】

1.胸痛伴以下危险因素：老年女性、骨科手术后、卧床病史、停华法林、D-二聚体↑——肺动脉栓塞（PE）？

2.老年绝经后女性、高血压、糖尿病、心电图 $V_1 \sim V_3 QS$，ST段 $V_1 \sim V_4 \uparrow$ ——急性前壁心肌梗死？

3.急诊肺动脉CTA：肺动脉CTA示双侧肺动脉可见充盈缺损，有血栓形成，右侧肺梗死伴胸腔积液（图7-40）。

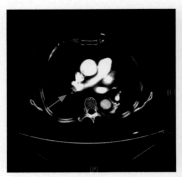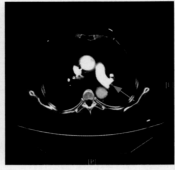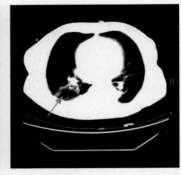

图7-40　肺动脉CTA：箭头所指处为肺动脉充盈缺损，代表肺栓塞

【最后诊断】

1.双下肢静脉血栓形成，急性肺动脉栓塞。

2.高血压3级，左心室肥厚。

3.心房颤动。

4.心功能Ⅱ级（C期）。

5.2型糖尿病。

6.左侧股骨转子下骨折切开复位内固定术后。

【治疗转归】

1.华法林抗凝（初期联合低分子肝素）。

2.维持原降压、降糖、调脂方案。结果：患者康复出院。

3.出院2个月后复查心电图：经治疗后，酷似前间壁心肌梗死的图形消失（图7-41）。

4.出院2个月后超声复查：LA 49mm（43mm）、RA 39mm（41mm）；LV 39mm（33mm）、RV 29mm（38mm）；三尖瓣轻度（中度）关闭不全；PG 29.6mmHg（48.6mmHg）。

（括号内数据为急诊入院时候的测量数值，提示右心负荷降低，肺栓塞治疗有效）。

【病例讨论】

1.急性肺动脉栓塞（PE）血流动力学改变（2014ESC急性肺栓塞诊断和管理指南）（图7-42）。

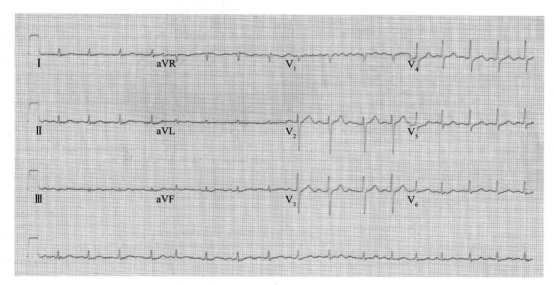

图7-41　出院2个月后心电图

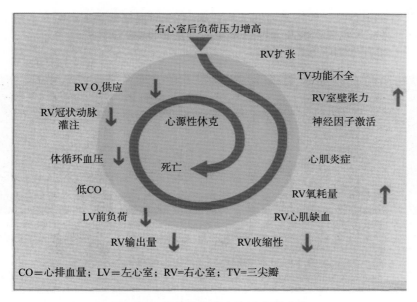

图7-42　急性肺栓塞血流动力学改变

2.急性右心室扩张时心前导联心电图呈现酷似心肌梗死的QS波原理（图7-43）。由于QRS向量环的顺钟向转位，使投影到$V_1 \sim V_3$导联均为负向波。

3.超声心动图诊断PE的重要性（2014ESC急性肺栓塞诊断和管理指南）：超声心动图评估右心室形态和功能对预后分层有帮助。超声心动图评估PE风险的指标包括右心室扩大，右心室/左心室直径比值增高，右心室游离壁运动功能减退，三尖瓣反流速度增加，三尖瓣环收缩期位移（TAPSE）下降，或综合以上表现。除右心室功能不全，超

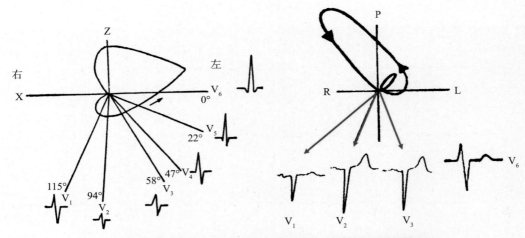

图7-43 急性右心室扩张时，心前导联心电图呈QS波的原理

左：正常横面向量环，在心前导联的向量投影由 $V_1 \sim V_6$，r 波逐渐增大，S 波逐渐缩小

右：在急性 PE 引起右心室扩张后，由于心脏顺钟向转位，初始向前的向量消失，故 $V_1 \sim V_3$ 的导联呈 QS 波

声心动图还可明确有无卵圆孔水平右向左分流以及右心栓子，此两种情况都和急性PE患者死亡率增加相关。

4.超声在急诊室检出高危的胸痛患者的鉴别诊断见图7-44。

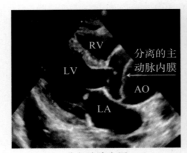

升主动脉夹层

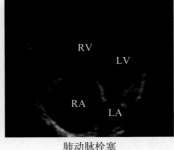

肺动脉栓塞
右心房、右心室扩张

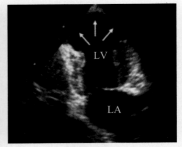

前壁 AMI
左心室前壁变薄矛盾运动

图7-44 急诊超声对急性胸痛的鉴别诊断

【总结】

急性肺动脉栓塞的临床表现，可酷似急性心肌梗死。床边超声心动图在鉴别诊断中起到关键作用。重视超声心动图在急诊胸痛中的诊断价值。

【刘伊丽专家点评】

肺动脉栓塞（pulmonary embolism PE）的临床表现高度不一致，从无症状到休克或猝死，使诊断具有挑战性。心电图不是决定的诊断工具，从约33%的正常心电图到窦性心动过速、S1Q3T3（McGinn-White Sign麦－怀二氏征）、电轴右偏到不完全右束支传导阻滞。但PE伴心电图ST段抬高非常少见，至今也只有几例报道。

前瞻性PE诊断研究（PIOPED）表明，最常见的临床表现为活动时或休息状态的呼吸困难（73%）、胸膜炎性胸痛（66%）、大腿肿胀（44%）、咳嗽（37%）、端坐呼吸（28%）、喘息（21%）、咯血（13%）以及较为少见的晕厥、心律失常和血流动力学崩溃（每种情况<10%）。许多患者会在发病后数天或数周后出现症状，甚至大的PE可表现轻微或非特异性的症状，或无症状。虽然无症状的真实发生率尚不知晓，但在一个28项系统研究中发现，5233例深静脉血栓（DVT）患者中有32%为无症状PE（silent PE）。

19个有关PE的研究的荟萃分析发现：单靠临床表现诊断PE的敏感性为85%，特异性为51%。因此不要放过高度怀疑的病例。动脉血气、BNP、D-dimer、troponin等对诊断有重要的作用。胸部CTA有大于90%的敏感性和特异性。通气/血流扫描（V/Q）可作为不能进行CTA检查患者的替代手段。有30%～39%的PE患者超声心动图诊断异常，表现有右心室劳损或压力负荷。PE患者可有麦康奈尔征（McConnell sign），即超声显示为保留右心室心尖的局部室壁运动异常，可与整个右心室壁运动异常的肺动脉高压相鉴别。

PE合并ST段抬高很少见，两者直接的关联尚不清楚，有几种假设的理论：①严重缺氧导致儿茶酚胺激增，增加了心肌的负担引起缺血；②突然在一个无代偿的右心室增加压力负荷，由于额外的应变（strain）引起整体或局部心肌缺血；③DVT和PE患者可能存在房间隔缺损或卵圆孔未闭，使右侧血栓进入左心和冠状动脉。

总之，PE可表现为异常的心电图和生物标志，与急性冠状动脉综合征相似，甚至是STEMI，此时要特别警惕可能的PE，床边经胸超声可以提供确切的诊断。

病例7　心房颤动与急性肺动脉栓塞

【病例简介】

女性，86岁，阵发性心房颤动，应用华法林2年。2016年9月体检疑右上肺癌（图7-45），自动停用华法林，停用华法林后4天，于2016年9月26日19：40突发意识丧失，刺激叫醒后，意识模糊，右侧偏瘫，失语。急诊心律为心房颤动，头部CT，排除脑出血，头部MRI，提示左侧大脑半球大片脑梗死（图7-46）。

2016年9月26日20：43进入介入手术室（发病后1小时），20：50经口气管插管，21：20用组织型纤溶酶原激活剂（rt-pA）静脉溶栓，5mg静脉注射，45mg静脉滴注1小时。

21：28经右股动脉置入动脉鞘，全脑血管造影提示右颈内动脉（RICA）颅内血管通畅，左颈内动脉（LICA）有T形血栓形成，双侧大脑前动脉（ACA）、左大脑中动脉（LMCA）未显影（图7-47）。22：06将取栓支架送达闭塞血管，释放支架，拉取血栓。22：15拉取3mm×14mm血栓，复查造影显示双ACA、LMCA主干血流通畅。术后患者嗜睡，查体不配合，右上肢可见肌束收缩，右下肢可屈曲。用乌拉地尔控制血压在120/80mmHg，营养神经，促醒。术后次日复查CT及凝血象，用硫酸氢氯吡格雷75mg，每日1次，D-Daimer 1.08mg/L。心电图仍为心房颤动，T波低平（图7-48）。

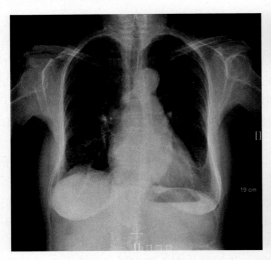
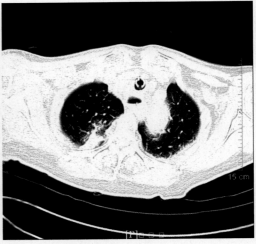

图 7-45　右肺上叶尖后段见磨玻璃样密度增高

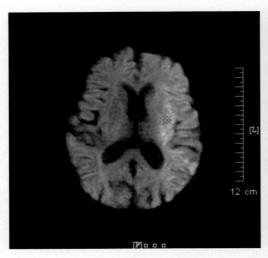
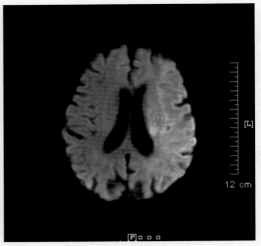

图 7-46　左侧大脑半球额颞顶枕区大片急性脑梗死

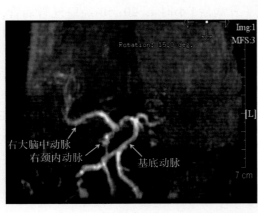
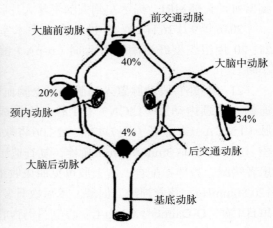

图 7-47　左颈内动脉缺如，左脑血管一片空白

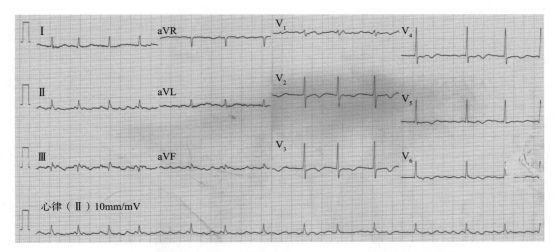

图7-48　2016年9月27日脑梗死次日心电图：心房颤动，T波低平

【病情突变】

9月29日（入院第3天）凌晨3：05出现呼吸急促，心电图为快速心房颤动（图7-49），心率130次/分以上，呼吸35次/分，血压210/120mmHg，SaO_2 85%，双肺大量湿啰音。按急性左心衰竭处理：给予吗啡、呋塞米、硝酸甘油、激素，病情逐渐好转，SaO_2 94%以上，肺湿啰音减少。次日（2016年9月30日）D-Daimer升至16.83mg/L，给予那屈肝素治疗。

10月3日（入院后第7天）18：00开始排黑便，Hb降到70～80g/L，夜间出现呼吸困难，快速心房颤动，血压85/56mmHg，PO_2 84mmHg，按上消化道出血治疗，给予输血、抗心力衰竭等处理。数日内病情渐趋稳定。

胸部CT平扫，右肺下叶背段可见网络状密度增高影，心影增大，肺动脉主干突

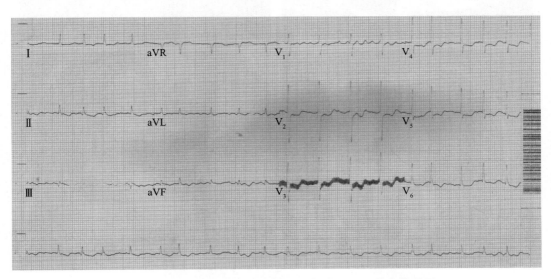

图7-49　2016年10月4日快速心房颤动，ST-T改变较明显

出（图7-50），临床怀疑肺动脉栓塞。10月8日行肺动脉CTA：右肺动脉主干和左肺下叶后基底段细小分支可见栓塞形成肺动脉高压，右心室及右心房扩张，三尖瓣关闭不全（图7-51）。确诊肺动脉栓塞。

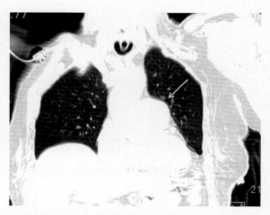

图7-50　CT示右肺下叶背段可见网络状密度增高影，心影增大，肺动脉主干突出

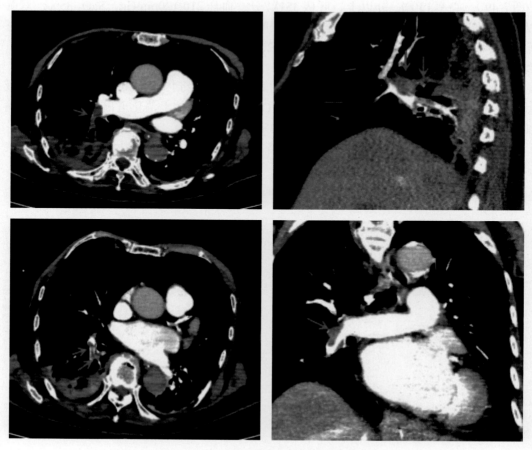

图7-51　右肺动脉主干及分支多发栓塞

【最后诊断】

1.高血压2级。

2.阵发性心房颤动。

3.急性脑栓塞，脑血管支架取栓及静脉溶栓术后。

4.急性肺栓塞。

【病例讨论】

1.患者出现肺栓塞的时间及原因　本例于发病第3天凌晨突发肺水肿，既往无高血压及左心心脏病病史，发病后检测血D-二聚体明显增高，持续10天期间确诊肺栓塞，且D-二聚体达高峰（图7-52）。

按照美国梅奥诊所（Mayo Clinic）提出的观点：肺水肿成因包括：心源性肺水肿（cardiogenic pulmonary oedema），如左心衰竭、充血性心力衰竭、二尖瓣关闭不全；非心源性肺水肿（notcardiac pulmonary oedema），如急性哮喘、插管后、肺血栓栓塞、空气栓塞、肺静脉闭塞溺水/窒息、海洛因、成人呼吸窘迫综合征（ARDS）、输入细胞因子相关联的肺损伤、高原性、神经源性、再灌注性、肺移植、再膨胀性肺切除后、肺容量减少后和输入抗蛇毒药物。

血浆D-二聚体（D-Dimer）测定

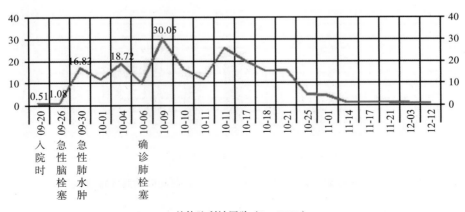

前体脑利钠尿肽（Pro-BNP）

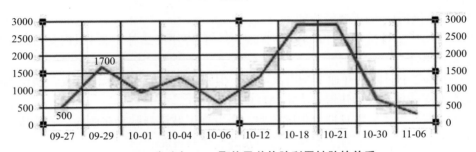

图7-52　发病与D-二聚体及前体脑利尿钠肽的关系

2.栓子来源　本例在此次发病后一直为心房颤动心律，左心房血栓已导致了脑梗死。肺栓塞前（10月2日）血管超声未发现下肢血栓。10月10日（诊断PE后）发现胫静脉、腘静脉血栓，以后连续多次检查均未发现上、下肢静脉血栓。本例的PE为双侧，多发，不排除右心房/右心耳血栓多次脱落。

3.关于右心血栓与肺栓塞　欧洲一项大规模的尸检研究，共纳入23 769例患者，发现1706例（7.2%）存在心脏内血栓，其中右心房727例，左心房747例；5448例（22.8%）存在不同程度的肺栓塞，包括804例微小血栓（14.8%）。单纯左心血栓、单纯右心血栓和混合血栓患者肺栓塞发生率分别为28.5%、5.6%和48.9%。研究结论认为，尽管受临床检查手段的限制，右心血栓检出率不高，但右心血栓发生率和左心血栓发生率其实相差无几。由于肺栓塞和右心血栓均属于生前容易漏诊的疾病，因此尸检研究的结果更具有说服力。

4. CHA2DS2-VASc评分与肺栓塞的关系　研究表明，心房颤动患者的CHA2DS2-VASc评分与肺动脉栓塞直接相关（图7-53）。

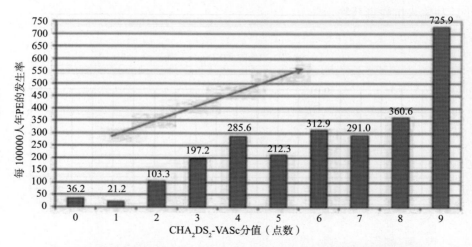

图7-53　心房颤动患者的CHA2DS2-VASc评分与肺动脉栓塞直接相关

【总结】

本例给我们带来的重要经验如下。

1.长期用华法林抗栓治疗的心房颤动患者一旦停用华法林，在4天内就可以形成灾难性的血栓事件。

2.即使在2小时内就开通了颅内大动脉，但脑细胞的损伤却未能恢复，遗留偏瘫失语，说明侧支循环形成的快慢在决定预后中的重要性。

3.在脑梗死发生后数日即发生肺栓塞，未发现下肢深静脉存在血栓，不能排除心房颤动同时致右心房（右心耳）血栓脱落引起肺栓塞的可能。

4.当临床表现为急性左心衰竭而又缺乏左心心脏病基础时，要注意是否有急性肺栓塞可能，及时检测血D-二聚体，有条件时应进行床旁超声检查和及时肺动脉造影。

病例8 心房颤动——卒中和肺梗死的双重祸源

【病例简介】

男性，71岁。入院前20天，出现右手麻木和无力，头部CT示腔隙性脑梗死，部分脑软化灶形成，心电图提示心房颤动和完全性右束支传导阻滞（图7-54）。入院前2天出现右下肢麻木无力，于2020年7月8日入院。既往有10余年高血压和糖尿病病史。入院后查D-二聚体：0.7mg/L，心脏超声提示左心房、右心房稍大（44mm，43mm），LVEF 59.57%，头颅磁共振成像提示：左侧顶叶大片状急性期脑梗死（IS）；左侧大脑半球散在多发急性腔隙性脑梗死，同时左侧大脑中动脉远端分支较对侧减少。据此考虑部分闭塞（图7-55）。

2020年7月18日住院期间常规查D-二聚体为254.36mg/L，较入院时明显升高（图7-56）；当日行肺动脉CTA，提示右肺下叶背段、左肺下叶前内基底段肺动脉分支，少许低密度充盈缺损，考虑肺动脉栓塞（肺栓塞，PE）（图7-56）。但心电图较入院时无变化，心脏超声检查未见右心房、右心室及肺动脉扩大，下肢静脉无血栓形成。

本例PE表现，脑梗死后10天，常规查D-二聚体增高，经肺动脉CTA确诊PE为双侧、多发（图7-57）。因梗死范围小，无心电图及超声右心负荷加重改变。患者无下肢深静脉血栓形成（DVT），栓子应来源于右心房，心房颤动致左右心房血栓形成，双侧心房血栓脱落，先后出现IS和PE。

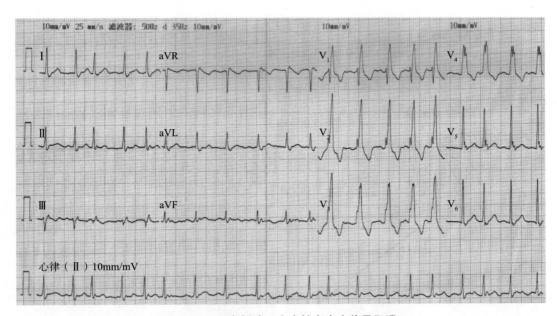

图7-54 心房颤动，完全性右束支传导阻滞

【最后诊断】

1.高血压，2型糖尿病。

2.慢性心房颤动，完全性右束支传导阻滞。

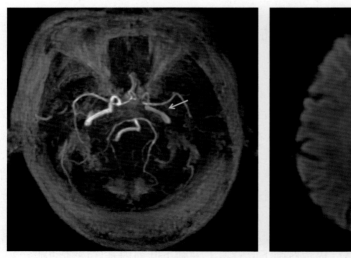
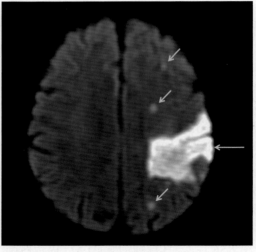

图7-55　左侧大脑中动脉远端分支较对侧减少，考虑部分闭塞（左）。

MRA：左侧顶叶大片状急性期脑梗死；左侧大脑半球散在多发急性腔隙性脑梗死（右）

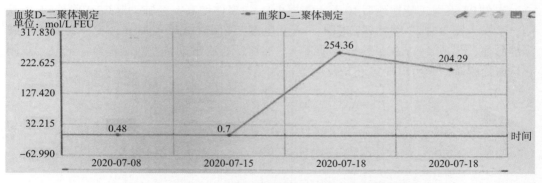

图7-56　7月18日住院期间，D-二聚体突然升高

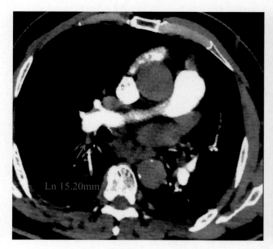
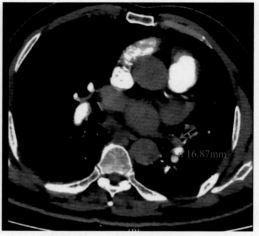

图7-57　肺动脉CTA，右肺下叶背段、左肺下叶前内基底段肺动脉分支，少许低密度充盈缺损（箭头所指），考虑肺动脉栓塞

3.急性脑梗死。

4.急性肺栓塞。

【病例讨论】

1.心房颤动对急性期脑梗死（IS）和肺动脉栓塞（PE）的特异性风险影响　一个大的队列研究：评估心房颤动（AF）对急性期脑梗死（IS）和肺动脉栓塞（PE）的特异性风险影响。主要研究结果如下。

（1）关于PE，随访平均17.6年，397 384例无AF患者，有239例发生PE，发生率为0.60%（0.53%～0.69%）；7852例AF患者，有36例发生PE，发生率为4.58%（3.30%～6.35%）。大多发生在AF诊断的6个月以内，男性AF患者PE的发生率为3.52%（2.16%～5.75%），女性AF患者PE的发生率为6.04%（3.90%～9.34%），女性＞男性。

（2）关于IS，随访平均17.6年，397 384例无AF患者，有942例发生IS，发生率为2.37%（2.22%～2.52%）。7852例发生AF患者，有198例发生IS，发生率为25.22%（21.94%～28.99%），大多发生在AF诊断的6个月以内，男性AF患者IS的发生率为20.04%（16.32%～24.61%），女性AF患者IS的发生率为32.32%（26.74%～39.07%），女性＞男性。

2. AF、IS、PE互相关联的主要观点

（1）AF同时增加IS和PE的风险：根据2018年一个大的队列研究，7856例AF患者，PE的发生率为4.58%（3.30%～6.35%），7856例AF患者，IS的发生率为25.22%（21.94%～28.99%），CHA2DS2-VASc积分的增加伴随PE的增加［危险比值（HR），1.22；95%可信区间（CI，1.13～1.32］（图7-58）。

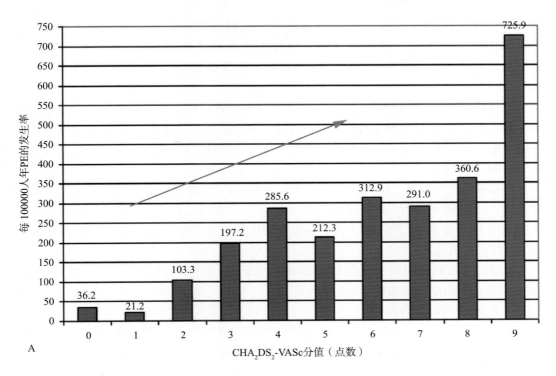

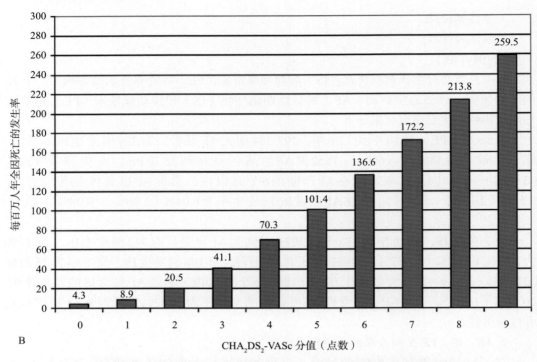

图7-58 CHA2DS2-VASc 积分与PE（A）及全因死亡（B）的关系

（2）AF和PE的密切关联：PE和AF共享多个危险因子。一方面，一些流行病学研究表明深静脉血栓形成（DVT）和AF的联系，因为从生物学角度难以置信DVT本身，在没有PE的情况下会引起AF或相反，所以这种联系是由危险因子的共同性所驱动的。另一方面，AF可增加左心房血栓和系统栓塞的风险；右心房停滞的血流可导致右心房血栓的形成和后续的PE，在危险分层和抗栓治疗方面两种情况是一致的。

急性PE，由于右侧心脏压力超负荷，可诱发右侧心功能不全和扩张，右心房压力增加和右心室扩张易于触发AF；在PE过程，由血小板释放的5-羟色胺也能促发AF；有趣的是，观察到PE事件后6个月，右心室压力还增高，可以解释即使PE发生几周后还增加AF的风险。

右心耳较左心耳宽，使血栓不易在右心耳形成；但AF可引起右侧心腔血栓形成而导致PE。一项研究表明，40%的PE没有证明有DVT起源，在未确定的病例中，右心房是PE栓子的可能来源；7%的AF有右心血栓的证据；在有房间隔缺损时，AF所致的左心房血栓也可引起PE。

风湿性心脏病二尖瓣狭窄伴AF患者的尸检研究：1/3 ～ 1/2的右心房有血栓，50%的PE尸检证明右心房有血栓。

（3）及时发现AF合并PE

1）AF患者应常规查D-二聚体：心房颤动合并隐匿性肺栓塞并不少见，与单纯心房颤动相比，合并隐匿性肺栓塞患者表现为炎症指标和D-二聚体升高而动脉血氧分压降低。

2）当AF患者突发肺水肿，除考虑急性左心衰竭外，应注意急性PE尤其以急性肺水肿发病的急性PE，即非心源性肺水肿，是一种少见的PE发病形式，原因是肺急性缺氧，导致肺毛细血管渗透性增加，同时改变肺毛细血管和血管床的压力阶差。

3）AF合并IS患者应注意同步存在的PE。本课件中的患者是AF在急性IS后数日发生急性PE，说明不稳定的左、右心房血栓多次脱落，导致同期的IS和PE。

3. AF合并IS、PE的抗栓策略

（1）对AF患者常规合理地启动抗凝治疗能预防IS和PE：CHA2DS2-VASc ≥2的男性，和≥3的女性AF患者，推荐口服抗凝药治疗（IA）；CHA2DS2-VASc评分≥1的男性，和≥2的女性AF患者可根据个体特征及患者意愿应用口服抗凝药治疗（ⅡaB）。

（2）AF合并急性IS的患者急性期以抗血小板治疗为主：急性脑卒中常作为心房颤动患者的首发表现，且心源性卒中后的最初2周内卒中复发的风险最高，然而在卒中急性期进行抗凝治疗将会增加颅内出血或梗死后出血的风险，因此不推荐发病2周以内的缺血性卒中患者进行抗栓治疗。发病2周以后若无禁忌证应开始抗栓治疗，其治疗原则与一般心房颤动患者相同。

（3）当AF合并急性PE时应以PE抗凝治疗原则为主。

【总结】

40%左右的PE未发现深静脉血栓，不要忽略由AF直接导致的肺动脉栓塞；心房颤动患者可以在同一期间，先后发生IS和PE，且急性PE可以急性肺水肿的形式发病；对心房颤动患者的及时检出和抗凝治疗是心内科、神经科和呼吸科等多个学科都应关注的课题。

病例9　右心房、右心室增大——诊断肺栓塞的唯一重要线索

【病例简介】

男性，60岁。2019年12月中旬发生劳累及上楼梯时感胸闷、胸痛、心悸、气喘，停止活动后数十分钟，症状可缓解。12月28日第一次入我院心内科。心电图示非特异性T波改变（图7-59），冠状动脉造影正常；胸片提示右肺门稍大（图7-60）；心脏超声提示右心稍大：RA 47mm，RV 39mm，PA 25mm，肺动脉压16mmHg。诊断X综合征出院。

本次住院诊断分析：患者临床表现为典型心绞痛（劳力性胸痛，休息好转），平静心电图为非特异性T波改变，冠状动脉造影无阻塞性冠状动脉病变，静息心脏超声提示心功能正常，未在意RA、RV稍大，肺动脉平均压（PG）16mmHg（正常范围），胸部CT平扫无特殊发现，未查D-二聚体。诊断：X综合征。未进一步行负荷试验，按冠心病一级预防处理出院。

2020年5月21日，劳动中突感胸闷胸痛，伴大汗，继之意识丧失，倒地，右额受伤，约30分钟被唤醒。当地医院缝合伤口，查D-二聚体3.03μg/ml，对症处理出院。为求进一步确诊，2020年5月28日入我院门诊特诊，一般查体及心电图无特殊发现，仍按冠心病思路将患者再次收入我院心内科。

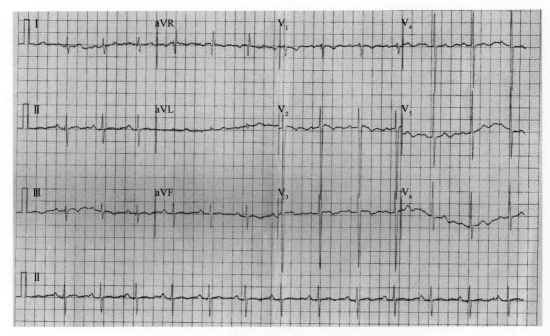

图 7-59　窦性心律，电轴：-68，非特异性 T 波改变

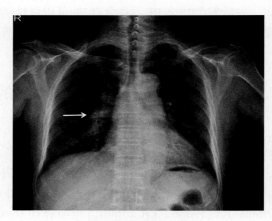

图 7-60　右肺门影增大

【诊治经过】

入院后心电图提示电轴左偏，非特异性 T 波改变（图 7-61）；超声检查提示右心扩大，肺动脉平均压（PG）45mmHg（RV 49mm，RA 51mm，PA 29mm，PG 45mmHg，LVEF 66.96%）；胸片提示心脏扩大。此结果给医生提供新思路，立即给患者进行肺动脉 CTA 检查和 D-二聚体测定。

肺动脉 CTA 提示肺动脉主干及分支栓塞（图 7-62），D-二聚体 2.07 mg/L FEU（0.00 ～ 0.55 mg/L FEU），前体脑利尿钠肽 445.60 pg/ml（0.00 ～ 300.00 pg/ml），高敏肌钙蛋白 T 0.009 ng/ml（0.000 ～ 0.014 ng/ml）。至此，肺动脉栓塞（肺栓塞）诊断成立。

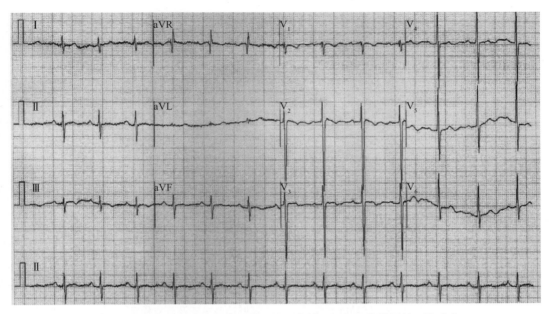

图7-61　2020年5月28日窦性心律，电轴：-68°，非特异性T波改变

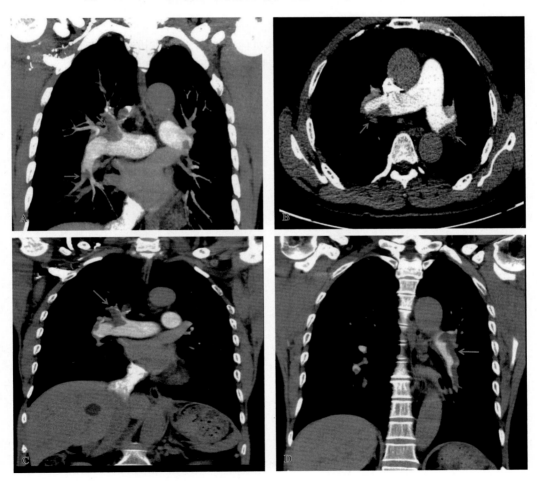

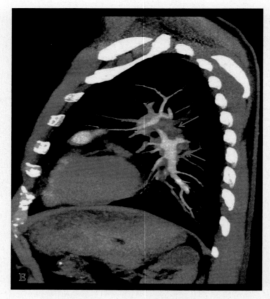

图7-62　肺动脉增强CTA示广泛肺动脉主干及分支栓塞

A. 双侧肺动脉主干及分支栓塞；B. 双侧肺动脉主干栓塞；C. 右肺动脉栓塞；D. 左肺动脉栓塞；E. 左肺动脉及分支栓塞

　　入院后第2天进一步明确有VTE（静脉血栓栓塞症），左侧股浅静脉下段、腘静脉血栓，双肺动脉主干及分支多发栓塞，轻度肺动脉高压（图7-63）。

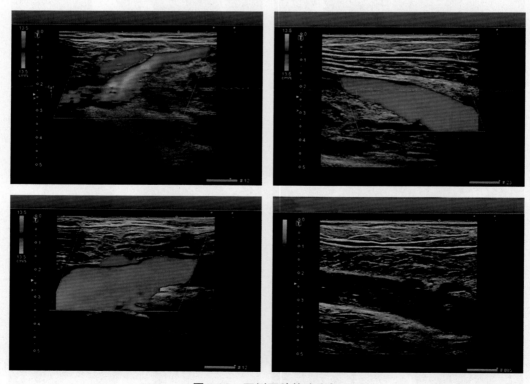

图7-63　双侧下肢静脉彩超

【最后诊断】

1.静脉血栓栓塞症。

2.双肺动脉主干及分支多发栓塞，轻度肺动脉高压。

【临床思考】

1.第一次住院是否就是肺栓塞？从发病过程来看，患者为多发肺动脉栓塞，6个月前的反复胸痛，超声心动图的右心较大应和此次较大的肺栓塞相联系。

2.临床心绞痛样的症状除想到冠心病外还应排除PE，及时行D-二聚体检查，超声心电图上右心室扩大是很敏感的PE诊断指标。

3.在探讨病因方面，本例有关遗传性易栓症指标：血浆蛋白C活性测定（PC）104.1%（70.0～140.0），血浆蛋白S活性测定（PS）169.8%（55.0～130.0），均未有缺乏；有关获得性易栓症指标：狼疮抗凝物初筛试验（LA1）89.0秒（31.0～44.0），狼疮抗凝物确认试验（LA2）48.4秒（30.0～38.0）增多。

4.关于本例VTE的病因：本病例患者发病前无长途旅行、制动、手术、外伤史，无蛋白C及蛋白S缺乏，无家族VTE史，无自身免疫性疾病、肾病综合征等易致血栓性疾病史，无同型半胱氨酸异常及肿瘤线索，但狼疮抗凝物初筛试验（LA1）及狼疮抗凝物确认试验（LA2）稍高，似有获得性易栓症倾向，应在随访中进一步筛查，患者需长期抗凝治疗。

【总结】

稍纵即逝，对于肺动脉栓塞的诊断要特别提高警惕，如果第二次住院对超声提示的右心扩大未有警觉，任其逝去；或者按第一次诊断追查下去，可能面临危及生命的后果！由于个体差异，同一疾病临床表现不尽相同，如本例广泛肺梗死，但心电图看不出右心室负荷，而是超声提示右心扩大，成为本例最初的诊断线索。

【王月刚、黄晓波专家点评（病例7～9）】

心房颤动属于室上性快速心律失常，伴有不协调的心房电活动，从而导致无效的心房收缩。心房颤动是成人最常见的持续性心律失常。流行病学研究显示，目前估计的成人心房颤动患病率在2%～4%，随着年龄增长，其发病率明显增加，在高龄老年人甚至可达10%～25%。心房颤动是脑梗死的重要原因，心房颤动人群患脑梗死的概率是普通人群的5倍以上，同时其脑梗死病情的严重程度比其他原因所致的脑梗死高2～3倍。因此，要彻底抛弃先前认为心房颤动是个良性心律失常的观念，从其结局看，心房颤动算是危害较大的疾病。

不论指南，还是前沿进展，大家都重点关注心房颤动引发的脑梗死问题，比较忽略的是其引发的全身栓塞问题，尤其是右心系统栓子脱落后的肺栓塞问题。心房颤动之所以引发脑梗死，众所周知是由左心耳血栓导致的，通过食管超声检查发现非瓣膜心房颤动的左心耳血栓发生率为11%～18%，非瓣膜心房颤动引发的脑梗死90%左右是左心耳栓子脱落导致的。但文献报道右心耳血栓的概率很低，食管超声报道只有0.6%～0.75%。这可能与食管超声检查部位更靠近左心房和左心耳，而离右心耳较远，难以更好显像有关。国内Tang等随访4288名患者，发现新发心房颤动与肺栓塞呈明确相关，新发心房颤动人群的肺栓塞比普通人群高4倍左右；而一个更大规模的尸体活检发现，左心耳血栓和右心耳血栓的发生率相当，这些人群里肺栓塞死亡率为7%。Erin

M Hald 等随访也发现，心房颤动人群的肺栓塞比例达4.5%，而普通人群的比例仅为0.6%；进一步分析表明，新发的肺栓塞与近期心房颤动发生也呈密切关联，往往6个月内新发心房颤动更易患肺栓塞，比例高达18%。这些证据均表明，心房颤动确实同样可引发右心耳血栓并进而导致肺栓塞，只是目前对心房颤动与右心耳的研究相对较少，缺乏详细的资料。

病例7是一位86岁的老龄女性，心房颤动多年，合并多种危险因素，抗凝的CHADS2-VASc评分较高，患者为高知人群，依从性好，一直服用华法林治疗并得到良好监测。因行外科手术停服华法林，在华法林常规5天后衰减前的一天，患者突发大面积脑梗死。脑栓塞幸得介入取栓救治后，生命体征在趋于好转时，又突发了急性心力衰竭。在原因不明的时候，在临床客观检查的胸部CT发现了蛛丝马迹，后结合D-Dimer升高，高度怀疑肺栓塞，经肺动脉CTA确诊。虽经多方救治，患者后续在稍稳定一段时间，仍然因高龄，多器官衰竭而去世。回看此病例，整个过程可谓"步步惊心""处处危机"。从临床数据看，患者在服用抗凝药物突然停药后，脑梗死的事件率确实有所增加，此病例也是如此，患者在规律服抗凝药的条件下，突然停药，出现脑梗死。后又出现肺栓塞。在排除了下肢静脉血栓的情况，唯有右心耳来源的血栓能解释肺栓塞的原因。临床上，心房颤动在一个患者身上同时出现左、右心系统的栓塞并不多见，该病例的曲折过程和凶险的结局，提醒我们要高度重视心房颤动的抗凝治疗，以及停药的可能危害和替代治疗。治疗上，抗凝虽为主要手段，但随着近年左心耳封堵术的进展，对一些高凝又高出血人群，施行左心耳封堵术不失为另一种好的手段。

病例8同样是心房颤动所致的肺栓塞，患者在明确心房颤动和脑梗死诊断后，在常规检查D-Dimer时发现有所升高，结合先前右心系统扩大、完全性右束支传导阻滞，下肢静脉未发现血栓，因此考虑肺动脉栓塞可能。后仍经肺动脉CTA证实，患者存在散发的肺动脉栓塞，考虑其症状平稳，仅行抗凝治疗即可。高度怀疑患者肺栓塞与心房颤动相关。当然，另一个可能是下肢静脉血栓在抗凝治疗过程中已经脱落，这也是一种可能。这个病例让我们了解到两点：一是肺栓塞诊断的困难性；另一个是心房颤动和肺栓塞的相关性。其治疗主要用药类似，不需要赘述。肺栓塞的隐蔽性，让我们经常在临床忽略。

心房颤动这个威胁人类健康，尤其是老年人健康的疾病，必须得到更多的重视。虽然经过多年的宣传、推广和普及，但抗凝策略仍执行较差，在中国只有不到30%的人接受了抗凝，这与70%的发达国家水平有不小差距，因此在推广抗凝策略上，吾辈仍需要更多努力和付出。肺栓塞本身是心血管的急危重症，据不完全统计，1/7的心源性猝死由肺栓塞所致。虽然目前其临床受重视程度在不断增加，但仍远远不够。心房颤动作为肺栓塞的一个原因，占了多少比例仍需要不断研究和总结。基于目前对心房颤动右心耳系统血栓栓塞问题研究的明显不足，目前尚没有明确答案，但是心房颤动会明显增加肺栓塞的患病率是毫无疑问的。因此，在今后的临床工作中，对于心房颤动合并有肺栓塞可疑征象（如D-Dimer增高，ECG的改变，心脏超声的改变）时，要提高警惕性。

随着人工智能的不断进步，先前研究心房颤动的一些困难正在不断取得突破。例如阵发性心房颤动的负荷与栓塞的关系，与远期预后的关系，这在先前是很难实验，现在随着智能工具的开发、长时程监测工具的出现，这些评价都成为可能。现在的大规模统计分析能力已经大幅度提升，技术的进步，数据的积累，让我们对更好地管理好心房颤动这类变化多端的疾病有了可能；临床上各类技术不断进步，也让先前发现、诊断均有困难的肺栓塞更易于被发现。若基于我国庞大的人群，开展一些相对心房颤动右心系统的研究，相信今后我们能更好地管理这些疾病。

第八章

血液病相关的心血管病

我们在临床中不时地会遇到与血液科相关的疾病，如前些章列出的与嗜酸性粒细胞相关的心肌病。本章病例1，淀粉样变使我们把肾内科与血液科组合到一起了。肾内科先诊断了肾病综合征，因为心房颤动让心内科医生发现患者有心力衰竭，又因患者表现为双心房大，心室不大，左心室EF保留，想到是心肌淀粉样变，肾内科肾穿刺确定了肾淀粉样变，最后由血液科诊断为多发性骨髓瘤。

血栓性微血管病引起的微血管性溶血是心内科不太熟悉的领域，病例2，血栓性血小板减少性紫癜（TTP），是血液科帮我们做出的诊断，把该病例临床表现的心肌梗死、脑缺血昏迷等都由一个主线的病理生理机制而贯通了。

病例1 多发性骨髓瘤

【病例简介】

男性，52岁。主诉尿少伴全身水肿近1个月，于2009年2月19日入我院肾内科。1个月前出现双下肢水肿和晨起双眼睑水肿，伴有腹部胀满感，并出现会阴及阴囊肿胀，且水肿进行性加重。发病以来食欲较前减少，面色发灰暗，无胸痛，无发热，无关节肿痛等，夜间可以平卧。2005年查体发现为乙肝携带者，肝功能一直正常。

查体：T 37.1C，P 98次/分，BP 130/88mmHg，W 93kg。双肺呼吸音减弱，左下肺可闻及湿啰音。心界不大，心率102次/分，心律不齐，未闻及杂音；腹壁膨隆，肝右肋下2cm处可扪及，脾肋缘下未触及，移动性浊音阳性，面色污秽，耳后、颈部、胸部及背部可见10余个蜘蛛痣，有肝掌，全身高度水肿，双下肢明显凹陷性水肿，外阴及阴囊水肿明显。心脏超声提示双心房扩大，左心室壁厚度增加，LVEF 61.2%（图8-1）。

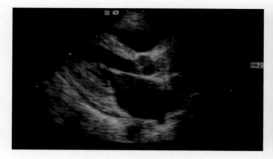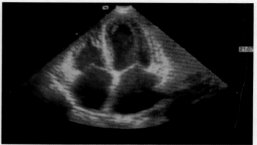

图8-1 双心房增大（LA 56mm，RA 53mm），心室腔不大，左心室室壁厚（14mm）LVEF 61.2%，无局部室壁运动异常，肺动脉 26 mm，最大肺动脉压 36 mmHg，少量心包积液，心包不厚

268

实验室检查：尿常规示蛋白（＋＋＋）、23.5g/（L·24h），白细胞4～6/HP、红细胞0～2/HP；肝功能：白/球17.6/66，总胆红素4.2μmol/L，GPT 12U/L、GOT 26U/L，乙肝两对半：大三阳；肾功能：肌酐（Cr）87μmol/L。总胆固醇（TC）8.49mmol/L、低密度脂蛋白（LDL）5.40 mmol/L；血沉（ESR）89mm/h；蛋白电泳：γ球蛋白53.3%（10%～19%）；碱性磷酸酶212U/L（35～160U/L）；固定免疫球蛋白：G 36.6g/L（7.23～16.85）↑，A 0.16g/L（0.69～3.82）↓，M 0.14g/L（0.63～2.77）↓，C3 1.30g/L（0.16～0.237）↑，k轻链14.3g/L（1.7～3.0）↑，λ轻链0.14g/L（0.9～2.1）↓，κ/λ＝102.14（0.26～1.65）↑。

肾内科初步诊断：肾病综合征、高球蛋白血症（异常蛋白血症？）、乙型肝炎病毒携带，肝硬化？

【诊治经过】

入院后第4天，突发心悸和胸闷，心率102次/分，心律不齐，心内科会诊。查体发现：心律不齐，心音强弱不等，颈静脉怒张，肝肋下5cm，剑突下＞10cm。即刻测定周围静脉压。测定结果：周围静脉压22cmH$_2$O；心电图为心房颤动（图8-2）。

其他血生化及影像学检查：心肌酶和cTnI未见升高；NT-proBNP 758pg/ml；自身免疫全套（ANA/Sm/SS-A/SS-B/Jo-1……）阴性；肝纤四项（NA/LN/HPC3/CIV）增高0.5～1.5倍。

腹部B超：肝大、实质回声密集（15.2cm×10.9cm）；双肾略大，实质回声强（右肾12.6cm×5.4cm×6.4cm，左肾12.8cm×5.7cm×6.7cm）。

胸部CT：心影增大、少量心包积液，心包不厚、无钙化。

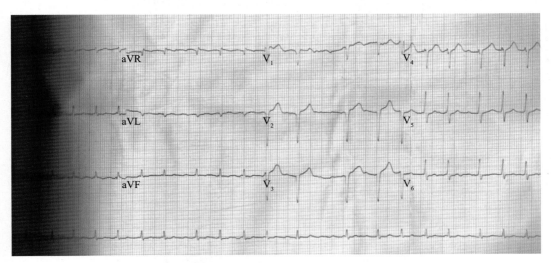

图8-2　心房颤动，低电压，前壁导联（V$_1$～V$_4$）病理Q波

心内科的思考：①此患者心房颤动的背景为心力衰竭，以大循环淤血为主，表现为射血分数保留的心力衰竭；②心力衰竭的基础心脏病变符合限制型心肌病，心肌淀粉样变是限制型心肌病最常见的原因；③如何证明本例心肌有淀粉样变？心内膜心肌活检？

肾脏穿刺组织的刚果红染色也可作为间接佐证。

肾内科给患者行肾穿刺检查，刚果红（＋）肾淀粉样变性病（AL型），考虑属继发性病变。阳性信号分布于肾小球系膜及部分毛细血管袢，亦见于部分小动脉管壁（图8-3）。对本例的诊断进一步明确为：肾脏淀粉样变致肾病综合征，心肌淀粉样变致限制型心肌病，肝脏淀粉样变致肝损害。淀粉样变的原因是什么？请血液科会诊。

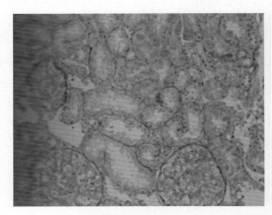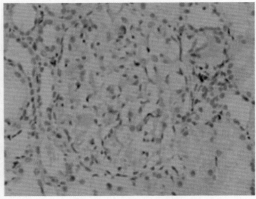

图 8-3　肾淀粉样变性病（AL型），考虑属继发性病变。阳性信号分布于肾小球系膜及部分毛细血管袢，亦见于部分小动脉管壁

血液科给患者行骨髓穿刺及活检检查：骨髓穿刺提示骨髓增生明显活跃，成熟红细胞呈缗线样排列；原幼浆细胞占22.5%，胞体大小不一，呈多形性，胞质中等或丰富，呈深蓝色，可见少许颗粒，多无核周透明带，核偏位，可见双核及多核，染色质呈较细而疏松的网状，可见核仁1～2个（图8-4）。

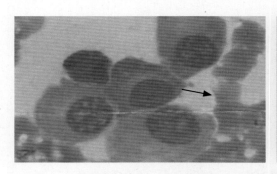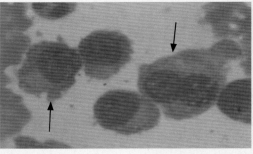

图8-4　骨髓穿刺检查，左图箭头提示红细胞呈缗线样排列，右图箭头提示为多形性浆细胞

骨髓病理检查结果：光镜提示约40%造血容积，散在大量分化较成熟的浆细胞，局部弥漫成片，浆细胞总量超过有核细胞的30%，三系增生显低下（图8-5）。

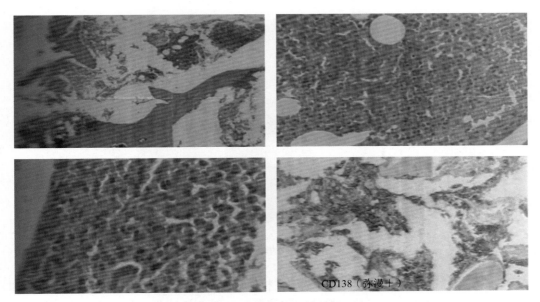

CD138（弥漫＋）

图8-5 骨髓穿刺活检结果

左上：低倍镜下看全局，提示约有40%造血容积；右上及左下：在20和40倍光镜下，看到散在大量分化较成熟的浆细胞，局部弥漫成片，浆细胞总量超过有核细胞的30%，同时可以看到正常的造血组织（白细胞、红细胞、巨核细胞）三系增生显低下；右下：免疫组化CD138（弥漫＋）

【最后诊断】

1.多发性骨髓瘤IgG κ轻链型。

2.肾脏淀粉样变—肾病综合征。

3.心脏淀粉样变（？）—限制型心肌病。

4.肝脏淀粉样变（？）—肝损害（肝硬化可能与乙型肝炎病毒感染有关）。

5.乙型肝炎病毒携带。

患者一直在血液科治疗：①针对多发性骨髓瘤的化疗方案，采用VD方案（硼替佐米、地塞米松）；②纠正低蛋白血症、利尿、抗凝和控制心室率等对症治疗。IgG由36.6g/L降至4.6g/L，κ轻链由14.3g/L降至1.48g/L，尿蛋白由23.5 g/24h降至12.3g/24h（50%），水肿明显减轻，心包积液消失，但仍为心房颤动，心率60～70次/分；NT-proBNP 309.4pg/ml。随访多年，临床稳定，至2018年（距离确诊后10年）病逝。

【病例讨论】

1.关于心脏淀粉样变（cardiac amyloidosis） 均匀无结构的淀粉样蛋白，沉积于组织或器官的细胞外区，导致所沉积的症状和器官有不同程度的功能障碍；心肌（以左右心室肌为主）淀粉样沉积导致心肌僵硬，扩张受限，临床表现为限制型心肌病。

沉积于心肌的淀粉样蛋白有两种类型，以原发性前趋蛋白（AL）为常见（图8-6）。常表现为心力衰竭（保留EF）、心房颤动/栓塞性卒中、房室传导阻滞、心绞痛，冠状动脉造影正常、肾病综合征、立位性晕厥、神经系统症状、巨舌症和眼周紫癜等特征现象。心电图常酷似前壁心肌梗死（如本例）。

2.实验室诊断及原理 AL型心脏淀粉样变主要有三项实验室诊断：血清游离轻链Kappa/Lambda（κ/λ）测定、血清免疫固定蛋白测定、尿免疫固定蛋白（本-周蛋白）测定。

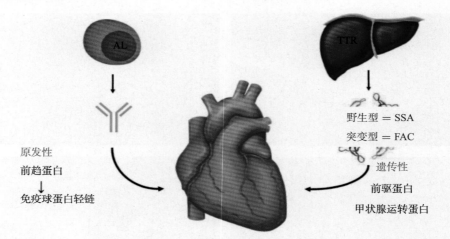

图 8-6 沉积于心肌的两种类型淀粉样蛋白

实验室诊断的主要原理为：①B细胞在抗原刺激下分化为浆细胞，浆细胞可合成和分泌抗体（免疫球蛋白）来执行机体的体液免疫；②免疫球蛋白是由两条相同的轻链（Light chain）和两条相同的重链（heavy chain）通过二硫键连接形成四肽；③轻链是导致AL型淀粉样变最主要的前体蛋白，由 κ 和 λ 组成，在浆细胞恶性增生制作免疫球蛋白过程中产生过多的轻链，未与重链装配前即大量排出（如多发骨髓瘤）；④故血中可测到 κ/λ 增多（常以 κ 为主），尿中可测到 κ/λ（本-周蛋白），组织中的 κ/λ 呈刚果红（＋）。

【总结】

1.查体要认真细致，不然不会发现大循环淤血，从而联系到限制型心肌病，又深入到淀粉样变。这反映了医生的临床基本功、思维方法和知识基础。

2.诊断要深入钻研，不能满足于第一诊断，同时要注意一元化地全面思考问题。本例的及时确诊是多学科协作的典范。

3.在不能做心内膜活检的情况下应进行CMR检查以确诊。表现的心肌梗死、脑缺血昏迷等都由一个主线的病理生理机制而贯通。

【林韧、刘启发专家点评】

本例患者为中老年男性，以水肿为主要临床表现，查体发现心房颤动、心力衰竭体征，结合辅助检查考虑淀粉样变引起肾脏和心脏损害，最终诊断为多发性骨髓瘤。淀粉样变性（amyloidosis）是由于淀粉样蛋白沉积在细胞外基质，造成沉积部位组织和器官损伤的一组疾病，可累及肾脏、心脏、肝脏、皮肤软组织、外周神经、肺、腺体、血管等多种器官和组织。组织活检发现刚果红染色阳性的无定形物质沉积是诊断淀粉样变的"金标准"。受累器官（例如肾脏、心脏、肝脏和周围神经）的活检有着较高的诊断阳性率。对于不适合受累器官活检的患者，腹壁脂肪、舌体、牙龈和骨髓部位的活检也是一种诊断选择。10% ～ 15%的多发性骨髓瘤患者可以出现继发性轻链型淀粉样变，华氏巨球蛋白血症或惰性淋巴瘤（例如边缘带淋巴瘤）患者也可以出现继发性轻链型淀粉样变。目前，包含蛋白酶体抑制剂、免疫调节剂的治疗已经作为多发性骨髓瘤的一线治疗方案，对于年龄≤65岁，体能状况好，或虽＞65岁但全身体能状态评分良好的患者，经有效的诱导治疗后应将自体造血干细胞移植作为首选。

病例2　血栓性血小板减少性紫癜

【病例简介】

男性，60岁。2014年出现全身皮肤瘙痒伴"皮疹"，当时血常规"正常"，多次在省皮肤病防治所诊治，考虑糖尿病皮肤病变；2016年起出现皮肤瘀斑、紫癜，未规范诊治，血常规及凝血功能不详。自行服用氯苯那敏、西替利嗪、司他斯汀、缓释片等多种药物治疗，未见好转。

2017年末以来（入院前1个月）轻微活动出现胸骨下段闷痛，休息10余分钟后自行缓解；胸痛发作逐渐频繁，每天均有1～2次，每次不超过30分钟，休息或服用复方丹参片后可缓解。

2018年1月23日晨8时早餐后再发胸痛，赴当地医院急诊，急查血肌钙蛋白正常，心电图示多个导联ST段压低，拟诊急性心肌梗死，于当日下午2时47分入我院CCU。

入院时查体：体温36.5℃，脉搏92次/分，呼吸18次/分，血压143/79mmHg。全身皮肤散在紫癜和瘀斑（图8-7）。心律齐，无杂音，双肺呼吸音清晰，肝、脾未触及。心电图示普遍导联ST段水平下降（图8-8），超声提示左心室下壁基底段室壁运动减弱，LVEF 65%。

主要实验室检查：白细胞8.24×10^9/L，血红蛋白100g/L，血小板6×10^9/L（↓）；高敏肌钙蛋白（cTnI）12.729ng/ml（↑），前体脑利尿钠肽（NT-proBNP）2248.00 pg/ml（↑），血糖15.23mmol/L（↑），凝血象正常。

初步诊断：非ST段抬高急性心肌梗死；血小板减少查因；紫癜查因，轻度贫血；2型糖尿病。

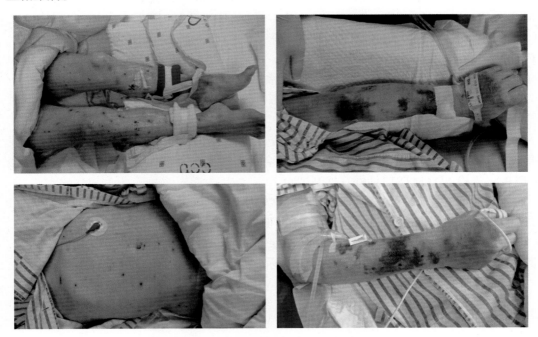

图8-7　全身皮肤散在紫癜和瘀斑

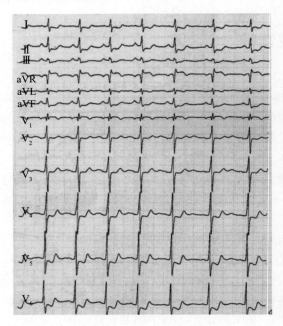

图8-8 心电图示普遍导联ST段水平性压低

【诊治经过】

血小板急剧下降到52×10^9/L；血红蛋白（Hb）降至67g/L；网织红细胞增多达6.31%；血清总胆红素升至33.1μmol/L；血小板自身抗体（-）；Coombs（-）；血小板自身抗体及特异性抗体均（-）；骨髓：巨核细胞增生低下，原始粒细胞占2.0%，外周血：红细胞碎片：占2.8%（↑）

其他有关实验室检查：中性粒细胞总数20.30×10^9/L，CRP 38.97mg/L，UA 636μmol/L，Cr 131μmol/L，LDH 1720U/L（↑），HBDH 1005U/L（↑），CK 1830U/L（↑），GPT 782U/L（↑），GOT 1049U/L（↑），APTT 36.1秒，PT 15.0秒，3P试验阴性，FPD-Y 11.8μg/ml，D-Dimer 4.35mg/L FEU，狼疮抗凝物质初筛试验（+），自身抗体14项未见异常，免疫固定蛋白κ/λ轻链未见异常。

入院后按ACS治疗，未做冠状动脉造影，因血小板低给予输血小板2个单位，同时应用了氯吡格雷。

1月25日（入院后第3天）晨起精神查，懒言，下午开始烦躁不安，逐渐陷入浅昏迷，低热，急诊头颅CT未见异常；全院会诊，基本确定为血栓性血小板减少性紫癜（TTP），送检ADAMTS13活性及抑制试验。

1月26日及27日行血浆置换治疗，每次输血浆2500ml，病情继续恶化，深昏迷，1月30日循环衰竭，心肺复苏无效，于下午5时13分死亡。

vWF-CP（von Willebrand factor-cleaving protease），即血管性血友病因子裂解酶，其活性代表ADAMTS13活性。诊断TTP的标准是低于10%，本例为9.6%，符合诊断。

【最后诊断】

1.特发性血栓性血小板减少性紫癜。

2.多器官功能衰竭（AMI，脑、肾损伤）。

3.高血压2级；2型糖尿病。

【病例讨论】

1. 关于血栓性血小板减少性紫癜（TTP）的病因 TTP的生物学标准是ADAMTS-13的严重缺乏。ADAMTS-13是具有 I 型凝血酶敏感蛋白重复序列家族成员13的解聚素和金属蛋白酶；它是一种在肝脏合成的酶，能裂解大的vWF多聚体。生理情况下内皮细胞释放超大的vWF多聚体到循环中，在血管内，这些多聚体形成高的剪切应力，当达到一个临界点时，促使vWF的A2区打开，此时，ADAMTS13识别了这个位置，开始逐渐裂解vWF，使之形成较小的多聚体，较小的多聚体能减少其与血小板的黏附，既能止血又能避免过多血栓形成（图8-9）。

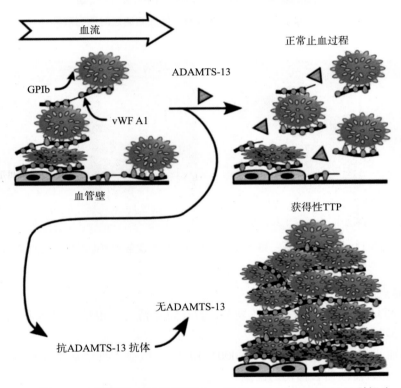

图8-9 上图提示：正常情况下，ADAMTS-13将vWF因子裂解为vWF A1，与血小板糖蛋白（GPIb）结合，完成止血过程。下图提示：在无ADAMTS-13的情况下，vWF因子不能被切割，与血小板GPIb结合力增强，产生小动脉及毛细血管广泛血栓

2. ADAMTS-13缺乏的主要机制 获得性自身抗体对抗ADAMTS-13（免疫性TTP），多数患者在急性期可检测到anti-ADAMTS-13 IgG，自身抗体抑制ADAMTS-13的蛋白水解活力，限制其对vWF的裂解能力，故称为抑制性抗体；此时循环中vWF增多，与血小板 Gp II b/ III a结合力增强，形成终末小动脉和毛细血管广泛血栓。在形成血栓过程，微血管中充满纤维蛋白，红细胞通过时遭到破坏，导致微血管性溶血性贫血（图8-10，图8-11）。

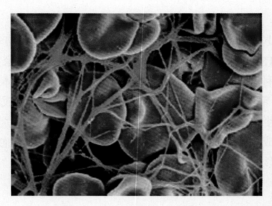

图8-10 微血管中充满纤维蛋白，红细胞通过时遭到破坏

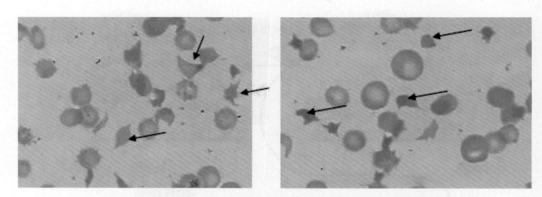

图8-11 外周血图片：每个高倍视野中可见大量各种形态的破碎红细胞

【诊断要点】

1.测定ADAMTS-13的方法比较复杂，且在急诊情况下很难得到结果，故要根据临床表现进行最初的处理。

2.要有血小板减少（通常低于30 000×10^6/L）、微血管性溶血（血标本中红细胞碎裂超过1%）和缺血性器官损伤的证据。

3.开始治疗前要得到ADAMTS-13活力和存在自身抗体的结果。

4.直接Coombs试验（直接抗人球蛋白试验）应为阴性（除非合并系统性红斑狼疮），凝血试验应该延长，其他生物标志（如肌钙蛋白和乳酸脱氢酶）可有助于评估预后。

5.如患者有血小板减少和溶血性贫血及严重的血浆ADAMTS-13缺乏（低于10%），无论是否找到抑制性自身免疫抗体，均为TTP的特异性表现，且排除其他病因。

【鉴别诊断】

TTP需与以下疾病相鉴别。

1.伊文斯综合征：是自身免疫性溶血性贫血。

2.抗磷脂综合征。

3.弥散性血管内凝血（DIC）。

4.溶血性尿毒症综合征（HUS）伴有严重肾衰竭。

5.其他原因的血栓性微血管病（thrombotic microangiopathies，TMA） 如药物，高血压，癌症播散。

6. HELLP综合征具有3个特点，即溶血、肝酶升高、血小板减少，又称舒尔曼综合征（Upshaw-Schulman syndrome）。

【治疗和管理】

1.血浆置换治疗（plasma-exchange treatment，TPE） 是仅有的、有效的一线治疗。每日应用大于本身血浆容积1.5倍的血浆进行置换治疗，直至血小板稳定恢复，即连续2天血小板计数大于150×10^9/L 同时伴血浆乳酸脱氢酶值恢复，且不再发生器官衰竭。对治疗抵抗的病例，每日2次TPE可能有效。

2.肾上腺皮质激素急性期与TPE联合的一线治疗 针对TTP自身免疫的特性，减少与TPE治疗的周期，减少与TPE治疗相关联的并发症，建议用高剂量甲泼尼龙 10 mg/（kg·d）3天→2.5 mg/（kg·d）→1 mg/（kg·d）。

3.血小板输注 是具有争议的治疗。过去的研究表明，输注血小板是有害的，但这些研究多数无对照；根据Oklahoma TTP-HUS registry临床试验：输与不输血小板对死亡和严重神经异常无差别，但重要的是不能把它作为证据随便应用；应用血小板须限于有明显出血或介入手术前。

4.抑制自身抗体产生的药物应用

（1）多至50%的病例对一线治疗无反应，此时应用利妥昔单抗（Rituximab），通过杀死ADAMTS-13的特异B细胞，可停止自身抗体的产生。利妥昔单抗的4周剂量为375mg/m^2。

（2）其他抑制自身抗体产生的药物：长春新碱（Vincristine）、环孢素（Cyclosporine）、环磷酰胺（Cyclophosphamide）、波替单抗（Bortezomib）。

【反思】

1.一条主线将零乱孤立的诊断融为一体 入院时，我们将患者诊断孤立地列为冠心病、非ST段抬高心肌梗死、血小板重度减少查因、贫血查因、紫癜、糖尿病、高血压。明确诊断后，思路清晰了，本病的主线是：ADAMTS-13缺乏导致血小板大量聚集，引起广泛部位微血管血栓形成。①血小板消耗性减少→紫癜；②红细胞在微血管破坏→溶血性贫血；③心肌微血管血栓性栓塞→心肌细胞缺血性坏死；④脑组织微血管广泛血栓性栓塞→脑组织缺血性坏死。

2.及早识别TTP是最重要的 虽然TTP是一种少见的疾病，每100万人每年出现3～11例。但本病对血浆置换术治疗的反应是好的，如果不治疗会有极高的死亡率。本例在2016年就有明确的全身紫癜，但未进一步评估，失去了早期识别和治疗的机会，经过1～2年缓慢的进程，于2018年1月出现心肌缺血后，急剧进展到脑缺血，于1周内死亡，加速进展的原因与药物和输注血小板是否有关？

3.抗血小板药物——噻吩并吡啶衍生物（thienopyridine derivate）与TTP的关系

（1）FDA安全数据库提示，氯吡格雷和噻氯匹定是与TTP关联的最常见药物。

（2）药品供应商报告，估计每100万应用氯吡格雷者有12例发生TTP，3倍于一般人群的发病率。

（3）TTP的发作通常在服药后2～12周。

（4）噻吩并吡啶衍生物相关的TTP与产生自身抗体抑制血浆ADAMTS-13相关。

（5）本例在发作心肌梗死后用过氯吡格雷数日，很难认为其与本例的转归相关。

4.关于输注血小板的问题

（1）临床不主张对血小板减少的患者在未查明原因前轻易给予输注血小板。特别是对TTP患者，输注血小板将进一步促进微血管的血栓形成，而使病情恶化。

（2）本例在TTP急性发作阶段给予血小板输注是不恰当的。

【总结】

1.美国血库协会，美国血浆透析协会和英国血液学标准委员会一致认为血浆置换是对TTP患者的标准治疗。

2.血浆置换治疗，血小板计数恢复到＞150×10⁹/L后，至少再连续治疗2天。

3.临床上遇到不明原因的血小板减少或贫血时，应警惕TTP，进行检查周围血中随访存在红细胞碎片。

4.对所有TTP患者主张应用糖皮质激素。

【林韧、刘启发专家点评】

本例患者为老年男性，病程较长，表现为皮肤瘀斑，本次以胸痛为主诉入院，入院后出现血栓性血小板减少性紫癜（TTP）三联征（微血管病性溶血性贫血、血小板减少、神经精神症状），外周血涂片破碎红细胞比例升高，血管性血友病因子（vWF）裂解蛋白酶（ADAMTS-13）活性降低，最终诊断为TTP。TTP的特点是微血管病性溶血性贫血、严重的血小板减少和弥散性微血管内富血小板血栓形成相关的脏器缺血，其发生是由于严重缺乏ADAMTS-13，血浆中vWF不能被正常剪切，超大vWF多聚体（ULVWF）异常累积，导致血小板异常聚集、微血栓形成以及红细胞受损。TTP可分为获得性TTP和先天性TTP，前者根据有无原发病分为特发性TTP和继发性TTP。特发性TTP是主要临床类型，患者体内存在ADAMTS-13自身抗体。继发性TTP由感染、药物、肿瘤、自身免疫病、造血干细胞移植等因素引发。本病病情凶险，病死率高，首选治疗是血浆置换联合糖皮质激素，其次可选用新鲜冰冻血浆输注和药物治疗。TTP复发率约为30%。

第九章

癌症和心血管病

　　癌症合并心血管病已逐渐发展成为一新型学科。本章病例1是一例肺癌，临床先后出现应激性高血压伴急性左心衰竭、阵发性心房颤动伴旁路传导，心源性休克和癌性微血管病伴微血管性溶血性贫血及血小板减少；临床表现的急危、复杂和多样性让我们一时思路混乱。使我们认识到，复杂病情的背后可能隐藏了一个重要的关键病——肿瘤。病例2，肺肿瘤性血栓性微血管病是一种稀少的、严重的癌症相关肺并发症，极少的病例能在生前做出诊断。我们遇到此2例患者，从中认识到其凶险性，病情发展令人猝不及防，以致在生前未能留下更多的资料。病例3，应用免疫检查点抑制剂（ICIs）引起的暴发性心肌炎。ICIs已扩展应用到不同类型的癌症，将有更多的患者接受这种新的治疗。ICIs相关的心脏毒性相对少见，但可能非常严重且致命。

病例1　1例肺癌患者的特殊临床表现

【病例简介】

　　男性，62岁。以"头晕、胸痛及咯血1周"为主诉于2020年6月28日入我院心内科。住院后第3天（6月30日）胸腹CTA诊断为转移性肺癌（图9-1～图9-5）。住院期间经历了3次突发事件。

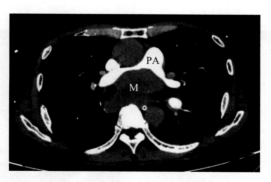

图9-1　纵隔淋巴结转移瘤（M）压迫肺动脉

　　1.第一次突发事件——阵发性高血压伴急性左心衰竭　患者于6月24日（入院前4天）突发头晕，血压200/100mmHg，当地给予降压治疗，效果不佳，6月28日11：55入我院CCU，当时血压171/98mmHg，13：10（入院后1小时）突发呼吸困难，胸片示双肺渗出性病变，NT-proBNP 4057.00pg/ml，肌钙蛋白I 0.712mg/ml，尿少。用硝酸甘油

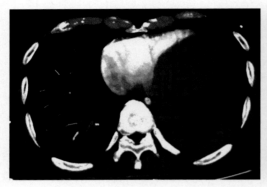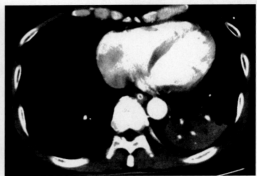

图9-2　左下肺部分实变

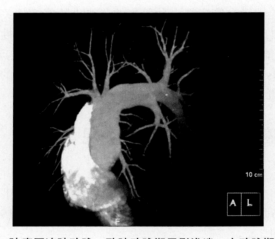

图9-3　肿瘤压迫肺动脉，致肺动脉期显影浅淡，主动脉期显影好

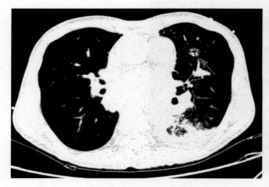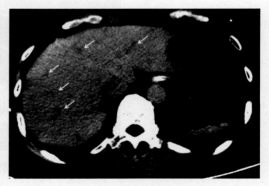

图9-4　左肺上叶舌段空洞结节，考虑肺癌原发病灶

图9-5　肝脏多发低密度小结节，考虑为转移瘤

静脉滴注，连续性肾脏替代治疗（CRRT），处理急性左心衰竭。心电图提示为窦性心动过速、预激综合征（图9-6）。

14：20血压下降到72/54mmHg，患者呼吸急促，36次/分，烦躁不安，四肢湿冷，SaO_2 87%，停用硝酸甘油，停止CRRT，去甲肾上腺素及多巴胺持续静脉滴注，血压逐渐回升到90/60mmHg，后经快速静脉补液，血压恢复正常，20：00停止抢救。

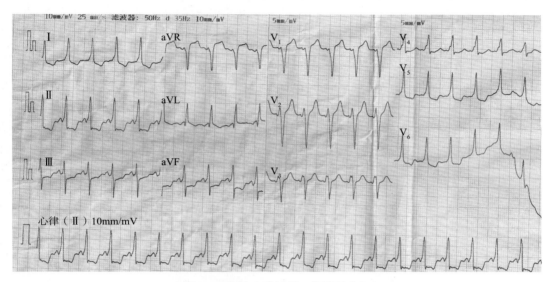

图9-6　窦性心动过速，预激综合征

思考：患者无明显诱因突发高血压、急性左心衰竭，在救治过程中，又突然血压下降，呈休克状态，是否存在嗜铬细胞瘤？但腹部CT仅提示双侧肾上腺增粗，肾上腺增生可能性大；血儿茶酚胺测定提示：6月29日多巴胺明显增多，达178.85pg/ml（0.00～100.00pg/ml），7月3日多巴胺恢复正常，但甲氧基去甲肾上腺素水平仍高达1.07mg/24h（≤0.90mg/24h）。

文献报道许多癌症患者同时合并高血压，因为两者具有相同的危险因素，如静态生活方式、肥胖、吸烟、不健康的饮食习惯和酗酒；应用化疗和辅助药物治疗癌症可有效地增加存活率，同时也会增高高血压［Rev Soc Cardiol Estado de Sao Paulo，2009，19（4）：525-534］。

本例患者既往有高血压病史，此次以高血压合并左心衰竭发病，继之发生休克，类似一次儿茶酚胺应激；6月29日（发作次日）血浆去甲肾上腺素和多巴胺较7月3日明显增多支持这个分析，且用快速输液迅速救治了休克也符合儿茶酚胺应激后的全身血管扩张。

2.第二次突发事件——发作性心房颤动合并旁路传导致心源性休克　6月28日22：43突发意识丧失，血压明显下降，心电提示宽QRS心动过速，心率180～200次/分，律不齐，考虑为心房颤动合并预激综合征（图9-7）。给予同步电复律，经电复律转为窦性心律，但很快又转为心房颤动预激，用普罗帕酮静脉注射，仍反复心房颤动发作。6月30日9：00再次同步电复律，先转为室上性心动过速，心率182次/分，继之恢复窦性心律。7月1日行射频消融治疗，心律恢复窦性，旁路消除（图9-8～图9-10）。

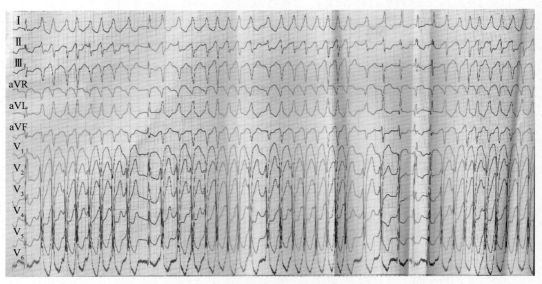

图9-7　心房颤动合并预激综合征（1）

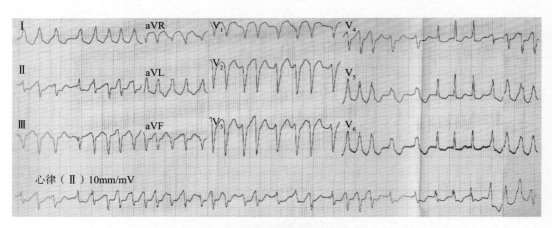

图9-8　心房颤动合并预激综合征（2）

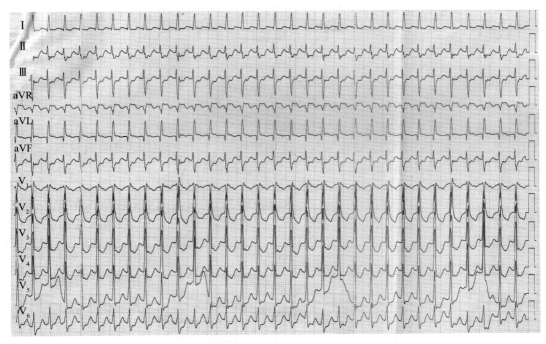

图9-9 电击复律后，阵发性室上性心动过速

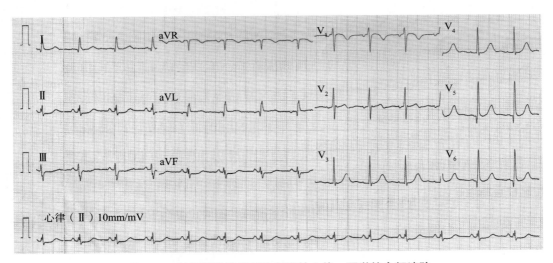

图9-10 射频消融治疗后恢复窦性心律，预激综合征消除

思考：这是患者继急性左心衰竭后的第二种威胁生命的并发症——心房颤动旁路传导，快速不规则的心室律。心源性休克越来越多的证据提示癌症和心房颤动的联系，这种联系的基本机制尚不清楚，但癌症相关的炎症、抗癌症的治疗、其他癌症相关并发症影响心房重构，增加肿瘤患者发生心房颤动的敏感性。本例患者原有预激综合征，故发作心房颤动造成致命性心律失常，且对药物和电击不能巩固疗效，射频治疗达到了根治。

3.第三次突发事件——获得性微血管溶血性贫血及血小板减少（血栓性微血管病，TMA） 患者入院后血红蛋白和血小板持续降低，6月28日（入院当日）13：16：Hb 119 g/L，血小板16×10⁹/L。住院期间血红蛋白和血小板持续减少（图9-11，图9-12）；血浆纤维蛋白原测定（Fbg C）减少至1.68g/L（1.80～3.50），血浆D-二聚体测定（D-Dimer）增多至6.08mg/L FEU（0.00～0.15）。

有关溶血功能的检验结果：葡萄糖6-磷酸脱氢酶（G-6-PD）2.79 kU/L（1.30～3.60）；血浆游离血红蛋白21mg/L（＜40），均在正常范围。但周围血涂片检查见成熟红细胞大小不一（＋＋），可见靶形、棘形红细胞，红细胞碎片占5.4%（正常＜1%）（图9-13）。

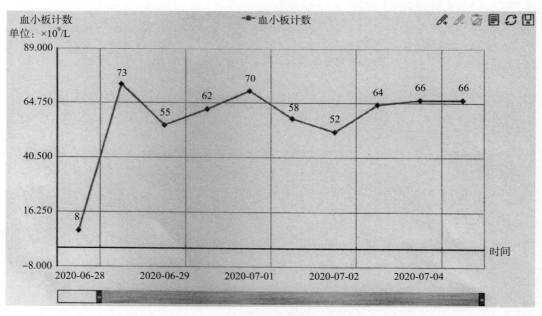

图9-11　住院期间血小板测值变化

思考：血栓性微血管病是一组相关联的疾病，特点是微血管床血栓形成。有先天性、获得性和感染性病因。标志性特征是血小板消耗性减少。微血管血栓使红细胞破碎，引起一种非免疫性微血管病变性溶血性贫血。

典型微血管溶血性贫血周围血涂片：周围血涂片见多个红细胞碎片，临床表现为血小板减少和微血管溶血性贫血，故又称碎裂性溶血/微血管病性溶血性贫血（Fragmentation haemolysis/micro angiopathic haemolytic anaemia，MAHA）。

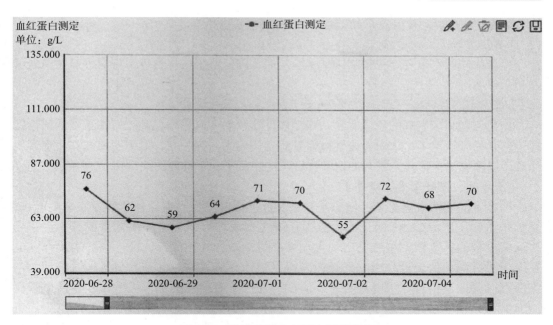

图9-12　住院期间血红蛋白测值变化

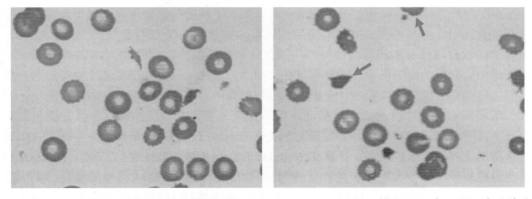

图9-13　周围血涂片检查：成熟红细胞大小不一，可见靶形、棘形红细胞，红细胞碎片占5.4%。↑代表红细胞碎片

　　癌症引起的TMA是由于全身微血管床转移，微血管被肿瘤细胞堵塞，导致红细胞破碎和血小板被肿瘤性血栓消耗。癌症性TMA也可因广泛骨髓受累及继发坏死引起，大多为实体肿瘤，也有血液病肿瘤，以及胃、肺、乳腺和前列腺癌。腺癌是最常见的诊断，常表现有骨痛，对血浆置换治疗常无反应。

　　及时诊断癌症性TMA很重要，因为其对血浆置换、类固醇及其他免疫抑制治疗无效。遵循常规血小板输注阈值进行血小板输注可用于癌症性TMA伴严重血小板减少者。抗肿瘤治疗可改善癌症TMA的存活，但此类患者多有极差的预后。

【最后诊断及转归】

　　1.原发性肺癌伴肝脏及全身多处转移。

　　2.应激性高血压伴急性左心衰竭。

3.阵发心房颤动伴旁路传导，心源性休克。

4.癌性微血管病伴微血管性溶血性贫血及血小板减少。

患者的转归：患者经抢救临床基本稳定后，因经济困难拒绝进一步对肿瘤的精准诊断和治疗而出院。

【总结】

这位患者临床表现的急危、复杂和多样性让我们一时思路混乱，好在正确的急诊处理让患者临床稳定了，认识血栓性微血管病是我们的一大收获，对不明原因贫血患者要注意做周围血涂片检查，复杂病情的背后可能隐藏了一个重要的关键病——肿瘤。

【王媛媛、廖旺军专家点评】

该患者的病情发展可谓一波未平一波又起。以阵发性高血压伴急性左心衰竭起病，经扩张血管、床旁CRRT纠正心力衰竭后继之出现休克，类似一次儿茶酚胺应激；经快速输液救治休克后，患者又出现发作性心房颤动合并预激综合征，经药物治疗和电复律无法巩固疗效，最终通过射频消融得以根治。值得注意的是，患者自入院后血红蛋白及血小板呈进行性下降趋势，外周血涂片可见破碎红细胞，提示血栓性微血管病（TMA），结合患者入院胸腹部CT诊断肺恶性肿瘤可能，考虑诊断为癌性TMA。该患者入院后一系列急危、复杂的临床表现，即急性左心衰竭、心房颤动合并预激、癌性TMA，当我们孤立地去看待与处理时，似乎让人慌了手脚，而当我们注意到肿瘤的存在，在肿瘤的背景下，一切似乎变得清晰且合理。①肿瘤与高血压：文献报道许多恶性肿瘤患者同时合并高血压，基于两者相同的危险因素，如静态生活方式、肥胖、吸烟、不健康的饮食习惯和酗酒等。此外，应用化疗和辅助药物治疗肿瘤（如VEGF抑制剂）也会增加高血压的发生风险。②肿瘤与心房颤动：大样本研究已证实恶性肿瘤患者有较高的心房颤动发生风险。同时肿瘤患者在治疗过程中，如使用烷化剂、蒽环类药物、激素和某些靶向药物亦会增加心房颤动风险。无论是否合并心房颤动，恶性肿瘤患者卒中发生风险均高于普通人群。③肿瘤与TMA：肿瘤引起的TMA是由于全身微血管床转移，微血管被肿瘤细胞堵塞，导致红细胞破碎和血小板被肿瘤性血栓消耗。值得注意的是，很难将其与原发性血小板减少性紫癜区分开来，而癌性TMA对血浆置换、类固醇及其他免疫抑制治疗无效，针对原发肿瘤的治疗并酌情辅以抗凝治疗可能是改善预后的关键。尽管肿瘤相关性TMA的发病率低，但该病例提示我们仍需提高对癌性TMA的认识和警惕性，若临床疑诊TMA，应重视外周血涂片结果，必要时进行骨髓活检，为诊断TMA提供重要线索。当然针对此病例，我们尚应完善骨ECT检查，明确是否因肺癌骨转移或骨髓侵犯造成的三系降低。重视每一个重要的检查和线索，能让我们对疾病有全面的认识和判断，有助于为患者制订出更科学的治疗方案。

病例2 肺肿瘤性血栓性微血管病

【病例简介】

病例2-1：女性，36岁。以"突发呼吸困难伴心悸"为主诉，于2017年4月27日凌晨0时左右，就诊当地医院，查体：D-二聚体8.39mg/ml；前体脑利尿钠肽（NT-proBNP）4976pg/ml，两项指标均明显增高。心脏超声：右心房、右心室增大，三尖瓣轻度反流，肺动脉平均压（PG）41mmHg，轻度增高；肺动脉血管造影（CTA）未见异常。

既往病史：2016年9月10日，诊断胃窦低分化腺癌并幽门梗阻于我院手术治疗，术后POLFAX方案化疗3次，全身多处多发转移。患者于2017年4月27日14时34分转入我院CCU。

入院后患者呈急性痛苦病容，呼吸急促，神志清楚。P 121次/分，R 22次/分，BP 139/95mmHg，SaO_2 87%；实验室检查：NT-proBNP 3449.00pg/ml；肌钙蛋白（cTnI）0.136ng/ml（↑）；D-Dimer 6.73mg/L FEU（↑）；血气pH 7.44，PO_2 68mmHg（↓），PCO_2 30mmHg（↓）。超声心动图：右心房、右心室明显大，三尖瓣中、重度反流。肺动脉压58mmHg。心电图检查：窦性心动过速，与前比较，电轴明显左偏，呈S1Q3T3型（图9-14）。

病例2-2：患者女性，25岁（南方医科大学司法鉴定中心资料）。2015年10月1日乘飞机从上海到广州，下飞机后出现呼吸困难，胸片示"肺炎"给予抗生素治疗；呼吸困难继续加重，胸部CT提示左下肺结节影，有肺水肿，心脏超声提示重度三尖瓣关闭不全，肺动脉高压，前体脑利尿钠肽（NT-proBNP）明显升高；10月15日行无创机械通气，10月16日肺动脉CTA未见异常；继续严重呼吸困难，当日下午进入昏迷休克状态，死亡。

2015年11月15日行尸体解剖。尸体解剖提示肺泡壁毛细血管及间质血管扩张和淤血，大部分肺间质血管见大量异型性细胞形成的栓子，肺泡壁及细支气管壁见多灶性癌巢，大部分肺泡腔内充满红染无结构物质及密集红细胞（图9-15）。

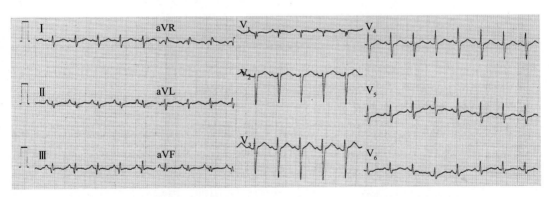

图9-14　心电图呈窦性心动过速，Ⅰ导联有深S波，Ⅲ导联呈QR波并T波倒置

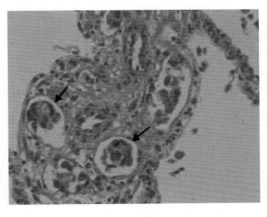

图9-15　尸体肺组织解剖结果

【最后诊断】

病例2-1：①胃窦低分化腺癌并幽门梗阻，伴全身多处多发转移；②肺肿瘤性血栓性微血管病（pulmonary tumor thrombotic microangiopathy，PTTM），急性肺动脉高压，急性肺源性心脏病。

病例2：①肺肿瘤性血栓性微血管病；②急性肺动脉高压，急性肺源性心脏病。

【诊疗结果】

病例2-1：根据发病急，呼吸困难，低氧血症，心电图呈S1Q3T3，心超示右心房、右心室明显扩大，肺动脉高压等，虽然2次肺CTA均为阴性，仍考虑为肺栓塞（微小动脉），给予抗凝、抗感染、正压给氧、西地那非治疗，考虑溶栓？

呼吸困难和低氧低碳酸症逐日加重，凝血时间明显延长，NT-proBNP达14 454pg/ml，2017年4月30日下午SaO$_2$降到65%，血压降至86/54mmHg，给予气管插管、血管活性药、纠正酸中毒治疗，均无反应，于当日19时50分死亡。

【病例讨论】

PTTM的发生机制：肿瘤细胞转移到肺血管床，黏附在血管内皮，激活凝血系统、释放炎症介质和生长因子，引起血栓、纤维细胞内皮增生、平滑肌细胞迁移，致肺血管阻力增加，致命的肺动脉高压和急性肺心病。

PTTM几乎均为致命性，患者中位生存期极短，仅仅9天，少数患者使用抗血管、抗血小板生成药物及靶向治疗药物后，生存时间稍延长，预后极差的原因与肺动脉高压所致的快速进展的心、肺衰竭有关。

【总结】

肺肿瘤性血栓性微血管病是一种稀少的、严重的癌症相关肺并发症，极少的病例能在生前做出诊断。我们遇到此2例患者，从中认识到其凶险性，让我们猝不及防，以致在生前未能留下更多的资料，希望在今后临床上有所警惕。

【王媛媛、廖旺军专家点评】

2例患者均起病急，以进行性呼吸困难为主要表现，均因致命的肺动脉高压和急性肺源性心脏病迅速死亡。实验室异常包括D-Dimer升高、NT-proBNP升高，超声心动图以肺动脉压升高、右心增大、三尖瓣反流等肺动脉高压表现为主，肺动脉CTA未见明显异常。病例1患者心电图呈S1Q3T3型，虽肺CTA阴性，因具有典型肺栓塞表现，临床诊断肺栓塞（微小动脉为主），给予纠正低氧血症、抗凝、抗感染、前列腺素I$_2$等对症处理，但遗憾的是对症治疗效果欠佳，患者4天后死亡。在对该患者的病史的分析中，最值得注意的是患者既往有明确晚期胃癌病史。病例2患者尸检可见肺泡壁及细支气管壁癌巢、肺血管可见大量异型细胞形成的栓子，支持血栓性微血管病诊断。

回顾上述两名患者的病情变化，让我们认识到一种肿瘤患者严重而少见的并发症——肺肿瘤血栓性微血管病（PTTM）。该疾病的基础是肿瘤细胞栓塞肺小血管，引发凝血系统激活，导致肺小动脉纤维细胞内膜增生，血管闭塞最终导致肺动脉高压，进而发展为右心衰竭而死亡。PTTM与原发肿瘤相关，多见于胃癌。临床表现主要为呼吸困难，可伴咳嗽、胸闷、心悸、咯血等。该病与肿瘤栓子导致的肺栓塞不同，常进展迅速，死亡率极高，很难获得生前诊断，确诊多数依赖于尸检。从2例患者的初始症状看，若我们只是注意到心力衰竭和肺栓塞的表现，在众多的检验检查结果中去寻找病因，显然增加了诊疗的难度。当我们关注到患者晚期胃癌的既往史，发现真凶其实是与原发肿瘤相关的PTTM，整个病情的演变也变得更容易解释。所以在临床实践过程中面对恶性肿瘤患者，存在D-二聚体显著升高、凝血功能障碍、顽固不能解释的低氧血症，甚至发现新发的，常是致命性的肺动脉高压，但不支持肺栓塞诊断时，在诊治过程中不应忽略PTTM的诊断。针对该疾病的治疗，重要的是仍依赖抗肿瘤治疗。但在发生不可逆的肺血管改变之前，针对参与肺血管重塑的分子进行靶向治疗，也可能会改善患者的预后。

所以在复杂病情的背后，我们不应忽视一个重要的疾病之一就是肿瘤，诊断过程中考虑肿瘤常见和少见并发症的可能性。早期诊断，早期进行针对性抗肿瘤治疗，同期给予对症干预治疗，减轻患者症状，达到改善患者预后的目的。

病例3　1例应用免疫检查点抑制剂的暴发性心肌炎

【病例简介】

女性，49岁。确诊恶性胸腺瘤5年余，发现复发转移1年余，于2020年3月26日在我院胸外科行右侧纵隔巨大肿物切除术。病理诊断：B3型侵袭性胸腺瘤；于2020年5月23日行化疗：信迪利单抗200mg（ICI），白蛋白紫杉醇400mg＋D2顺铂40mg，D3～4顺铂30mg；2020年5月19日心电图检查正常（图9-16）。

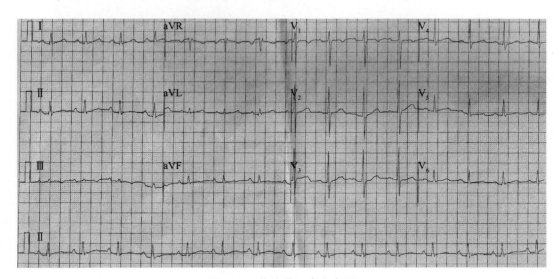

图9-16　化疗前正常心电图

【病情突变】

2020年6月7日睡前无明显诱因突然出现呼吸困难，大汗，不能平卧，至当地医院治疗无明显改善。2020年6月12日入住我院心内科CCU单元，查体：BP 114/89mmHg，P 72次/分，SpO_2 95%；辅助检查：心电图提示ST段抬高；cTnI＞49.000ng/ml；急行冠状动脉造影结果正常。

2020年6月12日21：00转外科ICU病房，21：24端坐呼吸，血气提示低氧血症，行经口气管插管术，23：50血压进行性下降，伴恶性心律失常，行V-A ECMO（体外膜氧合）支持治疗（图9-17）。

诊断：重症心肌炎，病因未明。继续予以镇静镇痛，呼吸机辅助呼吸，ECMO维持循环、超滤、护肝、抗心律失常、抗感染等全身支持治疗。

2020年6月19日行全院会诊，认为免疫性心肌炎可能性大，启用激素治疗。在呼吸机辅助呼吸、ECMO维持循环、激素治疗及全身治疗下，各项指标有所改善，但心功能无明显恢复，EF 15%～24%，TAPSE（三尖瓣环收缩期运动幅度6～8mm，正常＞15mm），且时有室性心动过速和心室颤动发作。

2020年6月27日下肢动脉超声见双侧腘动脉、胫后动脉、足背动脉CDFI（彩色多普勒血流影像）未见明显彩色血流信号，临床提示双下肢坏死。

2020年6月28日治疗16天后患者家属要求出院。

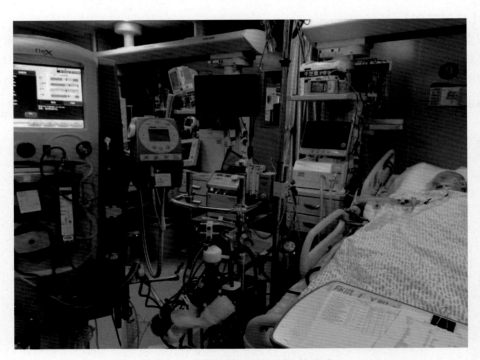

图9-17　呼吸机和ECMO支持治疗

【心电图的变化】

1.心肌损伤　主要表现为右心导联（V_1，V_3，V_3R～V_6R）ST段抬高，酷似急性右心室心肌梗死（图9-18）。

2.各种心律失常　包括室上性心动过速、多形性室性心动过速、心室扑动、心房扑动和三度房室传导阻滞（图9-19～图9-22）。

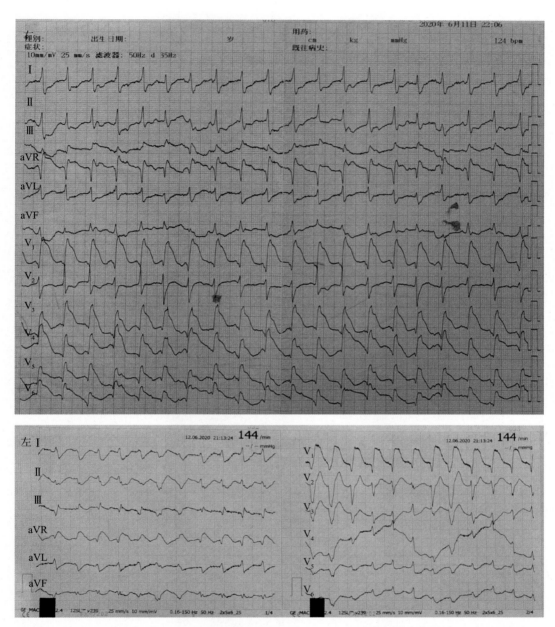

图9-18　左心导联（V₁、V₃），右心导联（V₃R～V₆R）ST段抬高，符合急性右心室心肌梗死

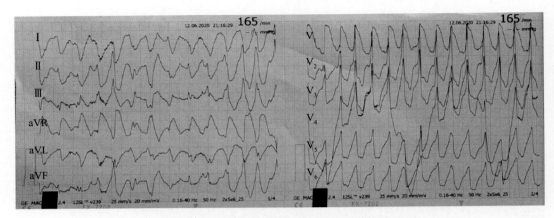

图9-19 多形性室性心动过速，心室扑动

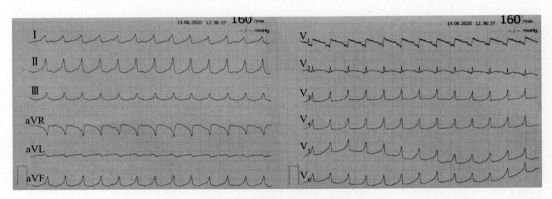

图9-20 室上性心动过速

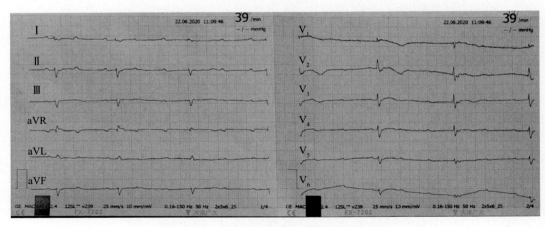

图9-21 窦性心律，三度房室传导阻滞

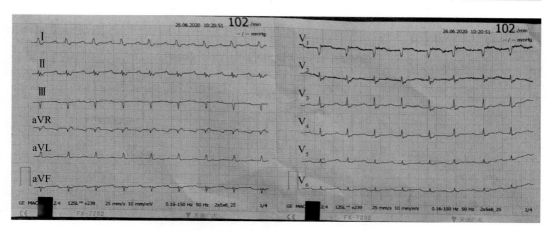

图9-22　心房扑动，2:1房室传导

【其他检查变化】

1.超声心动图及腹部超声改变　①右心增大；右心室流出道增宽；主肺动脉不宽。②三尖瓣反流（重度）。③左心室、右心室收缩、舒张功能均减退。左心室EF值约15%。④肝大，肝静脉增宽；门静脉增宽，流速减慢。⑤下肢动脉超声所见：双侧股动脉、股浅动脉管径正常，内膜不厚，管腔内透声可。CDFI显示管腔内彩色血流充盈。双侧腘动脉、胫后动脉、足背动脉CDFI未见明显彩色血流信号。

2.胸片改变（图9-23）　术后改变，右侧液气胸。

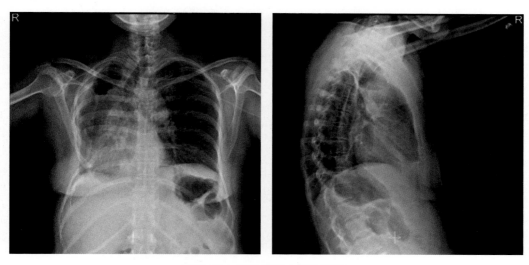

图9-23　胸片提示右侧液气胸

3.化验指标的变化　详见图9-24。

肌红蛋白定量
单位：ng/ml

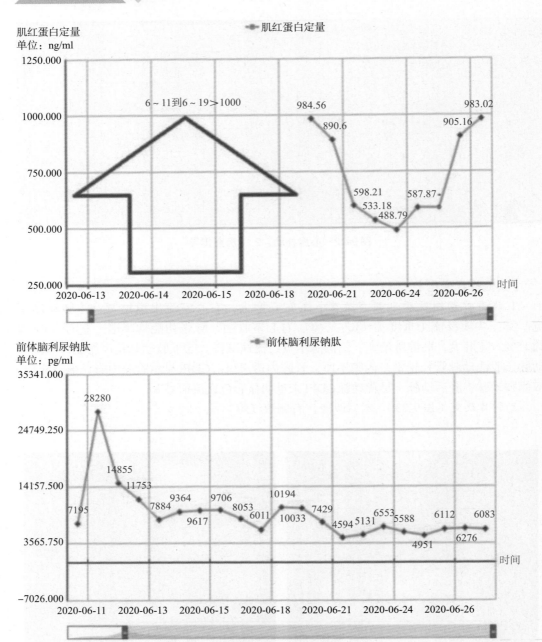

前体脑利尿钠肽
单位：pg/ml

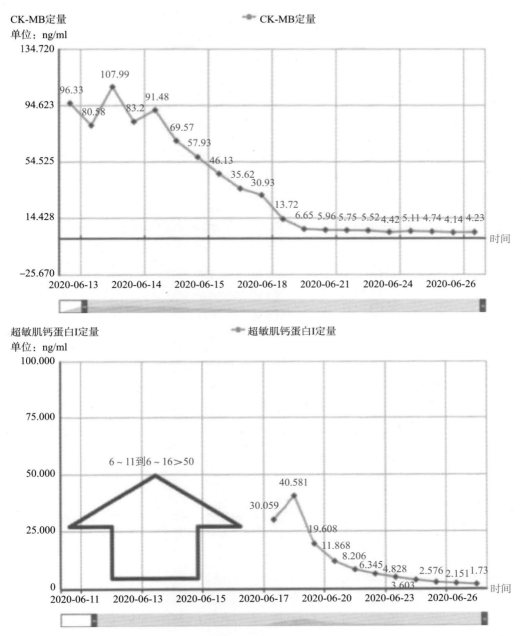

心肌酶谱变化及心功能变化

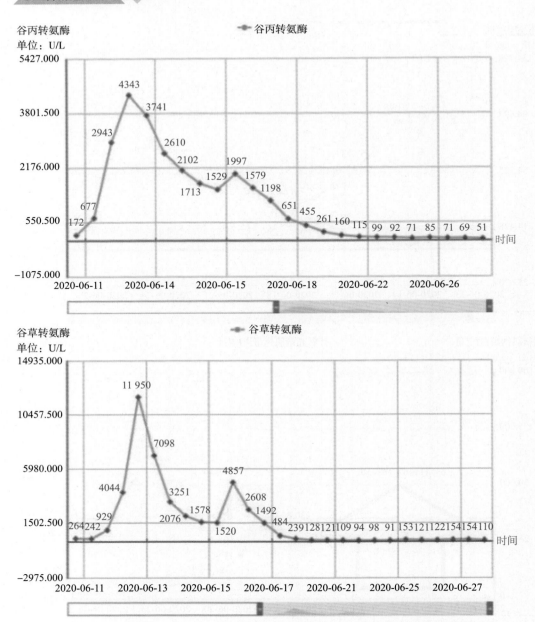

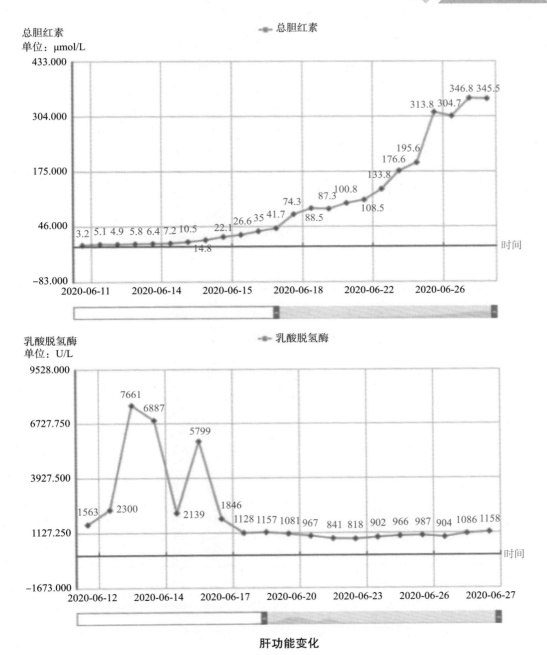

肝功能变化

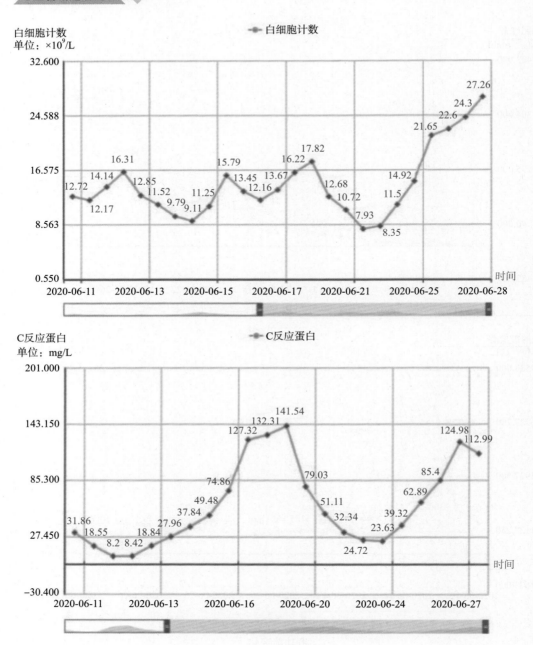

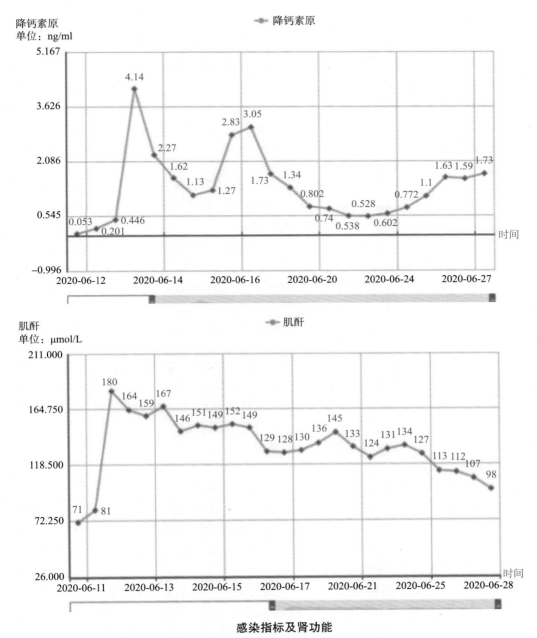

感染指标及肾功能

图9-24　心肌酶谱及心功能变化、肝功能变化、炎症指标及肾功能变化

【最后诊断】

1. B3 型侵袭性胸腺瘤伴转移。

2. 免疫检查点抑制剂（ICI）相关的暴发性心肌炎。

3. 恶性多源性心律失常。

4. 心源性休克、急性心力衰竭。

5. 双下肢坏死。

【病例讨论】

1. 本例临床表现特点　发病突然，进展迅速。

（1）发病急，进展快，入院一天内即迅速发展到心源性休克。

（2）心力衰竭：呼吸急促，端坐体位，全身大汗，脉氧下降；肝脏急剧肿大，肋下9cm，三支肝静脉及门静脉扩张，NT-proBNP 增高。

（3）严重心律失常：室性心动过速、心室颤动、心房扑动，房室传导阻滞交替出现。

（4）严重心肌损伤：肌钙蛋白 I ＞ 49.000ng/ml，心电图右心导联呈 STEMI 图形，左心导联普遍 ST 段下降。

（5）多器官功能衰竭：心力衰竭，急性肾衰竭，急性肝衰竭，下肢循环障碍，肢体坏死。

2. 病因分析　暴发性心肌炎最常见于病毒感染，但本例患者发病前无发热及呼吸系统或消化系统症状。患者患癌症，于发病前16天应用免疫检查点抑制剂（immune checkpoint inhibitors ICI）信迪利单抗注射液（程序性死亡-1，即 PD-1）。近年注意到此类抗癌药物对心血管的损害，包括心肌炎、心包炎、心律失常、心肌梗死、心尖球形综合征，故本例最后拟诊：ICI 相关性暴发性心肌炎。

3. ICI 相关心肌炎的机制

（1）ICI 相关的心肌炎的根本病理生理机制目前还不充分了解，老鼠模型表明：PD-1 保护心脏对抗 T 细胞介导的炎症；缺乏 PD-1 的老鼠则发生心肌炎。缺乏 CTLA-4 的老鼠发生自身免疫性心肌炎，心肌中有 CD4$^+$ 和 CD8$^+$ T 淋巴细胞渗透。去除 CTLA-4 和 PD-1 轴可导致自身免疫性心肌炎。提示：PD-1/PDL1 和 CTLA-4 在限制 T 细胞介导的自身免疫性心肌炎中起到重要的作用。

（2）由于发生心肌炎是明确的 ICI 相关的副作用，一种最常用来解释的可能机制是 T 细胞可以靶向肿瘤和心脏共享的抗原。Johnson 等描述了两例黑色素瘤病例。在联合应用了纳武单抗和伊匹单抗治疗后，心肌和肿瘤均发现有常见的高频 T 细胞受体序列，支持假设为同一的 T 细胞克隆识别了，存在于心肌和肿瘤的抗原，两例肿瘤患者中均观察到高水平肌肉特异抗原（肌间线蛋白和肌钙蛋白），也与提出的假设一致。

（3）这种效应最初可能是亚临床的，但在 ICI 治疗期间，由于共享的心脏抗原暴露于细胞毒性 T 细胞，反过来有助于发生心脏特异的免疫反应。

4. 对本例的反思

（1）对 ICI 相关的心脏毒性认识不足，未能对患者进行早期监测；同时患者就诊延迟，6月7日出现症状，到6月12日才来本院急诊，家属对 ECMO 治疗有所顾虑，直到入院当晚出现心源性休克才接受插管及 ECMO，致多器官功能障碍。

（2）由于ICI相关的心脏损伤是一个新的课题，一直没有明确诊断，同时启用激素的时间也较晚，剂量也不足。

（3）缺乏心血管医生、肿瘤科医生和ICU医生的密切合作。

【总结】

1. ICI已扩展应用到不同类型的癌症，将有更多的患者接受这种新的治疗。ICI相关的心脏毒性相对少见，但可能非常严重和致命，故对应用者要小心筛查，很快识别和适当治疗这种ICI相关的心脏副作用是非常重要的。

2. 未来需要了解：ICI治疗发生心脏副作用的易患危险因素、ICI相关心脏毒性基本机制、建立适当的监测方案早期发现毒性反应和建立适当的治疗方案挽救这种患者。

3. 心内科和肿瘤科医生紧密合作改善接受ICI治疗的癌症患者的预后和存活。

【王媛媛、廖旺军专家点评】

关于本病例免疫相关性心肌炎：免疫检查点抑制剂（immune checkpoint inhibitors，ICI）是近年来在抗肿瘤领域中出现的一类新的治疗药物，主要包括细胞毒性T淋巴细胞相关抗原4（CTLA-4）、程序性死亡1（PD-1）和程序性死亡配体1（PD-L1）等。自免疫治疗问世以来，改变了众多实体瘤治疗的格局，也不断地刷新着晚期实体瘤患者的生存数据。免疫治疗可以称之为实体瘤治疗史上的又一次"海啸"。

然而随着免疫治疗在临床的推广应用，除了令人惊喜的疗效外，我们也要面对各种免疫相关性不良反应（ADR），如皮疹、甲状腺功能减退、肺炎、垂体炎、结肠炎、肝炎、心肌炎等，其中免疫相关性心肌炎的发生率虽然较低，但后果严重，可伴随出现急性心力衰竭、肺水肿、心源性休克、多器官衰竭和室性心律失常等症状，死亡率较高。

本病例中，患者在使用免疫检查点抑制剂后2周出现暴发性心肌炎表现。虽该患者最终未能成功救治，但该病例真实地为我们展现了免疫相关性心肌炎的临床表现和特点，为今后对该疾病的诊断和处理积累了经验。

从本病例的分析中发现免疫相关性心肌炎的临床表现并不具有特异性。患者初期表现为呼吸困难、大汗并不能平卧，当地医院对症处理未见好转。5天后迅速发展为重症心肌炎。结合病史考虑免疫相关性心肌炎，立即启用大剂量激素冲击治疗、呼吸机辅助呼吸、ECMO维持循环及全身最佳支持治疗。各项指标虽有所改善，但心功能无明显恢复。回顾患者的治疗经过，发现免疫相关性心肌炎心电图及超声心动图变化同样不具有特异性，进一步增加了诊断的难度。但动态复查心电图及超声心动图有利于鉴别心力衰竭、心包积液渗出和腔内血栓等其他病因。该患者的超声心动表现为LVEF降低，也有研究报道认为LVEF正常也不能排除免疫相关性心肌炎的诊断。

目前心内膜活检是心肌炎诊断的"金标准"，但由于其操作风险较高，在实践中很少使用。从检验指标来看，同时存在免疫相关性肝炎可能让该患者"雪上加霜"，最终出现多器官功能衰竭而死亡。

目前免疫相关性不良反应发生的机制尚不完全清楚，可能与T细胞过度激活和自身抗体的产生有关。随着我们对免疫检查点抑制剂所产生的毒性越来越深入地了解，目前对免疫不良反应的处理有了明确的指南和共识。美国临床肿瘤学会、欧洲肿瘤内科学会及中国临床肿瘤学会等多个免疫相关毒性管理指南一致指出，患者一旦怀疑免疫相关性心肌炎，应立即停止免疫检查点抑制剂治疗，并根据心肌炎的严重程度进行分级治疗。同时指南还要求在对患者（尤其是高危人群）实施免疫治疗前进行全面的心功能基线评估，有助于早期发现病情变化，早治疗，并在治疗期间密切监测、随访。

通过对该病例经验教训的总结分析，深入走进免疫相关性心肌炎。待下一场风暴来袭，才可以临危不惧，更沉着冷静地应对。

后 记

在结束了50个病例的编写，准备投稿出版时，感到多年的努力总算有了结果。在编写过程中深感每一个病例都凝聚了心内科医护人员及兄弟科室多年的辛勤劳动和智慧，在此深表感谢。

但是，在喜悦心情的同时又有一种意犹未尽的心情，觉得这50个病例跨越了5个年头，5年间心血管领域在不断发展，有些当时认为正确的诊断和治疗手段现在已不合适；再有，一些未能明确诊断的病例，特别是一些心肌病，需要我们不断随访。也许在随访中会有新发现，这些新发现会弥补当年认识上的缝隙。

病例总结应该是临床工作中的重要组成部分。我们成年累月在忙碌，到时候总要知道这一年我们成功抢救了多少病例、我们认识了多少疑难病例、我们取得了多少成就、有多少经验和教训。因此，总结病例反映出来的是专科救治能力和学术水平，应该成为一项制度，让一代代的经验传承下去。

本人虽已年迈，但还愿意以现在为起点，从第51个病例开始，当积累到100例时，再完成此书的第2版。

刘伊丽

写于2021年6月　广州